健康中国2030·专科护理健康教育系列丛书

儿科护理健康教育

主　编　何利君　张广清　廖卫华

副主编　陈熳妮　赵　宏　张　萍　曾　超

编　者　（按姓氏汉语拼音排序）

黄珍霞　李　娟　李晚媛　彭文山

孙中英　唐　珏　谢　巧　徐慧颖

杨丽芳　庄冬芳

科学出版社

北　京

内 容 简 介

本书共十五章，第一章至第三章着重介绍儿童年龄分期及生长发育和营养。第四章介绍新生儿的疾病临床表现、治疗原则及护理要点。第五章至第十五章对儿童常见的疾病进行了详细论述，包括呼吸、消化、神经、血液肿瘤、心血管、泌尿、内分泌、感染性疾病、免疫及遗产代谢系统疾病以及儿童中毒意外伤害。并且对大众所关心的热点问题、难点问题、常见的认识误区、容易混淆的概念做明确的解答，涵盖面广。

本书采用问答形式，便于理解和查阅，突出实用性、适用性、科学性，适用于儿科护理人员，帮助儿科护理人员能更加专业、全面地为患儿或家属提供指导。

图书在版编目（CIP）数据

儿科护理健康教育 / 何利君，张广清，廖卫华主编. —北京：科学出版社，2017.12

（健康中国 2030 · 专科护理健康教育系列丛书）

ISBN 978-7-03-054757-6

Ⅰ. ①儿… Ⅱ. ①何… ②张… ③廖… Ⅲ. ①儿科学–护理学 Ⅳ. ①R473.72

中国版本图书馆 CIP 数据核字(2017)第 246556 号

责任编辑：赵炜炜　胡治国 / 责任校对：郭瑞芝

责任印制：赵　博 / 封面设计：陈　敬

科学出版社 出版

北京东黄城根北街 16 号

邮政编码：100717

http://www.sciencep.com

北京厚诚则铭印刷科技有限公司 印刷

科学出版社发行　各地新华书店经销

*

2017 年 12 月第　一　版　　开本：789×1092　1/16

2023 年 11 月第三次印刷　　印张：14

字数：401 000

定价：79.80 元

（如有印装质量问题，我社负责调换）

丛书编委会

主　编　周宏珍　张广清

副主编　王莉慧　覃惠英　陈佩娟

编　者　（按姓氏汉语拼音排序）

陈佩娟　邓瑛瑛　古成播
何景萍　何利君　黄　莉
李海兰　缪景霞　覃惠英
申海燕　屠　燕　王莉慧
王　颖　谢婉花　姚　琳
张广清　张　军　张晓梅
赵志荣　甄　莉　周宏珍
周　霞

丛书前言

随着社会的进步，生活水平和文化生活的不断提高，人们对疾病护理和健康知识的需求越来越高，给护理工作提出了新的要求。同时，随着医学模式由生物学向生物-心理-社会医学的转变，护理模式也由单纯的疾病护理向以患者为中心的整体护理转变。健康教育则是整体护理中的一个重要环节，护士在健康服务体系中不仅仅是一个照护者、治疗者，而且是健康的维护者、教育者。它要求护士不仅为患者提供适当的治疗和护理，还要针对不同的患者、不同的人群开展相关疾病的健康教育，以提高患者的自控行为能力，减轻或消除患者的心理负担，促进疾病的治疗和康复。不仅有利于提高患者对医护人员的信任感，同时有利于增强患者的自我保健意识，防止疾病的复发，而且对患者在住院期间的不同阶段也会产生不同的促进作用。

目前我国护理队伍普遍存在学历偏低、年轻化、经验不足、资源分配不均等特点，如何帮助这支年轻的护理队伍在短时间内掌握疾病的基础知识及新技术的护理要点，使临床护理人员更加专业、全面地给患者或家属提供专业个性的指导成为当务之急。正是在这样的背景下，科学出版社及时组织临床护理专家出版了“健康中国 2030 · 专科护理健康教育系列丛书”，该系列丛书的出版对于推进我国当前护理工作的开展具有现实意义。第一辑共有 20 个分册，各分册间相互独立又彼此关联，涵盖了内科、外科、妇科、产科、儿科等多个学科。归纳起来，本系列丛书具有以下特色。

1. 内容丰富、涵盖面广。

2. 注重讲解各专科疾病的基本概念、发病病因、临床表现、相关检查、治疗原则、护理要点、预防保健等，对于各专科患者关心的运动、心理、社会、日常保健、调养、康复等相关的健康教育，以及大众所关心的热点问题、难点问题、常见的认识误区、容易混淆的概念做了明确的解答。

3. 全书采用问答形式，便于查阅。

4. 编写队伍由活跃在临床一线的经验丰富的护理业务骨干组成，具有较高水准，对于实际工作的指导性很强。

我们真诚地希望护理同仁们通过阅读本丛书，能提高自己的专业知识和自身素质，在实践中为患者提供优质、安全、贴心的护理。

本系列丛书的编写，我们力求准确全面，但由于水平有限，不足之处在所难免，我们真诚地希望广大读者和护理同仁批评指正，以便我们今后不断修正。

周宏珍

2017 年 6 月

前　　言

本书着重针对儿童常见的疾病进行了系统的介绍，为临床一线护理人员提供的一本参考书。帮助临床护理人员能更加专业、全面地给患者或家属提供专业指导。

本书坚持科学性、实用性和可读性相结合的原则，注重讲解各专科疾病的基本概念、发病病因、临床表现、相关检查、治疗原则、护理要点、预防保健等，对各专科患儿关心的运动、心理、社会、日常保健、调养、康复等相关的健康教育以及大众所关心的热点问题、难点问题、常见的认识误区、容易混淆的概念做明确的解答，涉及面尽量广泛。

本书的几位编写者皆具丰富的儿科护理临床经验，是来自临床一线的护理管理者及工作者，她们将自己多年丰富的临床经验与理论知识相结合，为临床一线专科护理人员提供指导性建议。

本书的全体编者本着高度认真负责的态度参与编写，但因水平有限和篇幅限制，仅以常见及多见疾病护理为代表，在编写过程中虽经过多次修改，仍难免有欠缺之处，在此恳请各位读者给予及时的批评指正，使我们不断改进。

主　编

2016年7月

目　　录

第一章　儿童年龄分期

一、儿科护理学的任务是什么?

答：从体格、智能、行为和社会等方面来研究和保护小儿，为小儿提供综合性、广泛性的全方位整体护理。其任务有以下 5 点：

1. 促进小儿体格、智能、心理、行为等各方面的健康成长；
2. 增强小儿体质，降低小儿发病率和死亡率，从而提高人类整体的健康水平；
3. 为患儿提供优质的护理服务，促进患儿早日恢复健康；
4. 开展针对小儿、小儿家长及照顾者的健康教育活动；
5. 开展有关小儿的护理科研活动，促进儿科护理学专业的发展。

二、儿科护理的一般原则是什么?

答：**1. 以小儿及其家庭为中心**　家庭是小儿生活的中心，儿科工作者必须鼓励、支持、尊重并提高家庭的功能，应重视不同年龄阶段小儿的特点，关注小儿家庭成员的心理感受和服务需求，与小儿及家长建立伙伴关系，为小儿家长创造机会及途径，让他们展示照顾小儿的才能，获得对家庭生活的把握感，为小儿及其家庭提供预防保健、健康指导、疾病护理和家庭支持等服务，让他们将健康信念和健康行为的重点放在疾病预防和健康促进上。

2. 实施身心整体护理　护理工作除了关心小儿机体各系统或各器官功能的协调平衡，还应使小儿的生理、心理活动状态与社会环境相适应，并应重视环境带给小儿的影响。

3. 减少创伤和疼痛　对于小儿来说，有些治疗手段是有创的、致痛的，令他们害怕。儿科工作者应充分认识疾病本身及其治疗和护理过程对小儿及其家庭带来的影响，安全执行各项护理操作，防止或减少小儿的创伤和疼痛，并应采取有效措施防止或减少小儿与家庭的分离，帮助小儿及家庭建立把握感和控制感。

4. 遵守法律和伦理道德规范　儿科工作者应自觉遵守法律和伦理道德规范，尊重小儿的人格，保障小儿的权利，促进小儿身、心两方面的健康成长。

三、小儿年龄如何分期?

答：根据儿童的解剖、生理和心理等功能在不同阶段表现出的规律性，将儿童的生长发育规律的分为 7 期，各期之间既有区别又有联系（表 1-1）。

1. 胎儿期　从受精卵形成到小儿出生，共 40 周。其周龄称胎龄或妊娠龄，此期胎儿完全依靠母体生存，孕母的健康、营养、情绪等状况对胎儿的生长发育影响极大。

2. 新生儿期　自出生后脐带结扎起至生后 28 天称新生儿期。出生不满 7 天的阶段称新生儿早期，按年龄划分，新生儿期实际上包含在婴儿期内，但由于此期小儿在生长发育等方面具有非常明显的特殊性，故将这一特殊时期单列为新生儿期。胎龄满 28 周至出生后 7 天，称为围生期。

3. 婴儿期　自出生到 1 周岁。此期小儿以乳汁为主要食品，又称为乳儿期。这个时期为小儿出生后生长发育最迅速的时期，因此对能量和营养素尤其是蛋白质的需要量相对较大，但此期小儿消化吸收功能尚未完善，易发生消化紊乱和营养不良，提倡母乳喂养并给予合理的营养指导十分重要。婴儿 6 个月后，从胎盘获得的被动免疫逐渐消失，而自身免疫功能尚不成熟，易患感染性疾病，需要有计划的接受预防接种，完成基础免疫程序。

4. 幼儿期　自 1 岁至满 3 周岁。此期小儿生长发育速度较前减慢，但活动范围渐广，接受周围事物的机会增多，智能发育较前突出，语言、思维和社会适应能力增强，自主性和独立性不断发展，但对危险的识别能力不足，应注意防止意外创伤和中毒。

5. 学龄前期　自 3 周岁至 6～7 岁入小学前。此期小儿体格发育速度进一步减慢，达到稳步增长，而智力发育更趋完善，好奇、多问、好模仿，语言和思维能力进一步发展，自理能力增强。因此期小儿具有较大的可塑性，应加强早期教育。

6. 学龄期 自入小学始（6～7 岁）至青春期前。此期小儿体格生长仍稳定增长，除生殖系统外其他器官的发育到本期末已接近成人水平，智能发育较前更成熟，理解、分析、综合能力逐步增强，是长知识、接受科学文化教育的重要时期，也是小儿心理发展上的一个重大转折时期，应加强教育。

7. 青春期 一般女孩从 11～12 岁开始到 17～18 岁，男孩从 13～14 岁开始到 18～20 岁，此期生长发育在性激素的作用下明显加快，呈现第二个生长高峰，第二性征逐渐明显，至本期末各系统发育已成熟，体格生长逐渐停止。

表 1-1 小儿年龄分期示意图

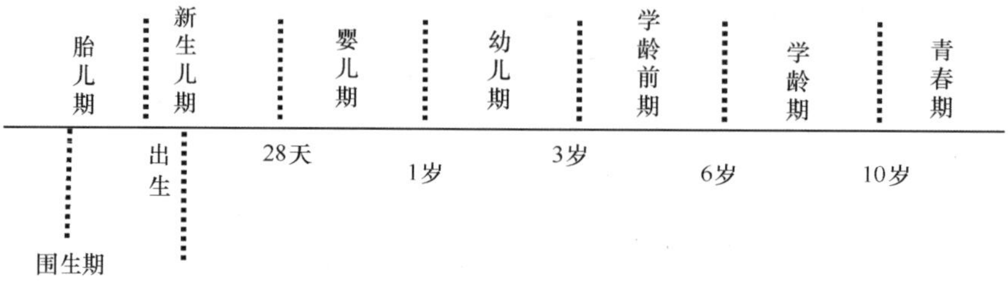

第二章　儿童生长发育

一、儿童生长发育规律有哪些特点?

答：生长和发育是儿童不同于成人的重要特点，不论总的速度或各器官、系统的发育顺序，都遵循一定的规律。

1. 生长发育是连续的、有阶段性的。不同年龄阶段儿童的生长速度是不同的，例如：体重和身长在生后第1年，尤其是前3个月增加很快，第1年为生后的第一个生长高峰；第2年以后生长速度逐渐减慢，至青春期生长速度又加快，出现第二个生长高峰。

2. 各系统器官生长发育不平衡。人体各器官系统的发育顺序遵循一定规律，有各自的生长特点，与其在不同年龄的生理规律有关。如神经系统发育较早，脑在生后2年内发育较快；淋巴系统在儿童期迅速生长，于青春期前达高峰。

3. 生长发育的个体差异。儿童的生长发育虽按一定的总规律发展，但因在一定范围内受遗传、环境的影响，存在相当大的个体差异，即每个人的生长“轨道”不完全相同。体格上的个体差异一般随年龄增长而越来越显著。

4. 生长发育通常遵循由上到下、由近到远、由粗到细、由低级到高级、由简单到复杂的规律。如出生后运动发育的规律是：先抬头，后抬胸，再会坐、立、行（从上到下）；从臂到手，从腿到脚的活动（由近及远）；从全掌抓握到手拾取（由粗到细）；先画直线后画圆圈、图形（由简单到复杂）。认识事物的过程是：先会看、听、感觉事物，逐步发展到有记忆、思维、分析、判断（由低级到高级）。

二、影响生长发育的因素有哪些?

答：影响生长发育的因素分两大类：遗传因素和环境因素。其中，遗传决定了生长发育的潜力，这种潜力从受精卵开始就受到环境因素的作用与调节，表现出个人的生长发育模式。

1. 遗传因素　细胞染色体所载基因是决定遗传的物质基础，父母双方的遗传因素决定小儿生长发育的“轨道”，或潜力、特征、趋向。种族、家族的遗传信息影响深远，如皮肤和头发的颜色、面型特征、身材高矮、性成熟的迟早、对营养素的需要量、对遗传病的易感性。

2. 环境因素　包括营养、疾病、母亲情况、家庭和社会环境。儿童的生长发育，包括宫内生长发育，需充足的营养素供给。营养素供给充足且比例恰当，加上适宜的生长环境，可使生长潜力得到充分的发挥。宫内营养不良不仅使胎儿体格生长落后，严重时可影响脑的发育；生后营养不良，特别是第1～2年的严重营养不良，可影响体重、身高及智能的发育。疾病对生长发育的阻挠作用十分明显，如先天性心脏病，可造成生长迟缓；急性感染常使体重减轻；长期慢性疾病则影响身体和身高的增长。良好的居住环境，配合良好的生活习惯、科学的护理、良好的教养、体育锻炼及完善的医疗保健服务是促进儿童生长发育达到最佳状态的重要因素。

三、小儿体格生长常用的指标有哪些？如何计算?

答：常用的形态指标有体重、身高（长）、坐高（顶臀长）、头围、胸围、上臂围、皮下脂肪等。

1. 体重　1～6个月：体重（kg）=出生体重（kg）+月龄×0.7（kg）；7～12个月：体重（kg）=出生体重（kg）+6×0.7（kg）+（月龄–6）×0.4（kg）；2～12岁：体重（kg）=年龄×2（kg）+8（kg）。

2. 身高（长）　身高指头部、脊柱与下肢长度的总和。3岁以内儿童应仰卧位测量，称为身长。3岁以上儿童立位测量，称身高。新生儿出生时身长平均50cm，生后第1年身长增长最快，约为25cm，前3个月增长11～13cm，约等于后9个月的增长值，1岁时身长约75cm；第2年增长速度减慢，10～12cm，即2岁时身长约87cm。2～12岁身高（cm）=年龄×7+70（cm）。

3. 头围 经眉弓上缘、枕骨结节左右对称环绕头一周的长度为头围。头围的增长与脑和颅骨的生长有关。新生儿出生时头围相对较大，平均 33～34cm，第一年前 3 个月的增长约等于后 9 个月的增长值（6cm），即 1 岁时头围约为 46cm，生后第二年头围增长缓慢，约为 2cm，2 岁时头围约为 48cm；2～15 岁头围仅增加 6～7cm。头围的测量在 2 岁以内最有价值。

4. 胸围 平乳头下缘经肩胛下缘平绕胸一周为胸围。胸围代表肺与胸廓的生长。出生时胸围 32cm，略小于头围 1～2cm，1 岁左右胸围略等于头围。1 岁至青春前期胸围应大于头围（约为头围+年龄−1cm）。

5. 上臂围 经肩峰与鹰嘴连线中点绕臂一周即为上臂围。1 岁以内上臂围增长迅速，1～5 岁增长缓慢，为 1～2cm。有人认为在无条件测量体重和身高的场合，可用测量上臂围来筛查 1～5 岁小儿的营养状况：＞13.5cm 为营养良好，12.5～13.5cm 为营养中等，＜12.5cm 为营养不良。

6. 皮下脂肪 通过测皮脂的厚度来反映皮下脂肪。常用的测量部位有腹壁皮下脂肪和背部皮下脂肪。

四、如何评价儿童体格生长？

答：儿童体格生长评价包括发育水平、生长速度以及匀称程度三个方面。正确评估儿童体格生长状况，必须注意采用准确的测量工具及统一的测量方法，定期纵向观察。

1. 发育水平 将某一年龄时点所获得的某一项体格生长指标测量值（横断面测量）与参考人群比较，得到该儿童在同质人群中所处的位置，即为此儿童该项体格生长指标在此年龄的生长水平，通常以等级表示其结果。早产儿体格生长有一允许的“落后”年龄范围，即此年龄后应“追上”正常足月儿的生长。进行早产儿生长水平评价时应矫正胎龄至 40 周胎龄（足月）后再评价。身长至 40 月龄、头围至 18 月龄、体重至 24 月龄后不再矫正。发育水平评价的优点是简单、易于掌握与应用。对于群体儿童，发育水平评价可反映该群体儿童的体格状况；对于个体儿童，发育水平评价仅表示该儿童已达到的水平，不能说明过去的问题，也不能预示生长趋势。

2. 生长速度 以生长曲线表示生长速度最简单、直观，定期体格检查时评价生长速度的关键。这种动态纵向观察个体儿童的生长规律的方法可发现每个儿童有自己稳定的生长轨道，体现个体差异。生长速度的评价较发育水平更能真实反映儿童的生长状况，生长速度正常的儿童生长基本正常。

3. 匀称程度 是对体格生长指标之间关系的评价。体型匀称：表示体型（形态）生长的比例关系。实际工作中通常选用身高的体重表示一定身高的相应体重增长范围，间接反映身体的密度与充实度。身材匀称：以坐高（顶臀高）/身高（长）的比值反映下肢生长状况，结果以匀称、不匀称表示。

五、正常情况下前囟与后囟何时闭合？哪些疾病状态下会出现异常？

答：**1. 前囟闭合时间** 多数儿童于 1～1.5 岁闭合，部分儿童 2 岁闭合。前囟过小或闭合过早见于脑发育不良、小头畸形；前囟过大或闭合延迟见于佝偻病、呆小症、先天性甲状腺功能减低症、脑积水、脑肿瘤等。

2. 后囟闭合时间 出生时很小或已闭合，至迟于生后 6～8 周闭合。

六、脊柱有哪几个弯曲？各在哪个年龄形成？

答：脊柱有 4 个弯曲，表现为颈椎呈前凸、胸段呈后凸、腰椎呈前凸、骶椎呈后凸。婴儿 3～4 月龄抬头动作的发育使颈椎前凸，形成颈曲；6～7 月龄婴儿会坐后，胸椎后凸形成胸曲；12 月龄左右儿童开始行走，腰椎前凸逐渐形成腰曲。儿童 6～7 岁时脊柱生理性弯曲被韧带固定。

七、儿童牙齿的生长发育规律是什么？

答：牙齿的发育包括矿化、萌出和脱落。人一生中有两副牙齿，即乳牙和恒牙。多数婴儿 4～6 月龄乳牙开始萌出，乳牙共 20 枚，最晚 2.5 岁出齐，萌牙时常伴有低热、流涎、烦躁及睡眠不安等症状。萌牙顺序为下颌先于上颌、由前向后进行，即下正中切牙、上正中切牙、上侧切牙、下侧切牙、第一乳磨牙、尖牙、第二乳磨牙。12 月龄仍未萌牙属萌牙延迟。6 岁左右在第 2 乳磨牙之后萌出第 1 恒牙（又称 6 龄齿），恒牙共 28～32 个。

八、什么是骨龄？骨龄的测量有哪些意义？

答：长骨的生长主要由长骨干骺端的软骨骨化，骨膜下成骨，使长骨增长、增粗，当骨骺与骨干融合时，标志着长骨生长停止。通过 X 线检查不同年龄小儿长骨骨骺端骨化中心出现的时间、数目、形态变化，并将其标准化，即为骨龄。骨化中心出现的多少可反映长骨的生长成熟程度。骨龄的测量在临床工作中有重要意义，如生长激素缺乏症、甲状腺功能减低症的儿童骨龄明显落后于实际年龄；真性性早熟和先天性肾上腺皮质增生症的儿童骨龄提前。

九、儿童视感知发育有哪些特点？

答：新生儿已有视觉感应功能，瞳孔有对光反射，在安静清醒状态下可短暂注视物体，但只能看清 15～20cm 内的事物；第 2 个月起可协调地注视物体，开始有头眼协调；3～4 个月时喜看自己的手，头眼协调较好；6～7 个月时目光可随上下移动的物体垂直方向转动；8～9 个月时开始出现深度感觉，能看到小物体；18 个月时已能区别各种形状；2 岁时可区别垂直线与横线；5 岁时已可区别各种颜色，6 岁时深度视觉已发育。

十、儿童听感知发育有哪些特点？

答：新生儿出生时鼓室无空气，听力差；生后 3～7 日听觉已相当良好；3～4 个月时头可转向声源，听到悦耳声时会微笑；7～9 个月时能确定声源，区别语言的意义；13～16 个月时可寻找不同的声源，听懂自己的名字；4 岁时听觉发育已经完善，听感知发育和儿童的语言发育直接相关，听力障碍如果不能在语言发育的关键期内（6 个月内）或之前得到确诊和干预，可因聋致哑。

十一、婴幼儿运动发育规律有哪些？

答：婴幼儿运动发育可分为大运动（包括平衡）和细运动两大类。

1. 平衡与大运动　抬头：新生儿俯卧时能抬头 1～2 秒；3 个月时能抬头较稳；4 个月时抬头很稳。坐：6 个月时能双手向前撑住独坐；8 个月时能坐稳。翻身：7 个月时能有意识地从仰卧位翻身至俯卧位、然后从俯卧位翻至仰卧位。爬：应从 3～4 个月时开始训练，8～9 个月可用双上肢向前爬。站、走、跳：11 个月时可独自站立片刻；15 个月可独自走稳；24 个月时可双足并跳；30 个月时会单足跳。

2. 细动作　3～4 个月握持反射消失之后手指可以活动；6～7 个月时出现换手与捏、敲等探索性动作；9～10 个月时可用拇、示指拾物，喜撕纸；12～15 个月时学会用匙，乱涂画；18 个月时能叠 2～3 块方积木；2 岁时能叠 6～7 块方积木，会翻书。

十二、什么是性早熟及性发育延迟？

答：女孩在 8 岁以前，男孩在 10 岁以前出现第二性征为性早熟，即青春期提前出现。女孩 14 岁以后，男孩 16 岁以后无第二性征出现，为性发育延迟。

第三章　儿 童 营 养

一、儿童的能量需要（消耗）包括哪些方面？

答：人体能量代谢的最佳状态是达到能量消耗与能量摄入的平衡，儿童总能量消耗包括基础代谢率、食物的热力作用、生长、活动和排泄五个方面。

1. 基础代谢　婴儿的基础代谢主要由脑、肝脏、心脏和肾脏的能量消耗构成。小儿基础代谢较成人高，随年龄增长及体表面积的增加逐渐减少。

2. 食物的热力作用　进食后能量消耗的增加主要用于食物的转运和将吸收的营养素转化为储存形式，这一部分也称为“专性产热”。食物热效应与食物成分有关，婴儿食物含蛋白质多，食物热力作用占总能量的7%～8%，年长儿膳食为混合食物，其食物热力作用占5%。

3. 活动消耗　儿童活动所需能量与身体大小、活动强度、活动持续时间、活动类型有关。当能量摄入不足时，儿童首先表现为活动减少。

4. 排泄消耗　正常情况下未经消化吸收的食物损失约占总能量的10%，腹泻时增加。

5. 生长发育　是指组织生长合成消耗能量，是小儿时期的特殊需要，与小儿的生长速度成正比，随年龄的增长逐渐减少。

二、儿童各年龄段每日需要的总能量是多少？生长发育所需能量是多少？

答：婴儿每日需要的总能量为110kcal/kg，以后每增加3岁减去10kcal/kg，15岁时约为60kcal/kg；婴儿生长发育需要的能量为30～40kcal/（kg · d），随年龄增长逐渐减少，1岁时约为5kcal/（kg · d）。

三、人乳的优点有哪些？

答：**1.** 人乳营养生物效价高，易被婴儿利用。人乳含必需氨基酸比例适宜，为必需氨基酸模式；人乳所含蛋白为酪蛋白，含磷少，凝块小；人乳所含白蛋白为乳清蛋白，促乳糖蛋白形成；人乳中酪蛋白与乳清蛋白的比例为1∶4，与牛乳4∶1有明显差别，易被消化吸收；人乳中宏量营养素产能比例适宜，人乳喂养婴儿很少产生过敏。

2. 人乳中乙型乳糖含量丰富，利于脑发育；利于双歧杆菌、乳酸杆菌生长，并产生B族维生素；利于促进肠蠕动；乳糖在小肠远端与钙形成螯合物，降低钠在钙吸收时的抑制作用，避免钙在肠腔内沉淀，同时乳酸使肠腔内pH下降，有利于小肠钙的吸收。

3. 人乳含不饱和脂肪酸较多，初乳中更高，有利于脑发育，人乳的脂肪酶使脂肪颗粒易于消化吸收。

4. 人乳中电解质浓度低、蛋白质分子小，适宜婴儿不成熟的肾发育水平。人乳矿物质易被婴儿吸收，如钙、磷比例适当（2∶1），含乳糖多，钙吸收好。人乳中含低分子量的锌结合因子配体，易吸收，锌利用率高。人乳中铁含量为0.05mg/dl，与牛乳相似，但人乳中铁吸收率（49%）高于牛乳（4%）。

四、婴儿的喂养方式有哪几种？

答：婴儿的喂养方式分为以下三种：

1. 母乳喂养　母乳是婴儿最理想的食品，一般健康母亲的乳汁分泌量可满足4～6个月内婴儿营养的需要。

2. 混合喂养　母乳与牛乳或其他代乳品混合使用的一种喂养方法，分补授法和代授法。

3. 人工喂养　采用配方奶粉或其他兽乳，如牛乳、羊乳、马乳等喂哺婴儿。

五、母乳喂养的禁忌证有哪些？

答：**1.** 母亲患有活动性传染病，如结核病、肝炎等。母亲为乙肝病毒（HBV）携带者，并非哺乳禁忌证，但这类婴儿应在出生后 24 小时内给予特异性高效乙肝免疫球蛋白，继之接受乙肝疫苗免疫。

2. 母亲为 HIV 病毒、CMV 病毒、梅毒螺旋体感染或携带者。

3. 乳房单纯性疱疹病毒感染（另一侧无感染乳房可继续喂养）。

4. 母亲正在接受同位素诊疗，或曾暴露于放射性物质下（乳汁内含放射活性物质）。

5. 母亲正在接受抗代谢药物及其他化疗药物治疗，或对婴儿有影响的药物治疗（直至完全清除之后）。

6. 母亲正在吸毒、酗酒。

7. 怀疑或明确诊断为遗传代谢性疾病，如半乳糖血症、苯丙酮尿症等。

六、辅食添加的原则及顺序是什么？

答：**1. 添加方式** 根据小儿营养需要及消化能力循序渐进，适应一种食品后再增加一种，从少到多，从稀到稠，从细到粗，逐步过渡到固体食物。

2. 添加时机 天气炎热或患病期间，应减少辅食或暂停辅食，以免造成消化不良。

3. 添加顺序 引入食物的年龄没有严格的规定，应根据婴儿发育成熟状况决定。一般 4～6 个月开始添加泥状食物，如米汤、米糊、稀粥、蛋黄、鱼泥豆腐、动物血等食物；7～9 个月添加粥、烂面、饼干、蛋、鱼、肝泥、肉末等；10～12 个月添加稠粥、软饭、挂面、馒头、面包、碎肉、油等。

七、婴儿常见的喂养和胃肠道问题有哪些？

答：**1. 溢乳** 15%的婴儿常出现溢乳，因过度喂养、不成熟的胃肠运动类型、不稳定的进食时间、婴儿胃呈水平位置、贲门括约肌松弛、奶头过大、吞入气体过多等引起。

2. 食物引入时间和方法不当 过早或过晚均会引起进食行为异常、食物过敏、肠道不耐受及营养不足等问题；引入半固体食物时采用奶瓶喂养，导致孩子不会主动咀嚼、吞咽饭菜。

3. 能量摄入不足 8～9 个月婴儿已可接受能量密度较高的成人固体食物。如经常使用能量密度低的食物，或摄入液量过多，婴儿可表现进食后不满足，体重增长不足、下降，或在安睡后常于夜间醒来要求进食。

4. 进餐频繁 婴儿进餐频繁（每日超过 7～8 次），或夜间进食，使胃排空不足，影响婴儿食欲。一般安排婴儿一日 6 餐有利于形成饥饿的生物循环。

5. 喂养困难 难以适应环境、过度敏感气质的婴儿常常有不稳定的进食时间，常常表现为喂养困难。

6. 换乳困难

八、什么是小儿营养不良？如何评估？

答：营养不良是由于多种原因引起的热能和（或）蛋白质长期摄入不足的一种营养缺乏性疾病。采用 2005 年中国儿童生长参考值，WHO 推荐三个指标：体重/年龄、身高/年龄、体重/身高，可较全面筛查 5 岁以下儿童的营养不良，同时结合临床表现，包括腹部皮褶厚度、消瘦情况、肌张力及精神状态。

九、导致营养不良的原因有哪些？

答：**1.** 摄入不足、喂养不当是导致营养不良的重要原因。如母乳不足而未及时添加其他富含蛋白质的牛奶；奶粉配制过稀；突然停奶而未及时添加辅食；长期以淀粉类食品（粥、米粉）喂养的等。较大儿童的营养不良多为婴儿期营养不良的继续，或因不良的饮食习惯，如偏食、挑食、吃零食过多等引起。

2. 消化吸收不良、消化吸收障碍，如消化系统解剖或功能上的异常（包括唇裂、腭裂、幽门梗阻等）、迁延性腹泻、过敏性肠炎、肠吸收不良综合征等均可影响食物的消化和吸收。

3. 需要量增加，急慢性传染病的恢复期、生长发育快速阶段等均可因需要量增多而造成营养相对缺乏；糖尿病、大量蛋白尿、发热性疾病、甲状腺功能亢进、恶性肿瘤等均可使营养素的消耗增多而导致营养不足。先天不足和生理功能低下，如早产、双胎因追赶生长而需要量增加引起营养不良。

十、营养不良分几度？具体表现是什么？

答：营养不良的分度及临床表现见表 3-1。

表 3-1　营养不良分度表

营养不良程度	Ⅰ度（轻）	Ⅱ度（中）	Ⅲ度（重）
体重/年龄	–1～–2SD	≤–2～–3SD	＜–3SD
身高/年龄	–1～–2SD	≤–2～–3SD	＜–3SD
体重/身高	–1～–2SD	≤–2～–3SD	＜–3SD
消瘦	不明显	明显	皮包骨样
皮肤	干燥	干燥、苍白	苍白、干皱、无弹性、可出现瘀点
肌张力	正常	明显降低、肌肉松弛	肌张力低下、肌肉萎缩
精神状态	正常	烦躁不安	萎靡、反应低下、抑制与烦躁交替

十一、对不同程度的营养不良患儿如何进行饮食管理？

答：根据营养不良严重程度应采取相应措施。中度营养不良多因膳食供给不足致儿童原发性营养不良，去除病因，改善家长喂养方法或行为，适量补充蛋白质、能量和相应的营养素。重度营养不良，应积极治疗原发病，控制感染，高蛋白、高能量饮食，婴幼儿以乳制品为主，较大儿童逐渐增加蛋类、肝泥、肉末、鱼粉等高蛋白食物，必要时使用等热卡配方奶粉、氨基酸混合液或要素饮食。

十二、重度营养不良患儿的病情观察要点有哪些？

答：重度营养不良可有精神萎靡，反应差，体温偏低，脉细无力，无食欲，腹泻，便秘交替等表现，甚至有心脏功能下降，心音低钝，血压偏低，脉搏变缓，呼吸浅表等表现。在清晨警惕低血糖的发生。

十三、儿童营养过剩（肥胖）的评价标准是什么？

答：一般以同性别、同身高正常小儿体重均值为标准，体重超过均值 20%以上者为肥胖；超过 20%～29%者为轻度肥胖；超过 30%～49%者为中度肥胖；超过 50%者为重度肥胖。国际上推荐 BMI 作为评价儿童和青少年肥胖的首选指标。BMI 的计算公式为：体重（kg）/[身高（m）]^2。

十四、导致小儿肥胖症的原因有哪些？

答：①营养素摄入过多。②活动量减少。③遗传因素。④进食过快、疾病、精神创伤、心理因素等均可引起小儿肥胖。

十五、小儿肥胖症的饮食疗法有哪些？

答：**1.** 减少每日食物供能总量，采用低脂肪、低糖和高蛋白食谱，严重肥胖者，可按理想体重所需热能减少 30%或更多。

2. 培养良好的饮食习惯，提倡少量多餐，鼓励患儿选择体积大、饱腹感明显而热能低的蔬菜类食品，如萝卜、黄瓜、番茄等。

3. 延长进食、咀嚼时间，每餐至少在半小时以上。

十六、小儿肥胖症的运动疗法有哪些？

答：小儿肥胖症的运动疗法讲究循序渐进，持之以恒。鼓励患儿选择喜欢和有效的易于坚持的运动。如晨间跑步、散步、踢球、游泳等，每日坚持1小时左右。

十七、维生素D的来源是什么？

答：**1.** 母体-胎儿的转运，胎儿可通过胎盘从母体获得维生素D，胎儿体内25-羟维生素D的储存可满足生后一段时间的生长需要。

2. 食物中的维生素D含量较少，肉、鱼、奶中含少量维生素D。

3. 皮肤的光照合成是体内维生素D的主要来源，皮肤中的7-脱氢胆骨化醇经紫外线照射生成内源性维生素D。

十八、维生素D缺乏性佝偻病临床分几期？各期有什么特点？

答：依病变程度分为早期、活动期、恢复期和后遗症期。

1. 早期 多见于6个月内婴儿，可有多汗、易激惹、夜惊等表现。

2. 活动期 小于6个月婴儿可见颅骨软化体征（乒乓感），大于6个月婴儿可见方颅、手（足）镯、肋串珠、肋软骨沟、鸡胸、O形腿、X形腿等体征。

3. 恢复期 早期或活动期患儿经日光照射或治疗后症状消失，体征逐渐减轻或恢复。

4. 后遗症期 多见于3岁以后的儿童，因婴幼儿期严重佝偻病，残留不同程度的骨骼畸形。

十九、维生素D缺乏性佝偻病活动期的治疗原则是什么？

答：**1. 合理喂养，多晒太阳**

2. 给予维生素D制剂 口服法：每日50～100μg（2000～4000IU），1个月后改为每日10μg（400IU）。注射法：用于重症和合并肺炎、腹泻、急性传染病以及无法口服者，一次肌肉注射维生素D 20万～30万IU，3个月后口服预防量。

二十、如何对维生素D缺乏性佝偻病的患儿及家长进行健康教育？

答：给孕妇及患儿父母讲述有关疾病的预防、护理知识，鼓励多进行户外活动和晒太阳，选择富含维生素D、钙、磷和蛋白质的食物；宣传母乳喂养，尽早开始户外活动；新生儿出生2周后每日给予维生素D 400～800IU，合理添加辅食。

二十一、怎样评估治疗儿童佝偻病的治疗已达到恢复期？

答：经适当治疗后患儿临床症状和体征减轻或接近消失，精神活泼，肌张力恢复。血清钙、磷浓度逐渐恢复正常。碱性磷酸酶开始下降，1～2个月恢复正常。X线检查骨骼异常明显改善，出现不规则的钙化线。

二十二、什么是维生素D缺乏性手足搐搦症？

答：维生素D缺乏性手足搐搦症又称为佝偻病性手足搐搦症或佝偻病性低钙惊厥，主要是由于维生素D缺乏，血钙降低导致神经肌肉兴奋性增高，出现惊厥、喉痉挛或手足抽搐等症状。多见于6个月以内的小婴儿，由于预防工作的开展，本病已经较少发生。

二十三、维生素D缺乏性手足搐搦症发作时如何处理？

答：**1.** 急救处理立即吸氧，保持呼吸道通畅，控制惊厥与喉痉挛，可用10%水合氯醛灌肠或地西泮肌肉或静脉注射；密切观察惊厥、喉痉挛的发作情况，做好气管插管或气管切开的术前准备。

2. 钙剂治疗，常用10%葡萄糖酸钙滴注，惊厥发作时可每日注射1～2次。

3. 症状控制后按维生素D缺乏性佝偻病补充维生素D。

二十四、锌缺乏症的临床表现有哪些？

答：锌是人体必需的微量元素之一，在体内的含量仅次于铁。锌与胎儿发育、儿童智力、生长发育、新陈代谢、组织修复均密切相关。锌缺乏时，会出现多种生理功能紊乱。

1. 消化功能减退 缺锌会影响味蕾细胞更新和唾液磷酸酶的活性，使舌黏膜增生、角化不全，以致味觉敏感度下降，发生食欲不振、厌食和异食癖。

2. 生长发育落后 缺锌可妨碍性生长激素轴的功能及性腺轴的成熟，表现为线性生长下降、生长迟缓、体格矮小、性发育延迟。

3. 免疫功能降低

4. 智能发育延迟 缺锌可使脑DNA和蛋白质合成障碍，脑内谷氨酸浓度降低，从而引起智能发育迟缓。

5. 其他 如脱发、皮肤粗糙、皮炎、地图舌、反复口腔溃疡、伤口愈合延迟、视黄醛结合蛋白减少而出现夜盲、贫血等。

二十五、如何预防锌缺乏症？

答：**1.** 改善营养，促进生长发育，供给含锌量较多的食物如肝、鱼、瘦肉等，每周为儿童提供1～2次动物肝脏、菌类食物。

2. 提倡母乳喂养婴儿，合理添加辅食，培养小儿不偏食、不挑食的饮食习惯。

第四章　新生儿及新生儿疾病

一、新生儿如何分类？

答：**1. 根据出生时胎龄分类**　可分为足月儿（出生时胎龄≥37 周且<42 周）、早产儿（出生时胎龄<37 周）和过期产儿（出生时胎龄>42 周）。

2. 根据出生体重分类　分为正常出生体重儿（2500～3999g）、低出生体重儿（<2500g）、极低出生体重儿（<1500g）、超低出生体重儿（<1000g）和巨大儿（≥4000g）。

3. 根据出生体重与胎龄关系分类　分为适于胎龄儿（出生体重在同胎龄平均体重的第 10～90 百分位），小于胎龄儿（出生体重在同胎龄平均体重的第 10 百分位以下），大于胎龄儿（出生体重在同胎龄平均体重的第 90 百分位以上），足月小样儿（胎龄已足月，出生体重小于 2500g）。

4. 根据生后周龄分类　早期新生儿（指出生 1 周以内的新生儿），晚期新生儿（指出生第 2～4 周的新生儿）。

5. 高危新生儿　指已发生和可能发生危重情况的新生儿，如孕母存在高危因素、出生过程存在高危因素、胎儿和新生儿存在高危因素等情况。

二、如何进行简易胎龄评估？

答：简易评估法是在国外几种评估方法基础上，从体表特征中筛选出“足底纹理”、“乳头形成”、“指甲”和“皮肤组织”4 个特征项作为评估项，评估所得总分加上常数 27 即等于胎龄周数，误差多在 1 周内（表 4-1）。

表 4-1　简易胎龄评分法

	0 分	1 分	2 分	3 分	4 分
足底纹理	无	前半部红痕不明显	红痕>前半部，褶痕<前 1/3	褶痕>前 2/3	明显深褶痕>前 2/3
乳头形成	难认、无乳晕	明显可见，乳晕淡、平，直径<7.5mm	点状乳晕，边缘不突起，直径<7.5mm	点状乳晕，边缘突起，直径>7.5mm	
指甲		未达指尖	已达指尖	超过指尖	
皮肤组织	很薄，胶冻状	薄而光滑	光滑、中等厚、皮疹或表皮翘起	稍厚，皮肤皱裂翘起，手足最著	厚，羊皮纸样，皱裂深浅不一

注：若各体征的分布介于两者之间，可用其均值，胎龄周数=总分+27

三、正常足月儿及正常早产儿外观特点有何区别？

答：**1. 正常足月儿**　肤色红润、皮下脂肪丰满；胎毛少、头发分条清楚；头占全身比例 1/4，耳壳软骨发育好，耳舟成形；乳腺结节>4mm、平均 7mm；足纹遍及足底；指、趾甲到达或超过指（趾）端；男婴睾丸已降至阴囊内，女婴大阴唇遮盖住小阴唇。

2. 正常早产儿　皮肤绛红、皮下脂肪薄、胎毛多，水肿、发亮；头发细而乱、如绒线头；身长多小于 47cm；头占全身比例 1/3；耳壳软、缺乏软骨，耳舟未成形；乳腺无结节或小于 4mm；足底纹理少；指、趾甲未达指（趾）端；男婴睾丸未降至阴囊内，女婴大阴唇不能覆盖小阴唇。

四、新生儿有哪些原始反射？

答：**1. 握持反射**（grasp reflex）　将物品或手指放入婴儿手心中，婴儿立即将其握紧。

2. 拥抱反射（moro reflex）　新生儿仰卧位，拍打床面后婴儿双臂伸直外展，双手张开，然后上肢屈曲内收，双手握拳呈拥抱状。

3. 吸吮反射（sucking reflex） 将乳头或奶嘴放入婴儿口内，会出现有力的吸吮动作。

4. 觅食反射（rooting reflex） 用左手托婴儿呈半卧位，右手食指触其一侧面颊，婴儿反射性地头转向该侧。

正常情况下，上述反射生后数月自然消失。新生儿期如这些反射减弱或消失，或数月后仍不消失，常提示有神经系统疾病。

五、小于胎龄儿有何生理特征？

答：小于胎龄除伴有明显畸形、先天性综合征以及母亲严重疾病等所导致的匀称型 SGA（小于胎龄）儿外，大多数 SGA 新生儿具有以下特征性生理表现：与躯干四肢相比较，头相对较大，面容似“小老头”。舟状腹。四肢皮下脂肪明显缺乏，皮肤松弛多皱纹，易脱屑。颅骨骨缝可增宽或重叠。由于膜性成骨不足，致使前囟较大，膝关节骨骺成骨延迟。指（趾）甲及脐带可因羊水胎粪污染而呈黄绿色，脐带往往较细。由于血流重新分布，皮肤血流灌注减少或因雌三醇合成受抑制，胎儿皮肤胎脂多减少或消失。由于缺乏胎脂保护的皮肤一直暴露于羊水中，生后皮肤呈现脱屑。乳房组织的形成也依赖于外周组织的血流灌注和雌三醇水平，因此发育也明显不足。当排除中枢神经系统和代谢异常后，SGA 新生儿的神经电生理发育如视觉或听觉诱发电位反应基本与胎龄相适应，甚至显得更为成熟些。这些新生儿可存在睡眠周期异常，肌张力、原始反射和兴奋性均呈下降。尽管体格生长迟缓，但大脑皮质沟回、肾小球及肺泡等的成熟度与胎龄基本相符，因此并不因为 IUGR（宫内生长迟缓）而落后。某些脏器如肺组织甚至因宫内应激反应而加速成熟，这也是 SGA 早产儿 RDS（呼吸窘迫综合征）发生率低的原因。

六、大于胎龄儿及巨大儿常见的并发症有哪些？

答：**1. 低血糖** 最为常见，多发于生后 24 小时内，尤其是生后 1～12 小时，是因胰岛素分泌过多所致，多为无症状性，有赖于血糖的测定。

2. 产伤 巨大儿可因其胎头双顶径过大，或躯体生长的速度大于胎头，导致胸围和或肩围大于头围，而难以通过产道，手术助产机会增加，患儿可发生臂丛神经损伤、锁骨骨折、肩难产、颅内出血、窒息的可能性增加甚至死亡。

3. 低血钙 为甲状旁腺功能低下所致，常伴有低镁、低磷血症。

4. 高胆红素血症 胎龄＜36 周者常见，与肝功能不成熟及红细胞增多有关，生后的 48～72 小时内可出现。

5. 红细胞增多症或高黏滞血症 红细胞生成素增多、血黏滞度高，易发生血管内凝血，形成静脉血栓，表现为血尿和蛋白尿。

6. 呼吸窘迫综合征 因肺表面活性物质不足而发生，其发生率高于足月儿。

7. 先天性畸形 尿道下裂、腭裂等。

8. 其他 湿肺、遗传性糖尿病等。

七、极低、超低出生体重儿的护理要点？

答：**1. 体温和湿化管理** 超未成熟儿皮下脂肪少，体表面积相对大，能量储存较少，极易导致低体温。

2. 皮肤管理 出生后面部胎脂要清除，其他部位如果清除困难可待以后处理。各种监护电极的粘贴最好用纸质布或低过敏性的棉胶布，且尽可能减少胶布与皮肤接触面积；各种监护电极也尽可能旋转在较小范围内，且用较少的电极进行多参数监护。2 小时更换经皮血氧饱和度监测探头位置；尽量避免损伤性的操作如反复的采血和穿刺。尽可能应用中心静脉输注液体，避免药物外渗导致皮肤坏死。

3. 呼吸系统异常及管理 由于胸部柔软、肺不成熟、小支气管软骨少、肺泡换气面积相对小、PS（肺表面活性物质）产生不足、肺扩张能力有限以及肺血管阻力高，故功能残气量低，肺顺应性差，通气/血流比值异常，气道阻力高，因而易发生肺透明膜病（HMD）、呼吸暂停等。

4. 感染和管理 由于缺乏来自母体的抗体，体液免疫、细胞免疫均不成熟，呈低 γ-球蛋白血症。皮肤也不成熟，角质层薄，屏障功能差。消化道黏膜发育不完善，免疫和防御功能也较差。因此容易引起感染并致感染扩散。

5. 营养管理 胎儿的肠管在胎龄 28 周已分化，功能性小肠蠕动在 30 周胎龄开始，34 周左右已有的系统性肠蠕动，β-半乳糖苷酶等在 34 周虽尚不充分，但给予肠内营养后即可活化。大多数早产儿在生后 24 小时内可听到肠鸣音，提示已有肠蠕动，可行肠道内营养。

八、新生儿重病监护室（NICU）收治的对象包括哪些?

答：**1.** 需要进行呼吸管理的新生儿，如各种原因引起的急慢性呼吸衰竭；需要氧疗、气管插管和机械通气治疗的患儿。

2. 感染性、低血容量性或心源性休克的患儿。

3. 中枢性神经系统疾病，如惊厥、脑膜炎、脑水肿、缺氧缺血性脑病、颅内出血、呼吸暂停的患儿。

4. 低出生体重儿。

5. 重度窒息的患儿。

6. 严重感染、败血症、坏死性小肠结肠炎患儿。

7. 某些疾病外科手术前后，如先天性心脏病、食管气管瘘、膈疝、脑积水等。

8. 其他危重儿，如换血、多脏器功能衰竭、需要全静脉营养、严重心律失常、严重贫血、重度脱水、酸中毒、低或高血糖等。

九、高危儿的范畴有哪些?

答：**1.** 早产儿、过期产儿、低体重儿、巨大儿、小于胎龄儿及大于胎龄儿。

2. 出生时新生儿评分（Apgar）异常者。

3. 母亲妊娠前或妊娠期有高危因素者。

4. 妊娠及分娩过程中有羊水、胎盘、脐带及产程异常者。

5. 多胎妊娠或本次妊娠与上次妊娠仅相隔 3 个月以内的新生儿。

6. 需外科手术的新生儿。

7. 同胞中有患严重新生儿疾病或死亡者。

8. 患严重先天性畸形者。

9. 呼吸频率增快、持续或进行性呼吸窘迫、发绀或呼吸节律不整、反复呼吸暂停者。

10. 心率/心律异常者。

11. 皮肤苍白、广泛水肿、贫血或红细胞增多症者。

12. 有出血倾向者。

13. 神志异常、反应差、肌张力改变或出现惊厥者。

14. 体温不稳定、面色发灰、萎靡、不吸吮或皮疹、瘀点、肝脾肿大等感染迹象。

15. 母亲有严重产伤史者。

十、高危儿早期管理的共同点是什么?

答：**1. 保温** 使用暖箱或辐射台保温，使体表温度保持在 36～36.5℃，开始每 30～60 分钟测体温一次，至体温稳定后改为每 4 小时一次。

2. 监护 原则上高危儿均应选择性使用心电、呼吸、血压、血氧饱和度监测。现代 NICU 高危儿中的危重症可实施更全面的床边监测，包括微量血气、血电解质、血糖、血乳酸、血渗透压、血药浓度的监测。无论监护设备如何齐全完善，医务人员的床边观察永远是最重要的。

3. 建立血管通路 包括选择性使用脐动静脉插管、外周静脉穿刺，必要时可经外周置入中心静脉导管（PICC）。

4. 氧疗和机械通气

5. 经胃肠营养和全静脉营养情况稳定者 尽量开始母乳喂养，无母乳时采用配方奶，经口喂养不足者可由静脉补充。

6. 怀疑感染时的处理 实验室检查应包括血常规、血小板计数、C 反应蛋白、降钙素原、IgM、血培养，当出现感染征象时及时应用抗生素。

十一、新生儿期常见的临床症状有哪些？

答：新生儿期常见的临床症状有：

1. 体温异常。

2. 呼吸暂停。

3. 呼吸困难。

4. 发绀。

5. 呕吐。

6. 腹胀。

7. 便秘。

8. 呕血和便血。

9. 水肿。

10. 惊厥等。

十二、新生儿体温测量的方法、部位有哪些？各有何特点？

答：**1. 肛温** 测直肠肛温时，新生儿取屈膝仰卧位，充分暴露臀部，用鞣酸软膏润滑后将肛表水银端轻轻插入肛门 2～3cm，3 分钟后取出，用纱布擦净后检测读数并记录。优点：直肠温度最接近新生儿的核心温度，其结果能准确反映实际体温变化。缺点：新生儿直肠较短，肛表插入的深度不宜掌握，加上新生儿的直肠壁较薄，如不小心可造成直肠穿孔。

2. 腋温 测量腋温时，将体温计水银端放于腋窝深处，屈肘过胸，尽量贴近皮肤，同时护士在旁扶持测量侧上肢以夹紧体温计，测量时间 5 分钟。优点：腋温测量简单易行，对新生儿干扰少。缺点：测得的温度接近新生儿的核心温度，但比肛温略低（约低 0.5℃）。

3. 颌下温 取平卧头侧位或侧卧位，将体温计水银端放于颌下与颈部皮肤之间夹紧，5 分钟后取出。优点：测量部位暴露于体表，不论任何季节都方便测量，简便、安全、快捷。缺点：不易固定，易造成体温表脱落，影响结果，应由护士在一旁协助。

4. 腹股沟温度 将体温计水银端放于腹股沟中 1/3 与内 1/3 交界处（即股动脉搏动处），体温计方向与腹股沟平行并紧贴皮肤，同时该侧大腿内收，紧靠腹壁，5 分钟后取出。腹股沟温度与腋温接近，避免测腋温解衣的繁琐，简单易行。

5. 耳温 用特制的红外线耳式体温计，将被测新生儿的耳郭轻轻向后上方拉，外耳道暴露，将红外线耳式体温计的探头轻轻插入耳道并向下压，按下测量开关，1 秒后取出，检视读数，记录耳温值。优点：红外线耳式体温计测温无创、操作方便，可在 1 秒内读到准确数字，并可较好地代表核心温度，是一种较适合新生儿体温测量的便捷方式。缺点：测量时要使用一次性保护胶套以减少交叉感染的机会。

6. 皮温 监测用热敏电阻为探头的电子体温计，将热传感器电极轻贴在皮肤上记录皮肤温度。优点：对新生儿的干扰小，随时可以监测新生儿的体温。缺点：探头不易固定，易受环境温度影响。

十三、什么是适中温度？

答：适中温度又称适中温度带，是指在这一环境温度下机体耗氧、代谢率最低，蒸发散热量亦最少，而能保持正常体温。但 Sauer 等研究极低出生体重儿（VLBW）在环境温度下不适宜时，首先不一定表现为氧耗的增加，却先有体温的改变，说明体温的正常波动并未引起代谢的异常改变。因此建议将适中温度的定义改为使机体在安静状态下深体温保持在36.7～37.3℃，且体核温度及皮肤平均温度每小时变化分别低于0.2℃及0.3℃时的环境温度。这一动态的定义适中温度就可避免将食物的特殊动力作用的产热认为是发热，熟睡时的体温低认为的低温。足月新生儿在裸体，周围无风，相对湿度50%等条件时生后第一天的适中温度为32～35℃。而出生体重1kg的早产儿，其适中温度低限达35℃。

十四、新生儿产热有什么特点?

答：机体产热由基础代谢、食物的特殊动力作用、活动及对寒冷刺激反应四部分组成。与成人及儿童不同，在温度较低的环境中新生儿常无颤抖，胎龄较大的新生儿直至在环境温度很低时（15℃），可以见到肌肉颤抖，但无典型的寒战。新生儿刚娩出时靠糖原及脂肪代谢产热，但生后不久机体的糖原大部分被消耗，如未能及时进食，则依赖于棕色脂肪代谢产热。

十五、新生儿散热有哪些特点?

答：主要的散热途径有对流、蒸发、辐射和传导。由于解剖特点，新生儿较易散热，造成体温过低。主要影响因素为：

1. 体表面积相对较大，易向周围环境散热，按每千克体重的体表面积计算，新生儿的体表面积为成人的2倍以上。

2. 皮下脂肪组织有一定的隔热作用，其隔热效果与它的厚度有关，但即使为足月儿，其皮下脂肪亦较成人薄。

3. 姿势影响体表暴露面积，胎龄30周左右的早产儿四肢往往伸展，暴露面积大，使散热量增加。

4. 新生儿尤其早产儿的表皮角化差，蒸发散热量大。

十六、什么是新生儿脱水热?

答：新生儿脱水热多发生在生后3～4天正常母乳喂养的新生儿，体温突然升高至39～40℃，出现烦躁不安、啼哭、面色潮红、呼吸增快，严重者口唇干燥、尿量减少或无尿。应与新生儿感染引起的发热鉴别，前者体检无脐部与其他感染灶，心肺听诊正常，无感染中毒症状，血象正常，抗生素治疗无效。发病原因为摄入水分不足。因新生儿出生后经呼吸、皮肤蒸发以及排出大、小便等丢失相当量的水分，而生后3～4天内母乳量较少，如未及时补充可造成体内水分不足，致新生儿血液浓缩而发热。早产儿体温调节能力差，汗腺发育不完善，哺乳少，更易发生本病。待补充水分及降低环境温度后即可缓解。

十七、新生儿发热的处理原则有哪些?

答：首先应当明确病因，若环境因素引起，应去除病因，如降低室温，打开新生儿的包裹，调节暖箱、光疗箱温度，检查辐射保暖台皮肤温度电极是否松动等；若脱水引起，应尽快补充水分；若感染引起，应查明感染源，积极控制感染。

新生儿发热的处理应以物理降温为主，常用凉水袋置新生儿枕部，如体温过高可洗温水澡，水温33～36℃为宜。擦洗部位为前额、枕部、颈部、四肢、腋下、腹股沟等。忌用乙醇擦浴。慎用退热药，以防药物在新生儿期的毒副作用及体温骤降，必要时可用对乙酰氨基酚。

十八、新生儿为什么容易发生低体温?

答：**1. 受寒冷的影响** 新生儿体表面积较大，皮下脂肪少，皮肤薄，血管丰富，散热大于产热，在环境温度降至中性温度以下时，机体产热增加，主要通过氧耗提高新陈代谢来代偿性产热，而新生儿这种代偿不充分，当寒冷刺激强时，不能维持正常体温导致低体温。

2. 体温调节中枢发育不成熟 环境温度降低时，摄入的热量过少，自身调节能力差而发生低体温。

3. 早产儿、低出生体重儿 新生儿寒冷时主要依靠棕色脂肪代谢产热，但代偿能力有限，早产儿能量储存少，摄入不足，体温调节能力差，寒冷时易发生低体温。

4. 摄入不足 新生儿肝脏储存的糖原量很少，产热来源受限，热量摄入不足可引起低体温甚至硬肿症。

5. 某些疾病 新生儿体温调节中枢尚未发育完善，容易受窒息、肺炎及其他感染等疾病的影响而致功能障碍。受疾病影响，新生儿热量摄入不足，消耗增加。缺氧、酸中毒、休克等抑制神经反射调节及棕色脂肪产热，以上皆可使新生儿发生低体温，甚至硬肿症。

十九、什么是新生儿硬肿症？

答：新生儿硬肿症也称新生儿寒冷损伤综合征或新生儿冷伤。本病的主要临床特征是低体温，症情严重时出现皮肤硬肿。本病主要发生在冬、春寒冷季节，以我国北方各省发病率和病死率较高，但也可因感染及其他因素影响发生于夏季和南方地区。多侵犯生后 1 周岁内的婴儿，特别是早产儿。

二十、新生儿硬肿症有哪些临床表现？

答：**1. 低体温** 全身或肢端凉，体温常在 35℃以下，严重者可在 30℃以下，体温最低者仅为 21.5℃。低体温患儿中以早产儿和低出生体重儿居多。低体温硬肿症患儿产热良好（腋温≥肛温，腋温-肛温差为正值，在 0～0.9℃）者占绝大多数（91.7%），产热衰竭（腋温＜肛温，腋温-肛温差为负值）者 9.3%。前者多为病程短、硬肿面积偏小，复温效果佳，预后良好，病死率低；后者多为病程长、硬肿面积大，易伴有多脏器功能衰竭，复温效果差，预后不良，病死率高。

2. 硬肿 包括皮脂硬化和水肿两种病变。皮脂硬化处皮肤变硬，皮肤紧贴皮下组织，不易提起，严重时肢体僵硬，不能活动，触之如硬橡皮样，皮肤呈紫红或苍黄色。水肿则指压呈凹陷性，主要表现为皮肤或皮下脂肪硬化部位。

3. 器官功能损害 早期常有不吃、不哭等反应低下表现。随着体温降低，硬肿出现或加重，可伴有循环障碍（休克、心功能低下或心肌损害）、弥散性血管内凝血（DIC）、肺出血、急性肾衰竭以及酸碱、电解质失衡和内分泌调节紊乱等多系统功能损害表现。

二十一、如何对硬肿症的患儿进行复温？

答：**1. 轻、中度**（直肠温＞30℃）**或产热良好**（腋-肛温差为正值） 用暖箱复温，患儿置入预热至 30℃的暖箱内，通过暖箱的自控调温装置或人工调节箱温于 30～34℃，使患儿 6～12 小时内恢复正常体温。

2. 重度低体温＜30℃或产热衰竭（腋-肛温差为负值） 先以高于患儿体温 1～2℃的暖箱温度（不超过 34℃）开始复温，每小时提高箱温 1℃，于 12～24 小时内恢复正常体温。必要时辅以恒温水浴疗法（水温 39～40℃，脐部置消毒小纱布，用橡皮膏固定，头露水外，每次 15 分钟，每日 1～2 次），浴后立即擦干放入 30～32℃暖箱内保温。或用远红外线抢救台（开放式暖箱）快速复温，床面温度从 30℃开始，每 15～30 分钟升高体温 1℃，随体温升高逐渐提高远红外线箱的温度（最高 35℃），恢复正常体温后置于预热至适中环境温度的暖箱中。抢救台环境温度易受对流影响，可以塑料薄膜覆盖患儿。

二十二、Apgar 评分的内容及意义是什么？

答：Apgar 评分表 4-2 是由麻醉科医生 Apgar 博士提出，是一种以新生儿生后 1 分钟及 5 分钟的心率、呼吸、肌张力、刺激反应及皮肤颜色五项体征评分判断其窒息严重程度的方法。每项 0～2 分，总共 10 分。8～10 分为正常，4～7 分为轻度窒息，0～3 分为重度窒息。重症新生儿应在出生后 5 分钟、10 分钟再次评分。生后 1 分钟评分可区别窒息程度，5 分钟及 10 分钟评分有助于判断复苏效果及预后。

表 4-2　新生儿 Apgar 评分

体征	评分标准		
	0	1	2
皮肤颜色（appearance）	青紫或苍白	躯干红四肢青紫	全身红
心率（次/分）(plus）	无	＜100	＞100
刺激反应*（grimace）	无反应	皱眉，有些动作	咳嗽哭，喷嚏
肌张力（activity）	松弛	四肢稍屈曲	四肢活动佳
呼吸（respiration）	无	浅、慢、不规则、哭声弱	正常，哭声响

*用吸引球或导管插入鼻孔或拍弹足底

二十三、新生儿出生后需快速评估的 4 项指标是什么?

答：**1.** 足月儿吗?

2. 羊水清吗?

3. 有哭声或呼吸吗?

4. 肌张力好吗?

如羊水有胎粪污染，进行有无活力的评估及决定是否气管插管吸引胎粪。

二十四、如何进行新生儿初步复苏?

答：**1. 保暖**　产房温度设置为 25～28℃。提前预热辐射保暖台，足月儿辐射保暖台温度设置为 32～34℃，或腹部体表温度 36.5℃；早产儿根据中性温度设置。用预热毛巾包裹新生儿放在辐射保暖台上，注意头部擦干和保暖。有条件的医疗单位复苏胎龄＜32 周的早产儿时，可将头部以下躯干和四肢放在清洁的塑料袋内，或盖以塑料薄膜置于辐射保暖台上，摆好体位后继续初步复苏的其他步骤。避免高温，防止引发呼吸抑制。

2. 体位　置新生儿头轻度仰伸位（鼻吸气位）。

3. 吸引　必要时（分泌物量多或有气道梗阻）用吸球或吸管（12F 或 14F）先口咽后鼻清理分泌物。过度用力吸引可能导致喉痉挛，并刺激迷走神经，引起心动过缓和自主呼吸延迟出现。

4. 擦干和刺激　快速彻底擦干头部、躯干和四肢，拿掉湿毛巾。彻底擦干即是对新生儿的刺激以诱发自主呼吸。如仍无呼吸，用手轻拍或手指弹患儿足底或摩擦背部 2 次以诱发自主呼吸。如这些努力无效表明新生儿处于继发呼吸暂停，需要正压通气。

二十五、什么是“有活力”?

答：“有活力”是指规则呼吸或哭声响亮、肌张力好及心率＞100 次/分。以上 3 项中有一项不达标者为无活力。

二十六、新生儿羊水胎粪污染时的处理方法是什么?

答：2015 年美国新生儿复苏指南不再推荐羊水胎粪污染时常规气管内吸引胎粪（无论有无活力）。根据我国国情和实践经验，该指引做如下推荐：

1. 当羊水胎粪污染时，仍首先评估新生儿有无活力。

2. 新生儿有活力时，继续初步复苏。

3. 新生儿无活力时，应在 20 秒内完成气管插管及用胎粪吸引管吸引胎粪。

4. 如不具备气管插管条件而新生儿无活力时，应快速清理口鼻后立即开始正压通气。

二十七、新生儿气囊面罩正压通气的指征是什么?

答：**1.** 呼吸暂停或喘息样呼吸。

2. 心率＜100 次/分。

对有以上指征者，要求在“黄金一分钟”内实施有效的正压通气。如果新生儿有呼吸，心率＞100 次/分，但有呼吸困难或持续紫绀，应清理气道，监测脉搏血氧饱和度。

二十八、新生儿气囊面罩正压通气的方法？

答：**1. 压力**　通气压力需要 20～25cmH_2O（1cmH_2O=0.098kPa），少数病情严重的早产儿可用 2～3 次 30～40cmH_2O 压力通气。自动充气式气囊使用前要检查减压阀，有条件最好配备压力表。

2. 频率　40～60 次/分，胸外按压时为 30 次/分。

3. 用氧　建议产房安装空氧混合仪，正压通气均要在脉搏血氧饱和度仪的监测指导下进行。早产儿开始给 21%～40%浓度的氧，胸外按压时给氧浓度提高到 100%。无法配备脉搏血氧饱和度仪或空氧混合仪或两者皆无的医疗单位，可使用自动充气式气囊复苏，有 4 种氧浓度可用：自动充气式气囊不连接氧源，氧浓度 21%（空气）；连接氧源，不加储氧器，可得到约 40%浓度的氧；连接氧源，加储氧器得 100%（袋状）、90%（管状）浓度的氧。脉搏血氧饱和度仪的传感器应放在新生儿动脉导管前位置，即右上肢，先将传感器与婴儿连接有助于最迅速的获得信号。

4. 评估心率

5. 判断有效通气　表现为胸廓起伏良好，心率迅速增快。

6. 矫正通气步骤　如达不到有效通气，需矫正通气步骤，包括：检查面罩与面部之间是否密闭，再次畅通气道（可调整头位为鼻吸气位，清除分泌物，使新生儿口张开）及增加气道压力。矫正通气后如心率＜100 次/分，可进行气管插管或使用喉罩气道。

7. 评估与处理　经 30 秒有效正压通气后，如有自主呼吸且心率≥100 次/分，可逐步减少并停止正压通气。根据脉搏血氧饱和度值决定是否常压给氧；如心率＜60 次/分，应气管插管正压通气并开始胸外按压。

8. 其他　持续气囊面罩正压通气（＞2 分钟）可产生胃充盈，应常规插入 8F 胃管，用注射器抽气并保持胃管远端处于开放状态。

二十九、T-piece 复苏器的使用指征及用法是什么？

答：T-组合复苏器（T-piece）：是一种由气流控制、有压力限制的机械装置，能提供恒定的吸气峰压及呼气末正压，推荐县及县以上医疗单位尤其是三级医院使用。

1. 指征　用于足月儿和早产儿的正压通气。

2. 用法　接上压缩气源，预先设定吸气峰压 20～25cmH_2O、呼气末正压 5cmH_2O、最大气道压（安全压）40cmH_2O，操作者用拇指或食指关闭或打开 T 形管的开口，控制呼吸频率及吸气时间，使气体直接进入新生儿气道。操作容易，使用灵活，压力输出稳定，操作者不易疲劳。

三十、新生儿喉镜下经口气管插管的指征是什么？

答：**1.** 需要气管内吸引清除胎粪时。

2. 气囊面罩正压通气无效或要延长时。

3. 胸外按压时。

4. 经气管注入药物时。

5. 需气管内给予肺表面活性物质。

6. 特殊复苏情况，如先天性膈疝或超低出生体重儿。

三十一、不同体重新生儿经口经鼻的气管导管型号和插管深度如何确定？

答：**1.** 根据体重和妊娠周数选择气管导管型号，具体见表 4-3：

表 4-3　不同气管导管内径适用的新生儿出生体重和胎龄

导管内径（mm）	新生儿体重（g）	妊娠周数（w）
2.5	＜1000	＜28
3.0	1000（含）～2000（含）	28（含）～34（含）

续表

导管内径（mm）	新生儿体重（g）	妊娠周数（w）
3.5	2000～3000（含）	34～38（含）
3.5～4.0	＞3000	＞38

2. 按体重计算气管插管深度（表 4-4）：

表 4-4　不同出生体重新生儿气管导管插入深度

新生儿体重（g）	管端至口唇的长度（cm）**
1000*	6～7
2000	7～8
3000	8～9
4000	9～10

*＜750g，仅需插入 6cm；**为上唇至气管导管管端的距离

三十二、新生儿胸外心脏按压的指征是什么？

答：有效的正压通气 30 秒后，心率＜60 次/分，应在正压通气的同时进行胸外按压。此时应气管插管正压通气配合胸外按压，以使通气更有效，胸外按压时给氧浓度增加至 100%。

三十三、如何进行新生儿胸外按压？

答：**1.** 胸外按压的位置为胸骨下 1/3（两乳头连线中点下方），避开剑突。

2. 按压深度为胸廓前后径的 1/3，产生可触及脉搏的效果。

3. 按压和放松的比例为按压时间稍短于放松时间，放松时拇指或其他手指应不离开胸壁。

4. 胸外按压的方法有两种，即拇指法和双指法。

（1）拇指法：双手拇指的指端按压胸骨，根据新生儿体型不同，双拇指重叠或并列，双手环抱胸廓支撑背部。

（2）双指法：右手食指和中指 2 个指尖放在胸骨上进行按压，左手支撑背部。

三十四、新生儿复苏时，胸外按压和正压通气如何配合？

答：需要胸外按压时，应气管插管进行正压通气。由于通气障碍是新生儿窒息的首要原因，因此，胸外按压和正气通气的比例为 3∶1，即 90 次/分按压和 30 次/分呼吸，达到每分钟约 120 个动作。因此，每个动作约 0.5 秒，2 秒内 3 次胸外按压加 1 次正气通气。45～60 秒重新评估心率，如心率仍＜60 次/分，除继续胸外按压外，考虑使用肾上腺素。

三十五、新生儿复苏后的护理要点有哪些？

答：复苏后的新生儿可能有多器官损害的危险，应继续监护，包括体温管理；生命体征监测；早期发现并发症。继续监测维持内环境稳定，包括血氧饱和度、心率、血压、血细胞比容、血糖、血气分析及血电解质等。需要复苏的新生儿断脐后应立即进行脐动脉血气分析，生后脐动脉血 pH＜7 结合 Apgar 评分有助于窒息的诊断和预后的判断。及时对脑、心、肺、肾及胃肠等器官功能进行监测，早期发现异常并适当干预，以减少死亡和伤残。一旦完成复苏，为避免血糖异常，应定期监测血糖，低血糖者静脉给予葡萄糖。如合并中、重度缺氧缺血性脑病，有条件的医疗单位给予亚低温治疗。

三十六、有创血压监测的护理要点有哪些？

答：**1.** 接好测压管，调试检测仪零点，以后每 8 小时校零一次。注意压力传感器的正确位置（右心房水平），确保测压管内无气泡或血块。

2. 保持动脉穿刺管道通畅，用 1U/ml 肝素生理盐水持续泵入，速度控制在 1～2ml/h。

3. 检测仪上的压力曲线异常时应查找原因，如管道内有凝血，应及时抽出血凝块防止堵塞。

4. 严格保证动脉测压管无菌。如留置针处用透明无菌膜覆盖，出现卷边或沾有血渍时应及时更换。

5. 从测压管取血标本时，为避免血液稀释而影响检验结果，应先将管道内液体全部抽出后再取血。

6. 严密观察动脉穿刺处远端肢体的皮肤颜色、温度、有无肿胀等，若出现异常，立即更换穿刺部位并进行处理。

7. 拔针后压迫时间取决于不同进针方式，如是穿刺针，进针局部应压迫 5 分钟；动脉切开则局部压迫 10 分钟。

三十七、NICU 呼吸系统异常患儿的治疗方式有哪些？

答：**1. 肺表面活性物质的应用** 可以降低呼吸窘迫综合征（RDS）、气胸的发生，减少呼吸机的应用和缩短呼吸机应用时间，减轻慢性肺病（CLD）的严重程度。

2. 氧分压和血氧饱和度监测 维持经皮血氧饱和度在 87%～92%，不超过 95%。氧分压维持在 6.7～9.3kPa（50～70mmHg）。

3. 非插管性的呼吸支持 ①鼻塞持续气道正压呼吸（CPAP）是目前最常用的非插管性通气方法。早期应用可减少气管插管和机械通气的时间。对胎龄小于 28 周的早产儿目前主张在产房即给予鼻塞 CPAP 治疗。②非侵入性经鼻正压通气，包括同步间歇通气和强制间歇通气。小规模的临床研究表明，与 CPAP 比较，无创正压通气（NIPPV）可以降低呼吸功，增加潮气量和呼气末正压，增加功能残气量，且更易撤机，可以降低 BPD 的发生。

4. 机械通气时的肺保护性策略 ①同步呼吸：包括病人触发通气、辅助/控制通气、同步间歇指令通气、压力支持通气。②容量保证或压力调节容量控制通气。③采用允许性高碳酸血症策略。在维持 pH＞7.20 的情况下，允许 PCO_2 范围为 6～8.7kPa（45～65mmHg）。④高频通气：多数是在常频通气效果不理想时才换用高频。

5. 呼吸暂停 极低出生体重（VLBW）儿呼吸暂停的发生率为 20%～30%，超低出生体重（ELBW）儿可高达 90%。发生呼吸暂停要积极寻找病因。没有明确病因时，可考虑为原发性呼吸暂停。对呼吸暂停的非药物治疗主要为物理刺激。如反复呼吸暂停发作，应给予氨茶碱兴奋呼吸中枢。

三十八、新生儿肺透明膜病的临床表现有哪些？

答：**1.** 生后 12 小时内出现吸气性呻吟，呼吸困难，呈进行性加重，呼吸频率＞60 次/分，伴有青紫，吸气性凹陷、并很快出现呼吸衰竭。严重时患儿呼吸变慢，呼吸节律不整和暂停、苍白或发绀、反应迟钝、四肢肌张力低下、心率变慢、血压下降。肺部体征两肺叩诊浊音，呼吸音减弱，湿啰音出现多提示已合并肺水肿、肺出血或肺炎。

2. 呼气性呻吟是呼吸窘迫综合征（RDS）的早期特征性症状，与呼气时部分关闭声门有关。当肺泡萎陷时，呼气时部分关闭声门以保持一定的呼气末正压和增加功能残气量，为一种保护性反应，以防止肺泡萎陷。

3. 多数起病在 6～12 小时内，轻症可迟至 24 小时发病。

4. 轻症 72 小时后病情减轻，重者多在 2～3 天内死亡。

5. 早产儿、窒息儿、剖宫产儿多见。

三十九、如何预防新生儿肺透明膜病？

答：**1. 出生前预防**

（1）激素预防：给有可能发生早产的孕妇静脉或肌内注射倍他米松或地塞米松 5～10mg/d，用 3 天，其他皮质激素效果不好。应在分娩前 24 小时至 7 天给药。根据国外 1700 多例研究结果显示，未用激素预防的对照组，早产儿呼吸窘迫综合征（RDS）发生率为 31%，而预防组为 17%，即使发生 RDS，病情也明显较轻，病死率下降 38%。

（2）氨溴索预防：该药能刺激肺表面活性物质（PS）的合成，可预防 RDS，孕母应用氨溴索后羊水 L/S 比值、磷脂总量增加，RDS 发病率下降，其初步效果可能优于地塞米松，并且无激素的副作用。

2. 出生后预防　早产儿出生后再给激素预防，时间上已来不及。可用 PS 预防，在生后第一次呼吸前经喉镜吸清气道分泌物，然后即滴入 PS，100mg/kg，给 1 次。这样可使 RDS 发生率减少 1/3～1/2。对产前孕母已用激素预防，产后早产儿可再用 PS 预防，即联合预防，效果更好。由于我国早产儿 RDS 发病率较国外低，全部早产儿都给 PS 预防并不可取，应有选择性，如对胎龄＜30 周，出生体重＜1200g 者可考虑用 PS 预防。

四十、X 线状态下新生儿肺透膜病的特点及临床分级有哪些？

答：早期肺野普遍透亮度减弱，内有细小网状及颗粒状阴影。可出现支气管充气影。如肺透亮度丧失则呈毛玻璃样，严重者全肺完全不透亮，呈“白肺”样。

临床分级：分为四级，可在短期内连续摄片动态观察 RDS 病情。

Ⅰ级：肺野透亮度减弱，细小网状及颗粒状阴影分布于两肺野，无肺气肿。

Ⅱ级：全肺可见较大密度的颗粒网状阴影外出现支气管充气影。

Ⅲ级：全肺透亮度上丧失呈毛玻璃样，横膈及心界部分模糊，支气管充气征明显。

Ⅳ级：全肺完全不透亮，呈“白肺”。

四十一、什么是新生儿胎粪吸入综合征？

答：新生儿胎粪吸入综合征又称为胎粪吸入性肺炎，是产前或产时发生的最为常见的吸入性肺炎。由于胎儿在宫内排出胎粪污染羊水，宫内或产时吸入被胎粪污染的羊水而出现新生儿呼吸困难。多见于足月儿或过期产儿。

四十二、新生儿胎粪吸入综合征对患儿呼吸道的影响有哪些？

答：**1.** 如宫内已有胎粪吸入或有使胎粪污染的羊水而生后大气道胎粪未被及时清除，随着呼吸的建立，胎粪可进入远端气道引起梗阻。

2. 胎粪引起小气道机械性梗阻，当完全梗阻时可出现肺不张；当胎粪部分阻塞呼吸道时，可产生活瓣样效应。

3. 由于吸气为主动过程，即由于胸腔负压作用而产生的气道压差较大，气体易于吸入；而呼气为被动过程，压差较小而不易呼出，最终使肺内气体滞留而出现肺气肿，进一步可发展为纵隔气肿或气胸等气漏。

4. 在胎粪吸入后 12～24 小时，由于吸入的胎粪对小气道的刺激，可引起化学性炎症和肺间质水肿；化学性炎症时肺气肿可持续存在而肺萎陷更为明显；可见肺泡间隔中性粒细胞浸润、肺泡和气道上皮细胞坏死、肺泡内蛋白样碎片积聚等表现；由于末端气道的阻塞而使肺动态顺应性降低。

5. 胎粪使 PS 灭活，降低肺表面活性蛋白 A（SP-A）和肺表面活性蛋白 B（SP-B）的产生。胎粪中引起 PS 灭活的成分有溶蛋白酶，游离脂肪酸、磷脂、胆盐、血液、胎毛、脱落细胞、胆红素、多种蛋白质、胆固醇等；胎粪抑制 PS 蛋白的程度与吸入胎粪量相关，胎粪吸入综合征时 PS 功能降低，肺顺应性降低，萎陷加重而进一步影响肺气体交换。

四十三、什么是新生儿持续肺动脉高压？

答：新生儿持续肺动脉高压又称持续胎儿循环，指由于多种病因引起新生儿出生后肺循环压力和阻力正常下降障碍，动脉导管和（或）卵圆孔水平的右向左分流持续存在（即胎儿型循环过渡到正常“成人”型循环发生障碍）所致的一种新生儿持续缺氧和发绀的病理状态。以出生不久即出现严重低氧血症、肺动脉压显著增高、血管反应异常、动脉导管和（或）卵圆孔水平右向左分流不伴有发绀型先天性心脏病（但可以并存）为特征。是新生儿临床常见危重急症，其发生率在活产婴儿中占 1 : 1000，既往病死率高达 40%～50%。

四十四、一氧化氮（NO）吸入治疗的观察要点有哪些？

答：**1.** 检查和记录 NO 气瓶量表上的读数，监测气瓶的剩余气量，计划更换气瓶的最佳时间。

2. 持续监测呼吸机管道送气口靠近患儿的 NO 和 NO_2 浓度，测量前需用标准的 NO/NO_2 气体来将仪器校正。

3. 定期检查所有的连接是否紧密，有无泄漏。

4. 定期监测血液高铁血红蛋白浓度，一般于开始治疗前、开始治疗后 1 小时和 6 小时，各监测一次，以后每天监测一次，当改变 NO 吸入浓度时需再次监测。

5. 环境中 NO 和 NO_2 浓度监测，尤其是对通气换气不足的房间。

6. 血小板计数监测。

四十五、新生儿发绀有哪些临床表现？

答：**1. 生理性发绀** 正常新生儿在生后 5 分钟之内，有时可呈现发绀，在生后 20 分钟后，循环系统的改变已完成，大多数新生儿不再出现发绀。

2. 病理性发绀

（1）中央型发绀：系由心肺疾病使动脉 SaO_2 和 PO_2 降低所致，伴有全身或上、下半身的发绀。根据病因可以分为肺源性和心源性。①肺源性发绀：是由于通气和换气障碍所致。患儿常伴有呼吸急促、鼻翼扇动及三凹征等临床症状，吸氧后发绀大多能改善。部分患儿伴有血 pH 降低和（或）PCO_2 增高。②心源性发绀：吸氧后，发绀多无明显改善，常借此与肺源性发绀相鉴别。

（2）周围性发绀：是由于血液通过末梢循环毛细血管时，血流速度缓慢、组织耗氧量增加而致局部还原血红蛋白量增多。发绀多四肢末梢循环或某局部。可分为全身性和局部性两大类。

（3）异常血红蛋白类：发绀是由于异常血红蛋白失去与氧结合能力所致。临床表现为口腔黏膜、甲床和全身发绀，而无呼吸困难，血液呈深棕色。

四十六、什么是呼吸暂停？

答：呼吸暂停分为原发性呼吸暂停与继发性呼吸暂停。

1. 原发性呼吸暂停（primary apnea） 胎儿或新生儿缺氧初期，呼吸代偿性加深加快，如缺氧未及时纠正，随即转为呼吸停止、心率减慢，即原发性呼吸暂停。此时患儿肌张力存在，血压稍升高，伴有发绀。此阶段若病因解除，经清理呼吸道和物理刺激即可恢复自主呼吸。

2. 继发性呼吸暂停（secondary apnea） 若缺氧持续存在，则出现几次深度喘息样呼吸后，继而出现呼吸停止，即继发性呼吸暂停。此时肌张力消失，苍白，心率和血压持续下降，此阶段需正压通气方可恢复自主呼吸，否则将死亡。

临床上有时难以区分原发性和继发性呼吸暂停，为不延误抢救，应按继发性呼吸暂停处理。

四十七、为什么早产儿容易发生呼吸暂停？

答：**1.** 早产儿呼吸中枢发育不成熟，对低氧、高碳酸血症反应不敏感。

2. 早产儿红细胞内缺乏碳酸酐酶，碳酸分解为二氧化碳的数量减少，因而不能有效地刺激呼吸中枢。

3. 肺泡数量少，呼吸道黏膜上皮细胞呈扁平立方形，毛细血管与肺泡间距较大，气体交换率低。

4. 呼吸肌发育不全，咳嗽反射弱，因此，早产儿呼吸浅快不规则，易出现周期性呼吸（5～10 秒短暂的呼吸停顿后又出现呼吸，不伴有心率、血氧饱和度变化及青紫）及呼吸暂停（apnea）或青紫。其发生率与胎龄有关，胎龄越小、发生率越高，常于生后第 1～2 天出现。

四十八、早产儿呼吸暂停的处理措施有哪些？

答：**1. 心肺监护** 进行 24 小时的呼吸、心率及血氧饱和度监测，设置灵敏的报警，定时巡视，密切观察，及时发现及预防呼吸暂停的发生。

2. 温度管理 安置患儿于暖箱中，保持患儿体温 36.5～37.0℃，相对湿度 55%～65%，环境温度的升高或降低可致呼吸暂停，因此，要对新生儿环境温度做好仔细的评估。

3. 体位管理 仰卧位有利于患儿开放气道，肩下垫毛巾卷使颈部轻微拉伸，使颈部处于鼻吸气位，保持呼吸道通畅。也可采用俯卧位，大量研究显示俯卧位能够有效减少呼吸暂停的发生率，可提高足月新生儿和因慢性肺疾病需机械通气治疗的超低出生体重儿的动脉血氧分压，可提高患儿的潮气量，动态肺顺应性和呼吸功，降低呼吸频率和气道阻力，能够改善患儿的睡眠，增加安全感。

4. 避免诱发异常反射 插鼻氧管或胃管动作应轻柔，鼻饲需缓慢推注或滴注，避免过强刺激咽喉引起反射性呼吸暂停。

5. 刺激呼吸 一旦发现患儿发生呼吸暂停，应立即进行弹足底、摸背脊、软毛刷刷头、托背加唤醒等刺激呼吸，如未能奏效，出现青紫等，应立即气囊加压给氧，也可让患儿睡在定时波动的水床垫上，通过定时波动刺激内耳前庭的位觉，兴奋呼吸中枢。

6. 呼吸道护理 保持呼吸道通畅是抢救新生儿呼吸暂停的重要措施之一，定时翻身、叩背、及时湿化气道，彻底清除口腔、鼻腔及气道内的分泌物，以保持呼吸道通畅，防止窒息。

7. 药物护理 甲基黄嘌呤（包括氨茶碱、茶碱和咖啡因）是目前治疗新生儿呼吸暂停的主要药物，它们对三种类型的呼吸暂停均有效。但甲基黄嘌呤可刺激胰岛素释放，增加血糖及血脂肪酸水平，血糖增加有利于低血糖的患儿，但过高的血糖会对早产儿有害，因此在使用时要定期监测血糖的变化。

四十九、持续气道正压呼吸（CPAP）的适应证和禁忌证有哪些?

答：CPAP 临床主要用于肺顺应性降低的肺部疾病如 RDS、肺水肿、肺出血、早产儿呼吸暂停及呼吸机撤离后的过渡等疾病和状态。在 RDS 患儿，一般当 FiO_2 超过 0.4～0.7，而不能维持 PaO_2 大于 50～60mmHg，常是 CPAP 的使用适应证。但患儿的不同胎龄、基础疾病或疾病的不同阶段对 CPAP 的适应证有所差异。

适应证：

（1）呼吸窘迫，在头罩吸氧时需要氧浓度＞30%。

（2）头罩吸氧时需要氧浓度＞40%。

（3）在近期拔除气管插管者，出现明显三凹征和（或）呼吸窘迫。

（4）早产儿呼吸暂停。

禁忌证：

（1）进行性呼吸衰竭不能维持氧合，$PaCO_2$＞60mmHg，pH＜7.25。

（2）先天畸形：先天性膈疝、气管-食管瘘、后鼻孔梗阻、腭裂等。

（3）心血管系统不稳定（低血压和心功能不全）。

（4）呼吸驱动不稳定，如中枢性呼吸暂停。

五十、CPAP 的护理要点有哪些?

答：**1. 一般生命体征监测** 无创辅助通气初期 30 分钟记录一次，数值稳定后，2～4 小时监测一次。意识状况、吞咽、咳嗽反射、瞳孔可反映患者 PaO_2、$PaCO_2$ 情况，如意识好转、安静、瞳孔对光反应、吞咽、咳嗽反射灵敏，说明设置的疗效满意，否则应进行调整。

2. 呼吸系统症状和体征 呼吸困难的程度、呼吸频率、胸腹活动度、辅助呼吸肌活动、呼吸音、人机同步性等。

3. 循环指标 心率、血压等。应 2 小时记录一次血压（收缩压、舒张压、平均动脉压）及心率值。维持心率、血压在正常范围。

4. 呼吸机通气参数 潮气量、压力、频率、吸气时间、漏气量等。

5. 血氧饱和度和动脉血气分析 经皮 SaO_2、pH、PaO_2、$PaCO_2$、氧合指数等。使用呼吸机前及后 0.5～1 小时各查一次，以后每隔 4～6 小时或 8 小时血气监测一次。当 PaO_2 稳定在 60mmHg（FiO_2＜0.4），可按需监测（至少 24 小时一次）。经皮血氧饱和度易受局部皮肤血循环影响。

6. 出入量监测 精确记录每日 24 小时摄入量和尿量、体重。在肾功能、血容量正常条件下尿量可反映肾血流灌注情况。

7. 胸部 X 线 使用呼吸机前后各摄胸片一张，有条件者应每日或隔日摄胸片一张。

8. 不良反应 呼吸困难加重、胃胀气、误吸，面罩压迫、口咽干燥、鼻梁皮肤损伤、排痰障碍、不耐受/恐惧、睡眠性上气道阻塞等。

9. 加温湿化吸入气体 温度一般维持在 35℃左右。可提供呼吸道合适的温度和湿度，适当温度可减少氧气与能量消耗。如气化途径吸收过多，可产生水中毒，甚至电解质不平衡，在计算液体量时应适当减少。

五十一、新生儿机械通气的适应证有哪些？

答：**1. 相对指征** 符合下列任一项者可作为机械通气的相对指征：

（1）频繁、间歇性的呼吸暂停，对药物干预无效。

（2）血气分析急剧恶化、机械通气估计难以避免时，可考虑早期应用。

（3）患儿呼吸非常困难，为了减轻患儿的呼吸做功负担。

（4）RDS 需要用肺表面活性物质治疗时。

2. 绝对指征 符合下列任一项者可作为机械通气的绝对指征：

（1）长时间的呼吸暂停。

（2）PaO_2＜50mmHg 而 FiO_2 已＞60%（但不适合于发绀型先天性心脏病）。

（3）$PaCO_2$＞60mmHg，伴持续酸中毒（pH＜7.20）。

（4）全身麻醉患儿。

五十二、新生儿机械通气的常用模式有哪些，各有何特点？

答：**1. 间歇指令通气（IMV）** 由临床医师设置机械强制的通气次数，患儿在两次机械通气间隙，可借呼吸机的持续气流进行自主呼吸。

2. 同步间歇指令通气（SIMV） 与 IMV 相似，由临床医师设置机械强制的通气次数，患儿在两次机械通气间隙，可借呼吸机的持续气流进行自主呼吸，用于锻炼自主呼吸。

3. 辅助控制呼吸（A/C） 该模式的辅助通气根据患儿的自主呼吸的频率给予触发，即机械通气的频率与自主呼吸的频率相同；所递送的压力或潮气量由医师预设。

4. 压力支持（PSV） 压力支持模式是压力限制、流量切换、患儿自主呼吸触发的通气模式。

5. 容量保证（VG） 压力限制型呼吸机在递送恒定的压力同时，随患儿肺顺应性的变化实际潮气量变化很大，特别是在肺顺应性变化很大的患儿难免会因容量过多引起潜在的肺损伤。

五十三、机械通气的护理要点有哪些？

答：**1. 临床表现和生命体征监护** 在机械通气过程中应严密观察患儿面色、皮肤颜色、自主呼吸、胸廓运动、呼吸音、肺部啰音、心脏杂音及节律、肝脾大小、有无腹胀及水肿等情况，进行心电、呼吸、血压及经皮血氧饱和度（$TcSO_2$）监测，每 2 小时记录 1 次心率、呼吸、血压（收缩压、舒张压、平均动脉压）及 $TcSO_2$ 值。应注意维持心率、血压在正常范围，必要时做 ECG 监护。将患儿置于远红外线辐射式抢救台上或暖箱内保暖，同时监测体温，腋温维持在 36.5～37.0℃，或肛温维持在 37.0℃。

2. 记录 24 小时出入液体量 每日精确计算 24 小时出入量，并测体重（对有心力衰竭、水肿者尤为重要）以确定前一天入液量是否合适，有助于决定当日液体量，并据此做适当的调整。

3. 血气监测 呼吸机初调参数或参数变化后 0.5～1 小时应常规检测血气以作为是否需要继续调节呼吸机参数的依据，使血气维持在适当水平：pH 7.35～7.45；PaO_2：足月儿为 60～80mmHg，早产儿为 50～70mmHg；$PaCO_2$ 40～50mmHg。若患儿病情稳定，血气维持良好，可每隔 4～6 小时监测血气 1 次；或根据病情变化随时测定。为减少抽动脉血查血气的次数，可用经皮氧分压/二氧化碳分压监测仪或经皮脉搏/血氧饱和度监测仪进行监测，但动脉血的血气分析每天至少检查 1 次。

4. 床边 X 线胸片 呼吸机应用前后各摄 X 线胸片 1 张可确定气管内导管的位置是否正确、了解肺部病变及肺部通气状况，以判断机械通气效果。有条件者以后应每日或隔日摄胸片 1 次，如有病情变化，随时摄片。

五十四、高频通气模式（HFV）的适应证有哪些?

答：**1.** 各种气漏、支气管胸膜瘘。

2. 肺部均一改变的非呼吸窘迫综合征（RDS）患儿，如肺炎、新生儿持续性肺动脉高压（PPHN）；一般认为常频呼吸机吸气峰压（PIP）＞20～25cmH$_2$O，FiO_2＞0.4～0.6，应用 HFV 常常有效。

3. 严重的非均一性肺部疾病，如胎粪吸入综合征（MAS），但应用时应注意气体的滞留。

4. 肺发育不良，如膈疝所致的肺发育不良。

5. 腹胀、严重的胸廓畸形。

6. 足月儿严重肺部疾病已达体外膜肺（ECMO）应用标准时。

7. 早产 RDS 可作为选择性应用，也可作为首选。

五十五、新生儿气胸的护理要点有哪些?

答：**1.** 密切监测生命体征，发现异常及时报告处理。

2. 对无原发肺部疾患的婴儿，气胸仅造成轻微的呼吸增快或无症状，如果婴儿未发生窘迫，只需要严密观察，等待其自行恢复。

3. 若有严重的呼吸困难及张力性气胸，应立即予胸膜腔穿刺排气促进肺复张，缓解呼吸困难。

4. 患肺部原发疾病或使用机械通气的婴儿，插入 10 号或 12 号胸腔闭锁穿刺针，并连接到持续低负压吸引装置，进行胸腔闭式引流。通过胸透和 X 线检查以确定导管是否位置恰当。

5. 纵隔气肿重症者，可从胸骨旁第二、三肋间抽气做纵隔减压；如无改善，则可考虑胸骨上切开引流或剑突下闭式引流。

6. 发生心包填塞症状时，应先用头皮针迅速排出气体，然后行心包导管插入，以挽救生命。

7. 皮下气肿严重者，可进行皮下切开减压。

8. 需继续人工通气者，改用高频振荡通气。如无法进行高频振荡通气应尽可能降低呼吸机的吸气压力以利于肺的痊愈，并同时增加 FiO_2 可达到适宜的氧合水平。

9. 如果肺间质气肿一侧很严重，患儿应向患侧卧位，以压迫患侧肺而减少气漏，同时改善健侧肺的通气。

10. 如果一侧肺病变非常严重，而另一侧肺则轻度受累或未受累，可试做健侧或轻度受累一侧气管插管，进行单肺通气。

五十六、新生儿胆红素代谢有哪些特点?

答：**1. 胆红素产生过量，肝脏胆红素负载增加** 新生儿红细胞水平高、红细胞寿命短及一部分加速红细胞代谢的病理因素造成新生儿溶血情况。

2. 肝脏胆红素代谢、分泌减少 主要由于肝脏胆红素摄取和结合受限，肝细胞处理胆红素的能力差，与新生儿特别是早产儿的 Y 蛋白、Z 蛋白转运能力不成熟及葡萄糖醛酸转移酶活性低有关，此外肝胆系统分泌结合胆红素减少也是原因之一。

3. 肠道胆红素清除降低 在肝内形成的结合胆红素随胆汁排出后在十二指肠或空肠水解，未结合胆红素被肠黏膜重吸收到肝脏进入血液循环，增加了肠肝循环。新生儿肠腔内的粪便约含胆红素 80～100mg/dl，如胎粪排出延迟，也会增加胆红素的回吸收，使肠肝循环的负荷增加。此外，肠腔无菌状态增强了重吸收。

五十七、新生儿生理性黄疸与病理性黄疸的区别是什么？

答：**1. 按出现时间区分**

（1）生理性黄疸：足月儿生后 2～3 天出现黄疸；早产儿生后 3～5 天出现黄疸。

（2）病理性黄疸：在生后 24 小时内即出现。

2. 按持续时间区分

（1）生理性黄疸：足月儿 4～5 天达高峰，5～7 天消退，最迟不超过 2 周；早产儿 5～7 天达高峰，7～9 天消退，最长可延迟到 3～4 周。

（2）病理性黄疸：黄疸持续时间长：足月儿大于 2 周，早产儿大于 4 周。

3. 按黄疸的程度区分

（1）生理性黄疸：黄疸程度较轻，黄疸主要分布在面部及躯干部，而前臂、小腿、手心及足心常无明显黄疸。

（2）病理性黄疸：皮肤呈金黄色，甚至橘黄色，或黄疸遍及全身，手心、足底也有较明显的黄染。

4. 按黄疸进展情况区分

（1）生理性黄疸：黄疸进展较慢，每日胆红素升高＜5mg/dl。

（2）病理性黄疸：在一天内加深很多，每日胆红素上升＞5mg/dl。

5. 按一般情况区分

（1）生理性黄疸：新生儿一般情况良好，体温正常，食欲好，睡眠、哭声、精神状态和平常一样，体重渐增，大便及尿色正常。

（2）病理性黄疸：可伴有体温不正常、食欲不佳、呕吐，或精神差、嗜睡、两眼呆滞、吸奶无力、不吃奶甚至出现呻吟、尖声哭叫等。伴有贫血或大便颜色变淡或呈白色（白陶土样）者；尿液呈深黄色、茶色甚至酱油色。

6. 对于黄疸消退后又出现的是病理性黄疸

五十八、什么是高未结合胆红素血症？

答：高未结合胆红素血症是由于胆红素生成过多、肝胆对胆红素摄取和结合能力低下、肠肝循环增加所致，临床表现为皮肤、巩膜黄染，粪便色黄，尿色正常，血清未结合胆红素升高等，亦称高间接胆红素血症。

五十九、什么是高结合胆红素血症？

答：高结合胆红素血症是由于多种病因导致肝细胞和（或）胆道对正常胆汁的分泌和（或）排泄功能障碍或缺损，伴有结合胆红素增高而引起的临床上以阻塞性黄疸为主要表现的综合征，即皮肤、巩膜黄染、大便色泽变淡或呈陶土色、尿色深黄、肝脾肿大及肝功能损害等。凡具有上述特征者，国内称为新生儿肝炎综合征，指发病于新生儿期。此类患儿的病程往往可以延续至婴儿期，称为婴儿肝炎综合征。

六十、母乳性黄疸的临床表现有哪些？如何分型？

答：**1. 临床表现**　母乳喂养的新生儿出现黄疸，以足月儿多见，黄疸在生理性黄疸期内（2 天～2 周）发生，但不随生理性黄疸的消失而消退。一旦停喂母乳或改喂配方乳 48～72 小时，黄疸即可明显减轻，若再开始喂哺母乳，黄疸可重新出现，但不会达到原来的程度。患儿的一般状况良好。生长发育正常，肝脏不大，肝功能正常，HBsAg 阴性。

2. 分型

（1）早发型：早发型母乳性黄疸与新生儿母乳性黄疸比较，两者的黄疸出现时间及黄疸高峰时间均相似，但前者在出生后第 3～4 天胆红素的峰值可超过生理性的平均值，且黄疸消退的时间较长。

（2）迟发型：迟发型母乳性黄疸出现时间稍晚，常紧接着生理性黄疸发生，亦可在生理性黄疸减轻后又加重。

六十一、新生儿胆红素脑病如何分期？

答：胆红素脑病分为 4 期：警告期、痉挛期、恢复期、后遗症期，现多将前三期称为急性胆红素脑病，第四期称为慢性脑红素脑病。

1. 急性胆红素脑病

（1）第一阶段：一般在生后前几天，反应略低下，嗜睡，轻度肌张力减低，活动减少，吸吮弱，轻微高调哭声，此阶段胆红素水平若能迅速降低，上述表现是可逆的。

（2）第二阶段：易激惹，哭声高调，拒乳，呼吸暂停，呼吸不规则，呼吸困难，嗜睡和肌张力增高。肌张力增高累及伸肌群，可呈角弓反张，可伴有惊厥，或有发热，系由于间脑受累所致。重症者可深度昏迷，甚至中枢性呼吸衰竭而死亡，如紧急换血可能逆转中枢神经系统改变。

（3）第三阶段：通常在生后 1 周后，肌张力增高消失，转为肌张力减低。随即吸吮力和对外界反应逐渐恢复，继而呼吸好转，1～2 周后急性期症状全部消失。

2. 慢性胆红素脑病　急性胆红素脑病到慢性脑红素脑病即核黄疸的后遗症期有一个演变的过程。慢性胆红素脑病的典型表现通常在 1 岁前，婴儿喂养困难，进而高调哭声和肌张力减低，但深腱反射增强，持续颈强直，运动发育迟缓。一般在 6 岁之前安静时肌张力低下，直到学龄期转为肌张力增高。

典型的核黄疸后遗症期由四联症组成：

（1）锥体外系运动障碍：主要表现为手足徐动，可早在生后 18 个月出现，也可晚至 8～9 岁。

（2）听力异常：听力损害是胆红素神经毒性的一个突出表现。

（3）眼球障碍：表现为眼球转运困难，特别是向上凝视受限，常呈“娃娃眼”，提示神经损害发生在动眼神经核的上一水平。

（4）牙釉质发育异常：有绿色牙或棕褐色牙，门齿有弯月形缺陷，由于釉质发育不全所致。

六十二、光照疗法的副作用有哪些？

答：国内外研究及几十年应用的结果，光疗相当安全，虽有副作用，但一般并无危险。

1. 发热　用灯管光疗会产生发热，体温常达 38～39℃，亦有在 39℃以上者，同时可使不显性失水增加。这是由于荧光灯的热能所致。相反在冬季或有些低出生体重儿，光疗时由于保暖不够，可引起体温偏低。

2. 腹泻　亦常见，大便稀薄呈绿色，每日 4～5 次，最早于光疗 3～4 小时即出现。但光疗结束后不久即停止，其主要原因是光疗分解产物经肠道排出时，刺激肠壁引起肠蠕动增加。稀便可使体液减少，应注意适量补充水分。

3. 皮疹　由于光疗的光可产生极微量的紫外线，有时会出现红斑或瘀点，可持续到光疗结束，这在血清胆红素高的情况下经常见到，常分布于面部、下肢、躯干，消退后不留痕迹，可能与光照致血小板减少有关。绿光光疗时皮肤瘀点较蓝光光疗少见。

4. 青铜症　当胆汁郁积性黄疸患儿光疗后可使皮肤、血清及尿呈青铜色。青铜症原因尚不清楚，仅发生于胆汁郁积的患儿（但并非所有胆汁郁积者都发生），可能与血浆中卟啉的积聚有关，通常很少有不良后果，光疗停止后，青铜症可以逐渐消退，但时间较长。

5. DNA 损伤　试验研究发现光疗可使体外培养细胞的 DNA 链断裂，当存在胆红素的情况下细胞被辐射时 DNA 链断裂增加，但人体或动物中未得到证实。因为光能穿透薄的阴囊皮肤，甚至到达卵巢，虽然有限深度引起生殖腺 DNA 损伤的可能性极小，但建议光疗期间用尿布遮盖生殖腺。

6. 眼　对多组织经光疗的小儿随访结果表明对生长发育并无不良影响。由于强光线照射能够损伤视网膜，结膜充血、角膜溃疡等，故光疗时必须用黑布或厚布保护眼睛，只要做好保护，并无影响。

7. 其他　光疗期间还可引起血清核黄素浓度减低。

六十三、极低出生体重（VLBW）、超低出生体重（ELBW）儿营养支持的方式有哪些？

答：**1. 肠道内营养** 早期微量喂养可以促进胃肠功能的发育，缩短达到全肠道喂养的时间、体重恢复较快、降低胆汁淤积和院内感染的发生率以及减少住院天数等。因此，生命体征稳定的早产儿生后第二天即可开始喂养。

2. 非营养性吸吮 对不能经肠道喂养和喂养不耐受者可给予非营养性吸吮，可刺激口腔内感觉神经纤维，加速吸吮反射的成熟，促进胃肠道激素的释放，刺激胃肠道动力的发育成熟，减少小肠运输时间，加快胃排空，缩短从胃管过渡到经口喂养时间，缩短住院天数，促进体重增长。

3. 稳定的 ELBW 和 VLBW 儿的具体喂养 首选生母母乳或早产儿配方乳。未到达全肠内营养时，如给予早产儿配方乳，达到全肠内营养后，配方乳的能量密度可增加乳强化剂。一般在矫正胎龄 34 周或体重达到 1500g 时可部分给予经口喂养。

4. 肠道外营养 目前不主张全静脉营养，但如果婴儿存在消化道功能障碍或 NEC、重症 RDS，重症循环障碍或者危重败血症时，应给予全肠外营养。

六十四、什么是非营养性吸吮？其意义是什么？

答：非营养性吸吮（non-nutritive sucking，NNS）是指婴儿口中仅放置安慰奶头以增加吸吮并无母乳或配方奶吸入。通过刺激口腔触觉受体提高疼痛阈值，促进 5-羟色胺的释放而产生镇痛作用。有研究报道，NNS 可以减小心率、呼吸和血氧饱和度的波动幅度，并且当婴儿的吸吮频率达 30 次/分时，NNS 即可发挥止痛作用。NNS 可促进早产儿血清胃泌素的分泌，加快胃排空，降低喂养不耐受的发生率；减少早产儿胃食管反流，降低因梗阻窒息而引起的呼吸暂停的发生率；可加快早产儿吸吮反射的成熟，提高吸吮、吞咽功能的协调性，促使早产儿尽快过渡到奶瓶喂养。

六十五、管饲喂养分哪几种？适用对象是哪些？

答：对于胎龄<32 周早产儿，吸吮和吞咽功能不全者，奶瓶喂养不足时，因疾病本身或治疗因素不能经奶瓶喂养时需使用管饲喂养，其中，鼻胃管喂养是管饲喂养的首选方法。管饲方法有三种：

1. 推注法（bolus） 适用于较成熟、胃肠道耐受性好的新生儿，但不适宜用于胃食管反流和胃排空延迟者。

2. 间歇推注法（intermittent drip） 采用输液泵输注，每次输注时间可以持续 30 分钟～2 小时，根据患儿肠道耐受情况间隔 1～4 小时输注。适用于胃食管反流、胃排空延迟和有非吸入高危因素的患儿。

3. 持续推注法（continuous drip） 是指连续 20～24 小时用输液泵输注喂养法。此方法仅建议用于上述两种管饲方法不能耐受的新生儿。

六十六、新生儿肠内营养奶量如何添加？

答：新生儿喂养增加速率可参照表 4-5，但需要指出的是应结合患儿临床生理特点、病理情况以及喂养耐受情况进行制定个体化加量方案。

表 4-5 新生儿肠内营养开始用量和添加速率[ml/（kg · d）]

出生体重（g）	间隔时间	开始用量（1 周）	添加速度	最终喂养量
<750	Q2h	<10	15	150
750～1000	Q2h	10	15～20	150
1001～1250	Q2h	10	20	150
1251～1500	Q3h	20	20	150
1501～1800	Q3h	30	30	150
1801～2500	Q3h	40	40	165
>2500	Q3h	50	50	180

六十七、咽下综合征有何临床表现？

答：生后未开奶即开始呕吐，吐出物为泡沫黏液样，有时带绿色，为被胎粪污染的羊水，有时咖啡色血样物。开始喂奶后呕吐加重，进奶后即吐出。但一般情况正常，无呛咳，也无发绀等症状。胎粪排出正常，有时可排黑便，大便潜血阳性。体检腹不胀，看不到胃型或肠型，也无其他异常症状。1～2 天内，将咽下的羊水及产道内容物以及血液吐净后，呕吐即可停止。一般无需治疗，呕吐重者可用 1%碳酸氢钠溶液或 1/2 张温盐水洗胃，洗 1～2 次后呕吐可停止。

六十八、新生儿坏死性小肠结肠炎（NEC）的概念是什么？

答：新生儿坏死性小肠结肠炎是围生期的多种致病因素导致的肠道疾病，多在出生后 2 周内发病，临床上以腹胀、呕吐、便血为主要表现，腹部 X 线平片以肠道充气、肠壁囊样积气为特点。

六十九、新生儿坏死性小肠结肠炎（NEC）的常见病因有哪些？

答：早产（immaturity）、感染（infection）、摄食（ingestion）、缺血（ischemia）、氧合不足（insufficient oxygenation）、损伤（injury）、血管内置管（intravascular catheter）和免疫因素（immunological factor）。所有因素都是通过影响肠黏膜血液供应、黏膜局部缺血，致使肠道蠕动减弱，食物在肠腔内积聚，影响肠道功能并导致细菌繁殖。

七十、新生儿坏死性小肠结肠炎（NEC）的临床表现是什么？

答：NEC 的临床表现轻重差异很大，既可表现为全身非特异性败血症症状，也可表现为典型胃肠道症状如腹胀、呕吐、腹泻或便血三联征。

1. 腹胀一般最早出现且持续存在，一般先出现胃潴留，最后全腹膨胀，肠鸣音减弱。

2. 呕吐先为奶液、逐渐可出现胆汁样或咖啡样物。

3. 腹泻或血便出现较晚，可为黑便或鲜血便。

4. 其他可有呼吸暂停、心动过缓、嗜睡、休克等感染中毒症状。

七十一、新生儿坏死性小肠结肠炎（NEC）根据其临床表现应如何分期？

答：目前临床多采用修正 Bell-NEC 分级标准。

1. Ⅰ期　表示亚临床或轻症 NEC，但也可能为喂养不耐受或其他良性胃肠道疾病表现。病变很少进展，约持续 72 小时。

2. Ⅱ期　NEC 可确诊。

3. Ⅲ期　NEC 病情危重，病死率极高。表现为生命体征不稳定，如全身炎症反应综合征（SIRS）、低血压、心动过速或过缓、呼吸暂停、低体温，代谢性酸中毒、弥散性血管内凝血（DIC）、中性粒细胞减少、毛细血管渗出和多器官功能不全（MODS）。

七十二、新生儿坏死性小肠结肠炎（NEC）的诊断标准是什么？

答：**1.** 下列 4 项特征具备 2 项可考虑临床诊断：

（1）腹胀。

（2）便血。

（3）嗜睡、呼吸暂停，肌张力低下。

（4）肠壁积气。

2. 若无 NEC 放射影像学及组织学证据，则视为可疑。X 线检查为诊断 NEC 的确诊依据。具有确诊意义的表现：

（1）肠壁间积气，仅见于 85%的患儿。

（2）黏膜下“气泡征”，类似于胎粪潴留于结肠的征象。

（3）门静脉积气为疾病严重的征象，病死率达 70%。

（4）气腹征，提示肠坏死穿孔。采取左侧卧位摄片，易于发现。

七十三、新生儿坏死性小肠结肠炎（NEC）的内科常规治疗有哪些？

答：**1.** Ⅰ期往往需要绝对禁食 72 小时，并给予胃肠减压和静脉抗生素治疗。

2. Ⅱ期最初治疗与Ⅰ期患儿基本相同。若生命体征稳定，胃肠道临床表现迅速改善，给予绝对禁食、胃肠减压、抗生素治疗，可持续 7～10 天，若生命体征不稳定，有酸中毒或腹膜炎体征至少需治疗 14 天。

3. Ⅲ期病情危重，有很高病死率，极易发生小肠结肠坏死和胃肠道穿孔。抗生素治疗与前两期相同，同样也需胃肠减压。应连续进行腹部 X 线检查，观察有无气腹征以及时发现肠穿孔。此外还应连续监测血气、凝血功能、血电解质、尿素氮、肌酐，及时发现病情变化。

4. 多器官功能不全伴全身炎症反应综合征（SIRS）的 NEC，关键在于纠正多器官功能不全（MODS）。需要密切监测心、肺和血流功能通过液体复苏和血管活性药的使用改善脏器灌注。

5. 外周水肿必须密切监测患儿量，尤其要注意心率、血压、尿量和皮肤灌注情况，及一些可能发生的并发症如肺部啰音、高碳酸血症和低氧血症。

七十四、新生儿坏死性小肠结肠炎外科治疗的适应证有哪些？

答：**1.** 气腹症是外科治疗的绝对适应证。

2. 内科保守治疗无效，通常为 24～48 小时，伴少尿、低血压、难以纠正的代谢性酸中毒、腹部 X 线检查发现肠袢僵直固定、门静脉积气者为相对适应证。

3. 高度怀疑肠穿孔，但腹部 X 线检查未发现气腹者，若腹腔引流物为黄褐色浑浊液体，内含中性粒细胞，并培养出多种微生物，也是外科手术探查指征。

七十五、新生儿坏死性小肠结肠炎（NEC）的护理要点有哪些？

答：**1. 密切监测病情变化** 病情危重患儿要专人监护，密切观察患儿的面色、意识、皮肤；每小时监测血压体温、呼吸、脉搏、血压的变化，特别注意呼吸和外周循环变化情况，及时发现有无休克、脱水的表现；观察腹胀程度，遵医嘱每日定时测量腹围并记录，尽量及早发现是否有手术指征。

2. 注意保暖及抗感染 把患儿置于 34℃左右的暖箱中，相对湿度为 55%～65%，使患儿体温保持在 36.5～37℃，定时监测体温，各项治疗护理操作要集中进行，积极维持血压及抗感染治疗。

3. 禁食胃肠减压的护理 一旦发现有 NEC 表现后立即给予禁食、禁水，禁食、胃肠减压是 NEC 的首选治疗方案。要密切观察胃管是否通畅，记录引流液的量、性质和颜色，每班要严格交接胃管情况，同时严格测量引流量。

4. 保持呼吸道通畅 腹胀时容易呕吐，要特别注意保持呼吸道通畅，防止胃内容物误吸导致窒息的发生，观察呕吐和腹胀是否减轻并做好记录，发现问题及时报告医生。

5. 加强肠外营养支持 NEC 患儿以肠外营养为主，选用外周静脉、脐静脉置管或 PICC 中心静脉置管输注营养液来满足机体需要量，保持体重稳定或增加（每天增加 15～30g），输注营养液过程中要每小时巡视观察，防止药液渗漏。

6. 口腔护理及饮食管理 每天用生理盐水或灭菌注射用水清洗口腔 2～3 次，防止口腔细菌滋生及继发感染，口唇干燥时可涂医用口腔石蜡油湿润。患儿腹胀消失后，肠鸣音恢复正常，有觅食反射，大便常规三次隐血阴性，临床症状好转后根据医嘱逐步恢复饮食，喂养应遵循渐进。

7. 心理护理 护理人员要关怀备至，安抚家长的情绪，医生要及时解释病情变化，使其了解患儿病情动态，让家长有种信任感和建立自信心，同时也利于建立和谐的医患关系。

8. 健康宣教 在出院时应耐心、责任心地指导家属回家后如何喂养；室内要保持通风，室温最好能维持在 22～24℃，注意保暖，防止感冒；注意观察患儿的腹部及大便情况，发现患儿有异常情况，如腹胀、呕吐、血便等及时到新生儿科或儿外科门诊就诊。

七十六、什么是新生儿巨结肠？

答：新生儿巨结肠又称赫什朋病（HD）或无神经节细胞症，是由于直肠或结肠远端无神经节细胞而发生痉挛性收缩，丧失蠕动和排便功能，使近端结肠蓄便、积气，而继发扩张、肥厚，逐渐形成巨结肠改变。

七十七、新生儿巨结肠的临床分型有哪些？

答：**1. 超短段型**　亦称内括约肌失弛缓症，病变局限于直肠远端，临床表现为内括约肌失弛状态，新生儿期狭窄段在耻尾线以下。

2. 短段型　病变位于直肠近、中段，相当于 S2 以下，距肛门距离不超过 6.5cm。

3. 常见型　无神经节细胞区自肛门开始向上延至 S1 以上，到乙状结肠以下。

4. 长段型　病变延至降结肠或横结肠。

5. 全结肠型　病变波及全部结肠及回肠，距回盲瓣 30cm 以内。

6. 全肠型　病变波及全部结肠及回肠，距回盲瓣 30cm 以上，甚至累及十二指肠。

七十八、新生儿巨结肠的临床表现有哪些？

答：**1.** 不排胎便或胎便排出延迟、腹胀。

2. 一般情况全身情况不良，呈贫血状，食欲缺乏患儿抵抗力低下，经常发生上呼吸道及肠道感染。心、肝、肾功能均可出现损害，严重时全身水肿，以下肢、阴囊更为显著。

3. 体征：腹部高度膨大，腹壁变薄，缺乏皮下脂肪，并显示静脉曲张。稍有刺激即可出现粗大的肠型及肠蠕动波。腹部触诊有时可扪及粪石。听诊肠鸣音亢进。肛门指诊常可查出内括约肌紧缩，壶腹部有空虚感。当手指从肛管拔出时，常有气体及稀便呈爆破样排出，为巨结肠的典型表现。

4. 由于胎粪不能通过狭窄肠段，首先出现症状为胎粪性便秘，生后不排胎粪，胎粪开始排出及排空时间均推迟。

七十九、新生儿巨结肠术后的早期并发症有哪些？

答：**1.** 伤口感染。

2. 出血。

3. 吻合口并发症吻合口瘘、盆腔脓肿、肌鞘脓肿。

4. 伤口裂开。

5. 脱出肠管回缩。

6. 吻合口肠管回缩、吻合口狭窄、吻合口旁疝、肛周皮肤糜烂和肠管脱垂等。

八十、新生儿巨结肠术后的晚期并发症有哪些？

答：**1.** 小肠结肠炎最常见和最严重的并发症，患儿全身情况突然恶化，顽固性腹胀，拒奶或呕吐胆汁，继之出现腹泻，排出大便稀薄，并有奇臭，经常便秘与腹泻交替出现。同时可有高热及明显的水、电解质紊乱。重症肠炎可在短期内死于中毒性休克。

2. 便秘由于狭窄段切除不足、近端扩大肠管切除不足、肠炎反复发作、巨结肠同源病、合并神经系统病变等。

3. 肠梗阻黏连性肠梗阻、内疝及其他。

4. 大便控制失调。

5. 吻合口狭窄。

6. 肛周皮肤糜烂。

7. 括约肌失弛缓症。

8. 排尿和性功能障碍。

9. 肠穿孔，有的新生儿巨结肠以肠穿孔为首发症状。当并发小肠结肠炎时，穿孔机会更大。乙状结肠和盲肠穿孔最多见，继而引起腹膜炎。

10. 全身并发症多伴有营养不良、贫血，由于全身抵抗力低下，易继发各种感染。

八十一、新生儿肛门闭锁的临床表现有哪些?

答：**1.** 生后很快会出现急性肠梗阻，大多数患儿无肛门，仔细检查会阴部，即可发现。

2. 主要表现为低位肠梗阻的症状。出生后无胎粪排出，腹部逐渐膨胀，进食后呕吐，吐出物为奶，含胆汁和粪样物，症状进行性加重，并出现脱水、电解质紊乱，可引起肠穿孔等并发症，一周内可死亡。粪便积聚在结肠内可形成坚硬的粪石，或继发巨结肠，多数影响生长发育，也可引起阴道炎或上行感染。

3. 检查肛门，常见臀部平圆，臀沟变浅，肛门处无孔或仅有一痕迹。指诊可触及直肠盲端的膨胀感。

八十二、新生儿肛门闭锁的治疗原则及术后并发症是什么?

答：**1. 治疗原则**　手术治疗，一般可在生后1～2天内完成手术。

2. 术后并发症　术后暂时性尿潴留；便秘；肛门狭窄；直肠黏膜外翻；肛门失禁。

（1）肛门狭窄是最常见的并发症，术后需坚持扩肛1年，严重狭窄应考虑再次手术。

（2）直肠黏膜外翻多在术后3个月内发生，随瘢痕软化，肛门括约肌功能不良，轻者可恢复，严重者需再次手术切除。

（3）便失禁在高位肛门直肠畸形术后多见，较难恢复，应早期进行术后排便训练。

（4）便秘早期可因手术创伤疼痛引起，晚期多因肛门狭窄或直肠回缩形成管状狭窄引起，以上情况经保守治疗如扩肛、洗肠无效者，需根据具体情况进行不同的手术治疗。

八十三、肛门成形术后肛门伤口护理要点有哪些?

答：**1.** 需定期以扩肛器插入肛门扩肛，一般从术后2周开始，一天一次，每次2～3分钟，扩肛器直径选择由小到大，持续2周后改为隔日一次，至大便正常，以后每周一次，持续半年以上。

2. 根据不同年龄选用不同型号的扩肛器：新生儿用直径18～20mm扩肛器，1岁患儿用22mm扩肛器，1～3岁用22～25mm扩肛器，3～6岁用25～26mm扩肛器。

八十四、小儿肠造瘘常用手术方式有哪些?

答：造瘘常用方法有：近端肠管与远端肠管行端侧吻合与造瘘；近侧端肠管与远侧端肠管做侧端吻合术；闭锁肠管双腔造瘘术。但新生儿多不能耐受肠液的丢失及水电解质紊乱，尽量争取一期吻合而不做肠瘘。新生儿小肠较短，应保留小肠不能少于75cm，避免产生短肠综合征。

八十五、肠造瘘并发症的护理要点有哪些?

答：**1. 肠造瘘口狭窄**　观察造瘘口皮肤开口是否细小，是否难以见到黏膜，或造瘘口开口是否正常，如出现狭窄应及时行造口扩张，减少粗纤维摄入，保持大便通畅。

2. 造瘘口回缩　观察造瘘口是否平齐或低于皮肤表面，回肠造口应使用凸面底板+腰带，抬高造口基底部，便于排泄物收集，使用护肤粉+防漏膏，避免皮肤受到排泄物污染。

3. 造瘘口水肿　常发生于手术早期，造口隆起、肿胀和紧绷。呈淡红色，半透明，质地紧。轻度水肿注意卧床休息即可，严重水肿可用50%硫酸镁或3%氯化钠湿敷，每天3次，术后早期造口底板的内圈要稍大，密切观察黏膜颜色，避免缺血坏死。

4. 造瘘口脱垂　造口肠袢经造口处突出体外，突出的肠管可见水肿、出血、溃疡、嵌顿等症状。应及时报告医生及时处理，以免肠袢露出过久坏死。

5. 造口皮肤黏膜分离　清洗伤口后逐步去除黄色腐肉和坏死组织，造瘘术后还应尽量减少或避免腹压升高的因素，予保持安静，减少哭闹及预防上呼吸道感染、腹泻、便秘等。

6. 粪水性皮炎　提倡造口定位、使用护肤粉、防漏膏，皮肤保护膜、造口袋贴后保持体位10～15分钟，必要时手掌加温。

八十六、人工造瘘口的护理要点有哪些？

答：**1. 造瘘口皮肤护理** 保护人工肛门，及时更换外层渗湿敷料，防止感染，勿用刺激性强的液体清洗擦拭造瘘口处周围皮肤，动作要轻柔，以免擦破肠管出血或皮肤损伤，正确使用造口粉和皮肤保护膜。

2. 造瘘肠管护理 观察造瘘口肠管的血液循环，发现异常及时报告医生尽早处理预防肠管坏死。注意造口肠管是否有出血，出血多发生在术后 24～48 小时。观察大便情况，若水样物连续 5 小时以上从造口排出，应及时报告医生，口服补液盐，必要时静脉补液。并观察有无肠段回缩、出血及坏死等现象。

3. 造瘘口开放后的体位 造瘘口开放后应取造口侧卧位，以防止造口流出物污染腹部切口的敷料，可用塑料薄膜隔开造口与腹壁切口，达到保护腹壁切口的目的。

4. 造口袋的使用及护理 准备好用物，两人操作。尽量安抚患儿使其保持安静，暴露造口部位，注意保暖。操作者应先一手按压皮肤，一手轻揭造口袋，自上而下，慢慢将底板撕除，如撕除困难则可用湿纱布浸润底板再撕造口袋，观察造口黏膜及周围皮肤情况。使用生理盐水清洁造口及周围皮肤，用镊子夹取盐水棉球擦洗造口黏膜，不要用力过大，以免损伤伤口黏膜而引起出血。周围皮肤用纱布蘸温水清洗，禁用消毒剂及强碱性肥皂液清洗，然后用纱布吸干皮肤水分。测量造瘘口大小而后剪裁，剪裁合适后，用手指将底板的造口圈磨光，以免湿润的分泌物流至底板下，影响使用效果，再从下至上按压造口底板的外围，使之与皮肤紧密粘贴。

八十七、胎儿血液循环有什么特点？

答：胎儿时期的营养和气体是通过脐血管和胎盘与母体之间通过弥散方式进行交换的。由胎盘来的动脉血经脐静脉进入胎儿体内，至肝脏下缘，约 50%血流入肝与门静脉血流汇合，另一部分经静脉导管入下腔静脉，与来自下半身的静脉血混合，共同流入右心房。由于下腔静脉瓣的阻隔，使来自下腔静脉的混合血（以动脉血为主）入右心房后，约 1/3 经卵圆孔入左心房，再经左心室流入升主动脉，主要供应心脏、脑及上肢，其余的流入右心室。从上腔静脉回流的、来自上半身的静脉血，入右心房绝大部分流入右心室，与来自下腔静脉的血一起进入肺动脉。由于胎儿肺脏处于压缩状态，故肺动脉的血只有少数流入肺脏经肺静脉回到左心房，而约 80%的血液经动脉导管与来自升主动脉的血汇合后，进入降主动脉（以静脉血为主），供应腹部器官及下肢，同时经过脐动脉回至胎盘，换取营养和氧气。故胎儿期供应脑、心、肝及上肢的血氧量远远较下半身为高。

八十八、什么是新生儿溶血病？

答：新生儿溶血病（hemolvticdiseaseofthenewborn，HDN）是指由于母婴血型不合引起的胎儿或新生儿同族免疫性溶血性疾病，临床以胎儿水肿和（或）黄疸、贫血为主要表现，严重者可致死或遗留严重后遗症，ABO 血型不合是引起新生儿溶血病的最常见原因，其次为 Rh 血型不合。

八十九、新生儿溶血的临床表现有哪些？

答：**1. 贫血** 贫血程度常较重。轻度溶血者脐血的 Hb＞140g/L；中度≤140g/L，重者则低于 80g/L 且常伴有胎儿水肿。部分胎儿 2～6 周发生明显贫血 Hb 低于 80g/L，也称之为晚期贫血。

2. 黄疸 出现早、进展快、程度重是本病的特点。

3. 肝脾肿大 胎儿对红细胞破坏增加的反应为增加红细胞生成速率，对红细胞需求的增加可引起髓外造血，如肝脏，脾脏和肺部，因此常伴有肝脾肿大。

4. 胎儿水肿 对胎儿的主要威胁是死产或胎儿水肿，患儿表现为出生时全身水肿、苍白、皮肤瘀斑、胸腔积液、腹水、心力衰竭和呼吸窘迫。

5. 其他 低血糖、出血倾向可能出现于重度 Rh 溶血病患儿或换血疗法后。少数患儿发生 DIC。心动过缓、呼吸暂停、低钙血症可能出现在换血疗法过程中或结束后。

九十、新生儿出血病的常见病因有哪些？

答：最常见的原因是经胎盘传递了抗血小板抗体导致的血小板减少症，其次是维生素 K 的缺乏，先天性凝血因子缺乏导致的出血最少见。

1. 血管壁功能失调 多见于早产儿及低出生体重儿（特别是极低出生儿体重儿），主要因为血管壁结缔组织支持薄弱，血管脆性增加，在损伤、受压、酸中毒、低氧血症、高碳酸血症等诱因下可引起出血。根据病因不同，可分为：

（1）缺氧性。

（2）感染中毒性。

（3）营养性。

（4）机械性：如面先露，毛细血管压力增加，面部出现小出血点。

（5）遗传或先天性：如血管性假性血友病。

（6）过敏性：新生儿比较少见。

2. 血小板减少或功能异常 新生儿血小板减少性紫癜按照病因可分为：

（1）免疫性血小板减少。

（2）感染性。

（3）先天性或遗传性。

（4）其他原因。

3. 凝血因子缺陷或抗凝作用增强

（1）先天性凝血障碍。

（2）后天性凝血障碍。

九十一、什么是新生儿血小板减少症？

答：是指足月儿血小板＜150×10^9/L，未成熟儿＜100×10^9/L。类型：新生儿免疫性血小板减少性紫癜；新生儿药物性血小板减少性紫癜；感染性新生儿血小板减少性紫癜；巨大血管瘤-血小板减少综合征。

九十二、感染性血小板减少症常见原发性疾病及临床特征？

答：常见原发性疾病：病毒感染；细菌感染；疟疾；支原体。

临床特征：出血症状一般较轻，有时无出血症状。病毒血症 7～10 天可呈现严重的血小板减少；全身紫癜和严重黏膜出血，偶可致死，特别在败血症时，死亡率随血小板降低而增加。一般在感染控制后约一个月，血小板数可恢复正常。可有脾大，尤其是巨细胞病毒感染及 EB 病毒感染。

九十三、新生儿维生素 K 缺乏与哪些因素有关？

答：**1.** 维生素 K 经胎盘的通透性差。胎儿的维生素 K 靠自己合成，胎儿肝功能不成熟，出生时贮存量低，早产儿尤甚。

2. 摄入不足及合成不足。人乳中维生素 K 含量远低于牛奶中的含量，且母乳喂养儿肠道中的细菌主要是双歧杆菌，合成维生素的能力极差；肠道合成减少及吸收障碍。

3. 孕母缺乏维生素 K 或服用抗凝剂、抗癫痫药及抗结核药等；新生儿产伤、缺氧及感染等。

九十四、新生儿弥散性血管内凝血（DIC）的诱发因素有哪些？

答：**1. 基础疾病** 如缺氧、酸中毒、肺透明膜病、窒息、肺炎、吸入大量羊水、发绀型先天性心脏病及颅内出血等；感染。

2. 产科情况 前置胎盘、胎盘早剥、羊水栓塞、绒毛膜血管瘤、胎儿窒息、双胎之一死胎残留、妊娠毒血症、小于胎龄儿及早产儿。

3. 其他 长期低血压、新生儿溶血病或其他严重溶血性疾病、红细胞增多症，硬肿症、低温、休克、坏死性出血性小肠炎及 AT-Ⅲ低下。

九十五、新生儿 DIC 的临床分期有哪些？

答：新生儿 DIC 绝大多数为急性、全身性，且多为严重型。临床表现分 3 期：

1. 高凝期　大量凝血因子依次激活，血管内可反复有微血栓形成。此期持续时间短暂，无出血表现，不易发现，也可因血液呈高凝状态而抽血时血液易凝固或拔针后不出血而发现。

2. 低凝期　血中凝血因子不断消耗，又缺乏合成和补充，以致血液转入低凝状态，血液不易凝固而致消化道等器官出血或穿刺注射部位出血不止。

3. 继发纤溶亢进期　体内凝血与抗凝血间的平衡严重紊乱，纤维蛋白原大量消耗，纤溶活性增强，微血栓重新溶解，在坏死组织基础上发生广泛、严重、持续的出血。

九十六、新生儿 DIC 的主要临床表现有哪些？

答：**1. 出血**　常见皮肤瘀斑、脐残端及静脉穿刺点渗血或外科切口处出血、消化道或泌尿道出血、肺出血症状，个别见广泛内脏出血及颅内出血。

2. 休克　小血管栓塞致微循环障碍，表现为面色青灰或苍白、四肢凉、精神萎靡、尿少及血压下降等。

3. 栓塞　见于高凝期，临床表现随受累器官不同而异，可出现呼吸窘迫、肝、肾衰竭、惊厥、昏迷、肢端坏死及皮肤坏疽等。

4. 溶血　因广泛微血管内凝血致红细胞变形受损，可出现贫血、血红蛋白尿、黄疸及发热等。

九十七、什么是新生儿高铁血红蛋白血症？

答：新生儿高铁血红蛋白血症是指新生儿在某些药物或化学物影响下血红蛋白（Hb）上的 Fe^{2+} 大部分被氧化成 Fe^{3+}，或由于高铁血红蛋白还原酶缺陷，高铁血红蛋白（MHb）的 Fe^{3+} 还原成 Fe^{2+} 的速度慢，血液循环中存在大量不能携带氧的 MHb，超过了红细胞的还原能力，MHb 和 Hb 的比例不平衡，以致出现低氧血症的一种疾病。

九十八、新生儿高铁血红蛋白血症的临床表现有哪些？

答：新生儿高铁血红蛋白血症的典型表现是皮肤黏膜出现灰蓝色的发绀（因为 MHb 是褐色），但不伴有心肺疾患和其他症状。发绀程度和缺氧表现与血中 MHb 含量有关：MHb 含量超过 10%（15g/L）即出现发绀；含量大于 30%则出现缺氧表现；若大于 60%，可出现昏睡甚至昏迷等神经精神症状，如不及时处理，可发展为呼吸衰竭、循环衰竭以至死亡。

九十九、新生儿心力衰竭的护理要点有哪些？

答：**1. 休息**　保持病室安静，宜半坐卧位或怀抱，使横膈下降，有利于呼吸运动。

2. 病情观察

（1）严密监测患儿病情变化，若出现早期心力衰竭临床表现，应及时报告医生处理。

（2）控制输液速度和浓度，定时监测血糖。

（3）准确记录 24 小时出入液量，按时测量体重。

（4）吸氧有呼吸困难、发绀、低氧血症者给予供氧。

（5）合理用药。观察药物作用效果及用药期间的注意事项。

（6）饮食。少量多餐。

（7）床旁备好急救物品。

（8）健康教育。对家属宣教有关疾病的防治与急救知识。

一百、新生儿缺氧缺血性脑病如何分度？

答：新生儿缺氧缺血性脑病（hypoxic-ischemic encephalopathy，HIE）的神经症状在出生后是变化的，一般于 72 小时达高峰，随后逐渐好转，严重者可恶化。临床应对出生 3 天内的新生儿神经症状进行仔细地动态观察，并给予分度如下（表 4-6）：

表 4-6 HIE 的临床分度

分度	意识	肌张力	原始反射/拥抱反射/吸吮反射	惊厥	中枢性呼吸衰竭	瞳孔改变	EEG	病程及预后
轻度	兴奋、抑制交替	正常或稍增高	活跃/正常	可有肌阵挛	无	正常或扩大	正常	症状在 72 小时内消失，预后好
中度	嗜睡	减低	减弱/减弱	常有	有	常缩小	低电压可有痫样放电	症状在 14 天内消失。可能有后遗症
重度	昏迷	松软或间歇性伸肌张力增高	消失/消失	有，可呈持续状态	明显	不对称或扩大，对光反射迟钝	暴发抑制等电位	症状可持续数周，死亡率高。存活者多有后遗症

一百零一、什么是新生儿缺氧缺血性脑病？

答：新生儿缺氧缺血性脑病（HIE）是指各种因素引起缺氧和脑血流的减少或暂停而导致的脑损伤，包括脑水肿、脑出血和脑坏死。缺氧缺血性脑损害绝大多数发生在宫内或产时，少数可发生在出生后。

一百零二、新生儿缺氧缺血性脑病的诊断依据有哪些？

答：临床表现是诊断 HIE 的主要依据，同时具备以下 4 条者可确诊，第 4 条暂时不能确定者可作为拟诊病例。

1. 有明确的可导致胎儿宫内窘迫的异常产科病史，以及严重的胎儿宫内窘迫表现[胎心＜100 次/分，持续 5 分以上和（或）羊水Ⅲ度污染]，或者在分娩过程中有明显窒息史。

2. 出生时有重度窒息，指 Apgar 评分 1 分钟≤3 分，并延续至 5 分钟时仍≤5 分和（或）出生时脐动脉血气 pH≤7.00。

3. 出生后不久出现神经系统症状，并持续至 24 小时以上，如意识改变（过度兴奋、嗜睡、昏迷），肌张力改变（增高或减弱），原始反射异常（吸吮、拥抱反射减弱或消失），病重时可有惊厥，脑干征（呼吸节律改变、瞳孔改变、对光反应迟钝或消失）和前囟张力增高。

4. 排除电解质紊乱、颅内出血和产伤等原因引起的抽搐，以及宫内感染、遗传代谢性疾病和其他先天性疾病所引起的脑损伤。

一百零三、新生儿缺氧缺血性脑病治疗中“三项支持疗法和三项对症处理”分别指什么？

答：三项支持疗法：

（1）维护良好的通气、换气功能，使血气和 pH 保持在正常范围，可酌情予以不同方式的氧疗，如头罩、鼻塞连续气道正压通气（CPAP），必要时人工通气。酌情应用 5%碳酸氢钠纠正酸中毒，24 小时内使血气达到正常范围。

（2）维持各脏器血流灌注，使心率、血压保持在正常范围，根据病情应用多巴胺 2～5μg/（kg · min）。必要时加用多巴酚丁胺 2～5μg/（kg · min）及营养心肌药物。

（3）维持血糖水平在正常高值（5.0mmol/L），以保持神经细胞代谢所需能量，及时监测血糖，调整静脉输入葡萄糖浓度，一般 6～8mg/（kg · min），必要时可 8～10mg/（kg · min）。根据病情尽早开奶或喂糖水，保证热量摄入。

三项对症处理：

（1）控制惊厥：首选苯巴比妥，负荷量 20mg/kg，12 小时后给予维持量 5mg/（kg · d），根据临床及脑电图结果增加其他止惊药物并决定疗程。如应用苯妥英钠，用量与苯巴比妥相同；也可加用 10%水合氯醛，0.5ml/kg，稀释后保留灌肠。

（2）降颅压：如有颅内压升高表现，可及时应用甘露醇，宜小剂量，0.25～0.5g/kg，静脉推注，酌情 6～12 小时一次，必要时加呋塞米 0.5～1mg/kg，争取 2～3 天内使颅内压明显下降。

（3）消除脑干症状：当重度 HIE 临床出现呼吸节律异常，瞳孔改变时，可应用纳洛酮，剂量 0.05～0.1mg/kg，静脉注射，无效应及时予以恰当的呼吸支持措施。

在内环境稳定的基础上，可酌情选用营养脑细胞、促进神经细胞生长的药物。中度 HIE 总疗程 10 天～2 周，重度 3～4 周。

一百零四、新生儿缺氧缺血性脑病的护理措施有哪些？

答：1. 保证足够的通气和换气功能

（1）保持呼吸道通畅

（2）选择适当的给氧方式，维持血气和 pH 在正常范围。

2. 加强监护

（1）严密监测生命体征、神志、瞳孔、前囟张力、肌张力及抽搐情况，如有异常，及时报告处理。

（2）准确记录 24 小时出入液量。

（3）观察有无腹胀、呕吐咖啡色胃液等应激性溃疡表现。

（4）观察药物反应。

3. 维持适当的血压　根据患儿体重选择大小合适的血压袖带。遵医嘱准量使用血管活性药物。

4. 维持血糖正常水平　禁食或进食少时静脉补液。

5. 控制惊厥保持安静　减少刺激，各项操作集中进行。必要时使用镇静、止惊剂。

6. 控制脑水肿　抬高头位 30°，严格控制出入量，必要时使用脱水利尿剂。

7. 亚低温治疗　生后 72 小时维持直肠温度 35℃左右，并积极保温。72 小时后维持腋温 36～37.2℃。治疗期间严密观察有无心率失常、低血钾、凝血功能障碍等不良反应。并定时更换体位，防止压疮。

8. 营养神经细胞　静脉滴注营养神经细胞的药物，促进其修复，每日分 1～2 次，疗程 10～14 天。

9. 适当延迟开奶　一般禁食 72 小时，对重度窒息者，应禁食 5～7 天，待肠鸣音恢复及大便潜血阴性后开始喂养。

10. 早期康复干预　早期给予患儿动作训练和感知刺激。

11. 做好家长心理护理　介绍本病相关医学知识，减轻家长恐惧心理，得到家长的理解和最佳配合。

一百零五、新生儿颅内出血的分型及各型特点有哪些？

答：**1. 硬膜下出血**（SDH）　多为产伤所致，天幕、大脑镰撕裂和大脑表浅静脉破裂所造成的急性大量出血，在数分钟或几小时内神经系统症状恶化、呼吸停止而死亡；亚急性者，在出生 24 小时后出现症状，以惊厥为主，有局灶性脑征，如偏瘫、眼斜向瘫痪侧等；亦有症状在新生儿期不明显，而在出生数月后产生慢性硬脑膜下积液，有惊厥发作、发育迟缓和贫血等。

2. 原发性蛛网膜下腔出血（SAH）　出血起源于蛛网膜下腔内的桥静脉，典型症状是在生后第 2 天发作惊厥，发作间歇情况良好，大多数预后良好，个别病例可因粘连而出现脑积水后遗症。

3. 脑室周围-脑内出血（PVH-IVH）　多见于早产儿。根据头颅 CT 图像分为 4 级：Ⅰ级：脑室管膜下出血；Ⅱ级：脑室内出血，无脑室扩大；Ⅲ级：脑室内出血伴脑室扩大；Ⅳ级：脑室内出血伴脑实质出血。大部分在出生 3 天内发病，最常见症状为拥抱反射消失，肌张力低下，淡漠及呼吸暂停。

4. 小脑出血（ICH）　多发生在胎龄＜32 周的早产儿，常合并肺透明膜病、肺出血，临床症状不典型，大多数有频繁呼吸暂停、心动过缓，最后呼吸衰竭而死亡。

一百零六、新生儿颅内出血常见的神经系统症状有哪些？

答：1. 意识状态改变　过度兴奋、淡漠、嗜睡、昏迷。

2. 兴奋症状 激惹、躁动不安、抖动、尖叫、呼吸增快、心动过速、腱反射亢进、颈强直、惊厥、角弓反张等。

3. 抑制症状 肌肉松弛、心动过缓、呼吸慢而不规则或有呼吸暂停、各种反射减弱或消失。

4. 眼症状 凝视、眼球震颤、眼球转动困难、眼斜视、瞳孔对光反射迟钝或消失、瞳孔大小不等或散大。

5. 其他 前囟隆起或紧张、体温不稳或不升、黄疸、贫血等。

一百零七、新生儿颅出血的监护要点有哪些？

答：**1.** 控制出血、预防再出血，降低颅内压。

（1）保持安静。各项操作集中进行，尽量减少对患儿的移动与刺激，床头抬高 15°～30°。

（2）必要时使用镇静、止惊剂。

（3）预防及控制脑水肿。严格控制液体量，酌情使用脱水利尿剂。

（4）使用止血剂。遵医嘱给予维生素 K_1。必要时给予输血。

2. 保持呼吸道通畅，合理用氧，必要时应用人工呼吸机。

3. 做好各部位出血的治疗配合与护理，酌情给予腰穿放液治疗。

4. 完善各项检查。

一百零八、如何预防新生儿颅出血？

答：1. 避免早产 PIVH 是早产儿颅内出血的主要发病类型，降低早产儿颅内出血发生率的关键是减少早产、尽可能地延长早产儿孕周。

2. 医疗与护理措施的良好配合 在治疗上，维持稳定的颅内压和脑血流范围，避免“涨落”状态。在护理方面，各项操作集中进行，动作轻柔，尽量减少外界对患儿的干扰。床头抬高 15°～30°，可有效地减少新生儿颅内出血的发生。

3. 药物性预防 通过镇静和抗痉挛作用，减少血压的波动，对维持正常的血流动力学有积极的作用。

一百零九、新生儿高压氧治疗的作用是什么？

答：**1. 增加血氧含量** 提高血氧分压主要是增加血浆中的物理溶解氧，比常压吸空气时增加 21 倍。

2. 提高血氧弥散能力 高压氧下氧分子数量增加，血氧分压升高，毛细血管内的氧弥散能力增强，使组织缺氧得到改善。

3. 机体储氧量增加 在 0.3MPa 氧下，储氧量可增至 53ml/kg，循环阻断时间可增至 12～17 分钟。

4. 抑制厌氧菌生长 是治疗气性坏疽等厌氧菌感染的基础。

5. 抗微生物作用 可抑制某些革兰阳性菌和阴性菌，增强白细胞的吞噬能力，并可增强某些抗菌剂（如磺胺药、抗结核药等）的药效。

6. 高压氧对气泡的作用 可使血液和组织中的气泡压缩和溶解在体液中，经呼吸排出，因此高压氧对减压病、气栓症疗效显著。

7. 增强放疗和化疗对肿瘤的疗效

一百一十、什么是亚低温疗法？

答：指采用人工诱导方法将体温下降 2～5℃以达到治疗目的。亚低温治疗主要是通过降低脑细胞耗能，保护血脑屏障，减轻炎性介质的聚集，抑制内源性毒性物质对脑细胞的损害，而起到保护神经的作用。

一百一十一、亚低温疗法的方式有哪些？

答：治疗方法有选择性头部降温（SHC）和全身降温，治疗时间生后 6 小时内，治疗温度 33～

34℃。疗程 72 小时。使用水循环降温帽进行头部局部降温，或水循环降温垫进行全身降温，降温帽或降温垫的温度设为 5～10℃，在 30～60 分钟内使鼻咽部温度达 34℃、肛温 34.5～35℃维持 72 小时。疗程结束后主张自然复温，必要时远红外辐射复温。复温宜缓慢，速度≤0.5℃/h，总复温时间≥5 小时，复温过程应检测肛温，体温恢复正常后应定时测量体温。

一百一十二、亚低温疗法监护要点有哪些?

答：**1.** 严密监测患儿生命体征及神志、肌张力的变化，保持呼吸道通畅。床旁备好急救用品。

2. 保持水毯的平整、干爽。

3. 加强基础护理，防止压疮。

4. 为防止患儿发生寒战，必要时配合使用药物，以降低体温调定点。

5. 增加患儿与水毯接触面积，增加降温效果。根据病情取合适的体位。

一百一十三、新生儿惊厥的监护要点有哪些?

答：1. 急救处理

（1）惊厥发作时应就地抢救，立即松解患儿衣扣，让患儿去枕平卧，头偏向一侧，将舌轻轻向外牵拉，及时清除呼吸道分泌物及口腔呕吐物，保持呼吸道通畅。

（2）保持安静，各项治疗、护理尽量集中进行。

（3）供给氧气，窒息时施行人工呼吸。

（4）遵医嘱给予止惊药物，如地西泮（安定），苯巴比妥钠，10%水合氯醛等。

2. 防止外伤

（1）对已出牙的患儿在上下齿之间放置牙垫或人工气道，防止舌咬伤。

（2）在患儿的手心或腋下等皮肤薄弱处放置棉球或纱布，防止皮肤摩擦受损。

（3）设置防护床挡，防止坠床。并在栏杆处放置棉垫，以防患儿抽搐时碰撞栏杆造成损伤。

（4）专人守护，避免出现意外。当抽搐发生时，切勿用力强行牵拉或按压患儿肢体，以免骨折或脱臼。

3. 高热的护理

（1）卧床休息，每 4 小时一次测量体温，出现异常时要及时记录并处理。

（2）观察降温过程中的异常表现，出现虚脱时应立即处理。

（3）降温后出汗较多，应及时更换衣服及被褥，防止受凉。

（4）做好口腔护理。多饮水，进食高热量、高蛋白、高维生素、易消化的流质或半流质。

4. 观察病情变化

（1）严密监测患儿生命体征、瞳孔及神志改变。发现异常及时通报医生，及时采取抢救措施。

（2）惊厥发作时，应准确记录惊厥类型、持续时间、发作频率及伴随的临床症状。

（3）密切观察患儿用药后的反应，有无药物的副作用。

5. 健康教育

（1）向患儿家属讲解惊厥的有关知识。

（2）指导家属掌握惊厥发作时的应对措施。并在发作缓解时迅速将患儿送往医院查明原因，防止再发作。

（3）指导家属掌握对患儿高热惊厥时进行物理降温和药物降温的正确方法。

（4）对原有癫痫的患儿，要向家属说明擅自停药的危害性，以及定期诊随访的重要性，根据病情及时调整药物。

一百一十四、什么是新生儿低血糖?

答：新生儿低血糖症（hypoglycemia）是指新生儿血糖值低于正常新生儿的最低血糖值。不论胎龄和日龄，低于 2.2mmol/L 诊断低血糖症，而低于 2.6mmol/L 为临床需要处理的界限值。

一百一十五、新生儿低血糖症的临床表现有哪些?

答：新生儿低血糖主要表现为反应差、阵发性发绀、震颤、眼球不正常转动、惊厥、呼吸暂停、嗜睡、拒食等，有的出现多汗、苍白及反应低下等。补糖后上述症状消失。

一百一十六、如何治疗新生儿低血糖?

答：**1. 无症状低血糖症** 先给进食，血糖不升可改为静脉输注葡萄糖，稳定 24h 后停用。

2. 有症状低血糖症 按 2ml/kg，给予 10%葡萄糖，1ml/min 滴注；随后继续滴入 10%葡萄糖 6～8mg/（kg·min）。生后 24～48h 后给予生理需要量氯化钠和氯化钾。每 1 小时监测血糖一次，如症状消失，血糖正常 12～24h 后，逐渐减慢滴注速率至停用，并及时喂奶。

3. 持续或反复低血糖症 葡萄糖输注速率可提高至 12～16mg/（kg · min）；急症情况下加用胰高血糖素 0.3mg/kg（不超过 1mg/kg）肌内注射，必要时 6h 可重复；亦可每日加用氢化可的松 5～10mg/kg，静脉注射；或泼尼松（强的松）1～2mg/kg 口服，共 3～5 天。高胰岛素血症可用二氮嗪，10～25mg/（kg · d），分 3 次口服。胰岛细胞增生症则须作胰腺次全切除。先天代谢缺陷患儿应给予特殊饮食疗法。

治疗期间还需保持一定环境温度以降低热能消耗。

一百一十七、新生儿低血糖的护理要点是什么?

答：**1.** 补充能量，纠正低血糖。

2. 保持静脉通畅，定时监测血糖。

（1）尽快开通静脉通路，静脉补液时严格控制输注量及速度，并定时监测血糖，防止发生医源性高血糖症。

（2）依据血糖值随时调整输液量、速度和血糖监测间隔时间。

（3）正确掌握测血糖的采血方法，保证血糖值的准确性，避免采血部位被感染。

3. 密切观察病情，出现异常及时给予相应措施。

一百一十八、什么是新生儿高血糖?

答：新生儿高血糖的标准，目前尚未统一。国外学者们分别以血糖高于 7.0mmol/L、7.8mmol/L、8.0mmol/L、8.3mmol/L（125mg/dl、140mg/dl、145mg/dl、150mg/dl）作为高血糖的标准。由于新生儿肾糖阈值低，当血糖＞6.7mmol/L（120mg/dl）常出现糖尿，国内学者多以全血血糖＞7.0mmol/L（125mg/dl）作为诊断指标。

一百一十九、新生儿高血糖临床表现有哪些?

答：新生儿高血糖不严重者无临床症状，血糖增高显著或持续时间长的患儿可发生高渗血症、高渗性利尿，呈特有面貌，眼闭合不严，伴惊恐状，出现脱水、烦渴、多尿、糖尿、甚至发生颅内出血等。

一百二十、新生儿高血糖的处理方法有哪些?

答：**1.** 医源性高血糖症应根据病情严格控制输液速度及输入量，并监测血糖、尿糖。肠道外营养应从葡萄糖的基础量开始，逐步增加，同时适当使用氨基酸溶液和脂肪乳，减少葡萄糖用量。

2. 重症高血糖症伴有明显脱水表现应迅速纠正血浆电解质紊乱状况，并降低血糖浓度和减少糖尿。

3. 当尿糖阳性或高血糖持续不见好转时可试用胰岛素，并定时监测血糖、血钾水平。

4. 适时血气监测及时纠正酮症酸中毒。

5. 去除病因，治疗原发病，如停用激素、纠正缺氧、恢复体温、控制感染、抗休克等。

一百二十一、如何预防新生儿发生高血糖?

答：**1.** 入病房后先测血糖，然后决定所需输注葡萄糖速度。

2. 在新生儿重症感染、窒息及低体温等应激情况下，应慎用 25%高渗葡萄糖静脉推注，稀释药物用 5%葡萄糖为宜。

3. 对早产儿、SGA 儿，尤其有中枢神经系统损害时，应定时监测血糖、尿糖，并用以调整葡萄糖输注速度和浓度。

4. 进行肠道外营养时，应加用氨基酸溶液和脂肪乳，既可减少葡萄糖用量，又能达全静脉营养的目的。

一百二十二、新生儿头颅血肿和产瘤如何区别？

答：头颅血肿多由分娩时损伤引起的骨膜下血管破裂导致血液积聚并局限于骨膜下，故血肿边缘清晰，不超过颅缝，有波动感。产瘤亦称头皮水肿或先锋头，是产伤中最常见的病变（表 4-7）。

表 4-7　头颅血肿与产瘤的鉴别

	头颅血肿	产瘤（头皮水肿）
病因	骨膜下血管破裂	头皮血循环受阻，血管渗透性改变，淋巴亦受阻，形成皮下水肿
出现时间	生后几小时至数天	出生时
部位	位于骨上，顶骨或枕骨骨膜下	头先露不皮下组织
形状	稍隆起，圆形，境界清楚	稍平坦，梭状或椭圆形，境界不清楚
范围	不超过骨缝界限	不受骨缝限制，可蔓延至全头
局部情况	肤色正常，稍硬有弹性，压之无凹陷，固定不移动，有波动感	头皮红肿，柔软，无弹性，压之下凹，可移动位置，为凹陷性水肿，无波动感
消失时间	需2～4 个月	生后 2～4 天

一百二十三、新生儿臂丛神经损伤的主要原因及损伤机制是什么？

答：臂丛神经损伤的主要原因是肩难产和臀位分娩。其损伤机制为：肩难产需要头部极度向一侧侧屈及牵拉造成牵拉性损伤。在过度牵拉上肢时，导致颈 5～胸 1 神经根磨损及破裂。部分病例无牵拉头部及侧屈的病史。经阴道分娩的头围产中 50%臂丛产伤存在肩难产。

一百二十四、新生儿臂丛神经损伤的临床表现及分型特点有哪些？

答：临床表现：患儿常在出生后不久发现一侧上肢运动障碍。

1. 根据神经损伤部位及临床表现，臂丛神经麻痹共分 3 型：

（1）Ⅰ型：上臂型-Erb 瘫，发生率占全部病例 90%，损伤颈 5～7 神经。

（2）Ⅱ型：下臂型-Klumpke 瘫，该型少见，占臂丛神经损伤中 1%。累及颈 8 及胸 1 神经。

（3）Ⅲ型：全臂型 全上肢瘫，为所有臂丛神经根均受损伤。

2. 根据损伤程度可分为 4 种类型：

（1）神经功能性麻痹伴暂时性传导阻滞。

（2）轴突断伤伴重度轴突损伤，但周围神经元成分完整。

（3）神经断伤伴完全性节后神经破坏。

（4）撕伴伤及与脊髓节前的连接，神经功能性麻痹与轴突断伤预后较好。

一百二十五、新生儿臂丛神经损伤的治疗要点有哪些？

答：**1.** 起始治疗为保守治疗。90%臂丛神经损伤会自动恢复。局限于颈 5、颈 6 神经根损伤者预后最好。完全性臂丛损伤及下部臂丛损伤的预后差。

2. 第 1 周将前臂固定在上腹部以减少不适。出生 1 周以后为了避免挛缩，对肩关节、肘关节及手腕关节进行移动度活动训练。

3. 指导父母亲进行移动度活动练习。

4. 2～3 个月不恢复，应转诊到专科中心进行进一步检查；3～6 个月不恢复，考虑手术探查，修补损伤神经。

一百二十六、新生儿锁骨骨折的特点？

答：锁骨骨折多发生于中央或中外1/3处，呈横形骨折，并有移位，也有不完全性骨折（青枝骨折）。因锁骨细长而弯曲，呈横“S”形，其内侧2/3向前凸出而外侧1/3向后上方凸出，这两个弯曲的交界点较脆弱，受挤压时易发生骨折。左右两侧骨折发生的机会相近，多为单侧性。5%新生儿锁骨骨折合并臂丛神经损伤。

一百二十七、新生儿锁骨骨折的临床表现有哪些？

答：**1.** 患儿不愿意移动患侧上臂或运动不灵活，或完全失去运动能力。移动患侧上臂时，新生儿哭叫。

2. 触摸锁骨双侧不对称，患侧锁骨有增厚模糊感。

3. 两上肢活动度不一致，患侧上肢可能因活动时疼痛而呈现“假性麻痹”，痛肢紧贴胸部。

4. 局部软组织可能肿胀、压痛。

5. 有骨摩擦感或骨痂形成。

一百二十八、如何治疗及护理新生儿锁骨骨折？

答：**1.** 轻微骨折一般不需处理，对无症状不完全锁骨骨折只需固定同侧肢体，对完全性骨折者，采用“8”字绷带固定2周。

2. 护理时密切观察患儿精神反应与肢体活动的情况，及时发现。观察锁骨处软组织有无肿胀和局部隆起，有无骨擦音等。

3. 患儿应取平卧位或健侧卧位，护理勿压迫伤处或牵拉患肢，观察患肢血液循环情况。勿从腋下抱起患儿或上举患肢。

一百二十九、先天性症状性巨细胞病毒感染（CID）的临床表现是什么？

答：CID为胎儿宫内感染所致，占宫内巨细胞病毒（CMV）感染5%～10%，临床表现为多系统及多器官损伤的症状及体征。

1. 发育落后 主要特征为早产儿、低出生体重儿及SGA儿，出生后发育迟缓。

2. 肝脏损害 主要表现为黄疸，肝脾大及肝功能损害。

3. 少数严重者可有血清蛋白降低 尤其是血清白蛋白降低。

4. 血液系统损害

（1）多数患儿有轻、中度贫血。

（2）少数有血小板减少性紫癜。

（3）个别患儿可因肝脏损害导致继发性凝血因子生成不足而导致出血，尤以消化道出血常见。

（4）单核细胞增多症。

5. 间质性肺炎 部分可无明显临床症状，而由胸部X线检查发现。有症状者起病缓慢，发热、精神差、呼吸急促、呼吸暂停、发绀、咳嗽，偶闻双下肺啰音。

6. 中枢神经系统 感染胎儿早期感染导致脑坏死、钙化，脑发育迟缓，而至出生后表现为小头畸形、抽搐、肌肉瘫痪、肌张力障碍及智力发育落后。

7. 其他损害 心肌炎、关节炎、膀胱炎、肾炎、胃肠炎、视网膜脉络膜炎等均可出现。

一百三十、什么是新生儿败血症？

答：新生儿败血症（neonatal septicemia）指新生儿期细菌或真菌侵入血液循环并在其中生长繁殖，产生毒素所造成的全身性感染。

一百三十一、新生儿败血症的病因是什么？

答：**1.** 母亲妊娠及产时的感染史（如泌尿道感染，绒毛膜羊膜炎等），母亲产道特殊细菌的定植如 GBS 等。

2. 产科因素，有胎膜早破、产程延长、羊水污染、分娩环境不清洁或接生时消毒不严、产前、产时侵入性检查等。

3. 胎儿或新生儿因素，有多胎、宫内窘迫、早产儿、SGA 儿、长期动静脉置管、气管插管外科手术、挑“马牙”、挤乳头、挤痈疖等。

4. 新生儿皮肤感染，如脓疱病、尿布疹及脐部感染等也是常见因素。

一百三十二、新生儿败血症的护理要点有哪些?

答：**1. 密切监测生命体征** 观察面色、精神反应、哭声、吃奶、黄疸情况，发现异常及时处理。

2. 保证有效静脉用药 遵医嘱准时准量使用抗生素，熟悉所用抗生素的药理作用、用法、不良反应和配伍禁忌。

3. 加强手卫生 各项操作集中进行，个人物品专人专用。保持患儿皮肤黏膜清洁、干燥、完整，防止院内继发感染。

4. 维持正常体温 提供中性环境温度。

5. 保证营养供给 不能进食时可行鼻饲或通过静脉补充能量和水分，必要时输注鲜血或血浆。

6. 床旁备好急救物品

7. 做好家属的健康宣教及心理护理

一百三十三、新生儿脐炎的病因及临床表现有哪些?

答：病因：脐炎是由于断脐时或出生后处理不当而被金黄色葡萄球菌、大肠埃希菌或溶血性链球菌等侵染脐部所致的局部炎症。

临床表现：脐带根部发红，或脱落后伤口不愈合，脐窝湿润。以后脐周围皮肤发生红肿，脐窝有浆液脓性分泌物，带臭味，脐周皮肤红肿扩散，或形成局部脓肿。病情危重者可形成败血症，并有全身中毒症状。可伴发热，吃奶差，精神不好，烦躁不安等。慢性脐炎时局部形成脐部肉芽肿，为一小樱红色肿物突出、常常流黏性分泌物，经久不愈。

一百三十四、什么是新生儿梅毒?

答：新生儿梅毒又称先天性梅毒、胎传梅毒，是梅毒螺旋体由母体经胎盘进入胎儿血液循环所致的感染。受累胎儿约 50%发生早产、流产、死胎或死产。存活婴儿发病年龄不一，2 岁以内发病者为早期梅毒，2 岁以后为晚期梅毒，晚期梅毒也有 20 年后才发病者。近年来，我国新生儿梅毒发病率已有明显上升趋势。

一百三十五、新生儿梅毒的临床表现有哪些?

答：大多数早期患儿出生时无症状，生后 2～3 周逐渐出现。如母亲在妊娠早期感染梅毒又未及时治疗，则新生儿发病时间早且病情重。

1. 一般症状 发育差、营养差，皮肤萎缩貌似老人，低热，黄疸，贫血，低血糖，哭声嘶哑，易激惹等。

2. 皮肤黏膜损害 皮疹常于生后 2～3 周出现，为多形性，可表现为全身散在斑丘疹、梅毒性天疱疮，常见于口周、鼻翼和肛周，皮损数月后呈放射状裂痕。

3. 骨损害 约占 90%，多发于生后数周，因剧痛而形成“假瘫”，X 线可见对称性长骨骨骺端横行透亮带。

4. 肝、脾、全身淋巴结肿大 几乎所有患儿均有肝肿大，可出现黄疸、肝功能受损。滑车上淋巴结肿大有诊断价值。

5. 中枢神经系统症状 新生儿罕见，多在生后 3～6 个月时出现急性化脓性脑膜炎样症状，脑脊液中细胞数增加以淋巴细胞为主，糖含量正常。

6. 其他 尚可见视网膜脉络膜炎、胰腺炎、肺炎、心肌炎、肾小球病变等。

一百三十六、什么是新生儿剥脱性皮炎?

答：新生儿剥脱性皮炎又名葡萄球菌性中毒性表皮坏死松解症、葡萄球菌性烫伤样皮肤综合征或 Ritter 病。为急性的严重皮肤病，婴幼儿以接触感染为主，病死率高。主要特征为：全身泛发性暗红色红斑，其上表皮起皱，表现为松弛性大疱及大片表皮剥脱。黏膜常受累，并伴有发热等全身症状。

一百三十七、新生儿剥脱性皮炎的临床症状有哪些?

答：**1.** 新生儿剥脱性皮炎多发生在出生后 1～5 周，发病突然，皮疹最先见于面部，尤其是口周和颈部，后迅速蔓延到腋、腹股沟、躯干和四肢近端，甚至泛发到全身。

2. 表现为局限性充血潮红，随后向周围扩展，2～3 日内迅速蔓延，可全身广泛分布，在弥漫性红斑上出现松弛大疱，其上表皮起皱，尼科利斯基征阳性。

3. 表皮易剥脱而露出鲜红色水肿糜烂面，呈烫伤样，1～2 天后可见痂皮脱屑，口周呈特征性的放射状皲裂，手足皮肤可呈手套或袜套样脱皮，以后不再剥脱，而出现糠秕状脱屑。

4. 有时在暗红色斑上出现松弛大疱、瘀点、瘀斑。皮肤触痛明显，黏膜可受累，表现为结膜炎、鼻炎和口腔炎。并伴有发热、厌食、呕吐和腹泻等全身症状。并发症有蜂窝织炎、肺炎和败血症等。一般经过 7～14 天痊愈。

一百三十八、色素失禁症的临床表现有哪些?

答：**1. 红斑水疱期** 可见红斑、丘疹和水疱，可见呈线状排列的清澈大疱，可见四肢，成批出现，每批持续数天或数月，随后演变为疣状皮疹。

2. 疣状增生期 可见疣状皮疹呈线性排列于手和足背，持续数周或数月，随后出现色素沉着。

3. 色素沉着期 可见蓝灰色或大理石色色素沉着，呈线条状或旋涡状分布，不沿皮纹或神经分布，消退后不留斑痕，或仅有消退色斑。

一百三十九、新生儿易发生医院感染的因素有哪些?

答：**1. 患儿自身因素** 新生儿的各器官的功能发育不完善，不能提供有效屏障抵御病原微生物，胎龄越小，出生体重越低，越易发生医院感染，低出生体重儿与胎龄≤32 周被认为是医院感染的一个重要因素。

2. 医源性因素 主要是医务人员的手和医疗器械引起的。

3. 环境因素 新生儿病房内温度高、湿度大，有利于微生物的生长繁殖，室内医护人员多，带动空气中的微生物飞扬，造成环境污染；新生儿病房内大多数患儿都是在暖箱中接受治疗的，暖箱的水槽是最容易滋生细菌的部位，而且暖箱壁上如果有血渍、奶渍等污染，细菌也极易生长。

4. 侵入性操作 随着新生儿病房抢救技术的进步与发展，各项侵入性操作如气管插管、吸痰、中心静脉置管、留置胃管被广泛用于临床。侵入性操作破坏了患儿的正常防御机制，使得菌血症的发生率增高，侵入性操作也是医院感染的危险因素之一。

5. 长期或不合理应用广谱抗生素 如不合理的预防用药，联合用药或使用昂贵的抗菌药物，这样不仅不利于控制感染，而且会增加医院感染的发生，甚至导致多种耐药菌的产生。

6. 病原体 目前引起医院感染的病原体种类越来越多，耐药菌不断增加，优势菌的不断变迁，真菌感染日趋严重。

一百四十、怎样预防新生儿病房医院感染暴发?

答：**1. 新生儿病房应建立完善的院内感染管理制度** 新生儿病房的感染控制工作应由专人负责。

2. 新生儿病房的布局及环境 新生儿病房应设在环境清洁、相对独立的区域，便于打扫和消毒。

3. 侵入性操作应严格掌握适应证 新生儿病房中许多严重的院内感染都是由于侵入性操作导致的。

4. 重视物体表面的清洁工作 这是控制感染的基础物体表面的擦拭消毒是控制新生儿感染的重要环节。

5. 重视每次物体表面的采样结果 这是预防感染的必要环节，在工作状态下随机取样能反映消毒隔离的真实情况。

6. 提高警惕性早期诊断 这是控制院内感染、防止其流行、暴发的重要手段。对高危儿保持警惕性。

7. 提高新生儿病房医务人员的洗手依从性 手卫生与医院感染之间的关系非常密切，加强医务人员的手卫生是预防医院感染的主要措施。

一百四十一、如何处理新生儿病房医院感染暴发？

答：**1. 立即隔离并积极治疗患儿** 对于检测到发生院内感染的患者应立即按照相应的隔离要求隔离患儿，尽可能将患儿放置于单独隔离间，并安排专门的医务人员进行治疗和护理，避免发生交叉感染导致新生儿病房院内感染的暴发。

2. 寻找并控制传染源 应从固定设施受污染及流动传染源两方面积极寻找，包括医疗设备、医用空气源、水槽、配奶间、奶加热器、配药室、呼吸机管道和湿化器水源等。

3. 切断传播途径 大量研究表明，医务人员、护理人员的手在院内感染的过程中起了重大作用，洗手习惯及意识在切断传播途径方面极为重要。

4. 积极留取感染的证据 尽可能留取患儿血液、大便、分泌物及器官组织等样本，有实验条件可直接送检，如无条件可暂时冰冻保存待检。

一百四十二、新生儿预防性使用抗生素的指征是有哪些？新生儿期禁用的抗生素有哪些？

答：**1. 预防性使用抗生素的指征**

（1）有羊膜炎、全身感染或有感染征象（发热、感染血象等）、母亲分娩的新生儿胎膜早破＞24小时。

（2）产程中吸入羊水、胎粪、产道黏液和血液。

（3）产房抢救多次插管（气管插管、脐血管插管）。

（4）农村和山区旧法接生、分娩和断脐消毒不严。

（5）无其他原因解释的“五不”表现：面色不好、体温不稳、不吃、不哭、不动。

（6）某些特殊的非感染性疾病免疫缺陷、中性粒细胞减少症、吸入性肺炎、肺透明膜病。

（7）严重寒冷损伤综合征、烧伤等。

（8）较大手术包括外科手术、全身换血、脑室或胸腔持续引流、腹膜透析或血液透析人工膜肺、上呼吸机时间长（3天以上）等。

（9）新生儿室细菌感染暴发流行。

（10）与传染性细菌感染（包括结核）家长或亲友密切接触的新生儿。

2. 新生儿期禁用的抗生素 包括磺胺类（复方磺胺甲恶唑例外）；四环素类；多黏菌素类；硝基呋喃类；第一、二代喹诺酮类；氨基糖苷类；其他：新生霉素、杆菌肽、乙胺丁醇等。

一百四十三、新生儿脐血管插管后的常见并发症及预防措施是什么？

答：**1. 导管穿破脐动、静脉** 选用末端开口的柔软硅胶管，插管动作轻柔，遇到阻力不可强行插入。

2. 脐出血 插管成功后，正确把握缝扎的部位，打结的力度要适宜，力量要均匀、适度。

3. 空气栓塞 严格遵守输液操作规程，保持脐静脉输液管路密闭状态，尤其是更换液体或是输液接头时，必须将三通开关处于关闭状态。

4. 动、静脉血栓 文献报道，脐静脉发生血栓的概率是脐动脉的 2 倍左右。无论脐动脉还是脐静脉，临床无症状的隐匿性血栓是一个不容忽视的问题，如拔出导管后血栓脱落随着血液流动方向在重要的动、静脉入口处发生栓塞，所以在插管前、插管时以及在维护过程中都需要高度警惕有无血栓形成可能性。

5. 血行障碍 是脐动脉插管中发生概率最高的临床并发症，表现为下肢、足趾、足、臀部皮肤发绀、发白等，多为单例。一旦发现，马上 X 线摄片定位有无发生导管异位。可以使用温水热敷对侧肢体，或者将高位插管外撤至低位位置，若处理无效需要立即拔除插管。

6. 感染 插管前患儿处于仰卧位，适当约束四肢，必要时应用镇静镇痛剂，充分暴露脐部，彻底的脐带消毒和皮肤准备，最大化无菌屏障。会阴部应用接尿袋，防止尿液污染术野。

一百四十四、脐动脉、脐静脉导管的预防感染具体措施有哪些？

答：**1.** 保持脐部干洁，暴露脐部，桥式固定，每班用 75%乙醇棉签消毒脐根部，注意观察及早发现脐部有无感染征象，如脐红肿、渗液等，以便及时处理。

2. 每 24 小时更换一次输液系统，严格执行无菌操作。双腔正压接头每周按时更换，更换时应建立最大化无菌区域，规范洗手，严格消毒。连接脐动脉导管的肝素帽、三通接头每 24 小时更换一次，如有血凝块应及时更换。

3. 脐静脉插管最低输液速度为 1ml/h（每个管道），对于极低出生体重儿，必要时可降至 0.5ml/h。如输液速度＜2ml/h 应加入肝素 1U/ml 持续输入，如有堵塞禁用针筒推注，只能回抽。

4. 脐静脉输液时应专人护理，静脉注射时应注意不能留有空气或血凝块，输液时防止空气进入，每次治疗后注意输液系统各接头处接紧，防止发生空气栓塞及血栓栓塞。

5. 如发现导管松脱征象应及时严格消毒，重新绑扎固定。

6. 建议不要在脐静脉血管中取血，抽回血及输血、封管，以免增加栓塞堵管和感染机会，可以通过脐动脉导管抽血。

7. 导管留置过程严密观察患儿生命体征、反应等情况；每 4 小时测量体温，每周查血常规、血沉等变化，一旦发现异常，排除其他系统感染后，及时拔管，拔管后常规进行导管培养。

8. 及早拔管，建议脐动脉导管留置时间为 7～10 天，脐静脉导管留置时间为 7～14 天，在拔管时应逐渐拔出，当拔至插管只剩 3cm 时，若无血液流出，亦不见血液流动时，则等待 3 分钟，待血管痉挛收缩后拔出导管，全过程约需 5～10 分钟。

9. 通过脐静脉导管给药、评估、更换输液装置前后均需要严格按照无菌操作规程进行，严格按要求执行手卫生。

一百四十五、外周中心静脉导管（PICC）置管成功后如何正确执行维护流程？

答：1. 置管后

（1）置管术后立即给予胸部 X 线摄片检查，确定导管尖端是否已在准确部位（上、下腔静脉内）。拍片时，患儿去仰卧位，四肢自然伸展。

（2）做好相关护理记录，包括导管类型、型号、置入长度、外露长度、部位、局部伤口情况、双侧上臂、双股围或置管侧上臂、大腿中段周径。

（3）术后 2 小时内，密切观察穿刺部位有无出血，必要时可加沙袋压迫止血。

2. 导管冲洗与封管

（1）脉冲式冲管方式：有节律的推动注射器活塞推注肝素生理盐水，轻一下，重一下，使肝素化生理盐水产生湍流，冲洗导管管壁，冲洗干净标准直至导管内透明、无药物和血液沉积为止。

（2）导管使用前，连接抽好肝素化生理盐水（5U/ml）的注射器（≥10ml）先回抽，对回血通畅者将血回注干净后，再脉冲式冲管，连接输液装置。

（3）1.9Fr 的 PICC 导管禁止输血。使用高黏度大分子药物，如白蛋白、人血免疫球蛋白、血浆、甘露醇、脂肪乳剂等药物后，应及时用肝素化生理盐水冲管。

（4）尽量保持输液的连续性，用输液泵以大于 3ml/h 的速度均匀输注，最好是 24 小时维持补液。

（5）及时更换液体，更换液体时应按压快进键数秒钟并确定液体已匀速进入。

3. 敷料更换

（1）置管 24 小时内更换敷料一次。密切观察穿刺点及周围皮肤的完整性，如穿刺部位出现渗血、渗液，或敷贴出现松动、污染完整性受损时则需要立即更换敷贴。

（2）更换敷贴时，由四周向中心揭开贴膜，再自下向上拆除敷料，注意勿猛拉，防止脱管或导管异位。

（3）消毒过程要严格执行无菌操作，勿将胶布直接粘到导管体上。不能用乙醇溶液擦拭导管以免硅胶导管老化受损。

（4）敷贴固定时必须将导管圆盘固定入内，圆盘下方需要交叉固定，避免重力作用导致导管脱管。

4. 肝素帽更换

（1）对肝素帽可能发生损坏、肝素帽中有残血或其他原因取下肝素帽后都应及时更换。

（2）更换肝素帽时，用无菌操作技术打开肝素帽的包装，用肝素化生理盐水（5U/ml）预冲，把原来的肝素帽去掉消毒导管末端（碘棉棒用力擦拭 6 秒以上），连接新的肝素帽后牢固固定，最后以脉冲方式冲洗管道。

5. 拔管

（1）如无局部或全身体并发症时，导管不要随意拔除，停止输液治疗后，及时拔管。

（2）拔管前严格消毒针眼周围 5cm 的皮肤，拔出的导管不能再次送入血管。缓慢地顺势将导管拔出，不能用力。

（3）双人核对与测量导管的长度，检查导管有无断裂。并做详细记录。

一百四十六、PICC 的感染预防和管理的具体措施及和中心静脉置管（CVC）的不同之处有哪些?

答：**1.** 注意保持医护人员手部卫生。护理人员在执行 PICC 置管、更换敷贴、更换输液管、给约及检查穿刺点、评估 PICC 导管时均需严格进行清洁手部皮肤，必须严格按照“七部洗手法”进行手卫生。

2. 在执行 PICC 穿刺时应用最有效的防护措施。防止微生物侵入包括执行穿刺的人员应戴帽子、口罩，帽子应遮盖全部头发，口罩应遮住口鼻，穿无菌衣，戴无菌手套。

3. 应用有效消毒剂。有研究显示氯己定葡萄糖酯比其他消毒剂效果好，其对革兰阳性、阴性细菌均有效，其消毒速度快，效果稳定，但新生儿慎用。美国疾病预防控制中心推荐碘酊、碘伏、75%乙醇可作为氯己定替代品使用。

4. 严格掌控置管指征。由 PICC 小组成员置管，置管时应建立最大化无菌区域，规范洗手，严格消毒需要置管的整个肢体。置管时首选双上肢肘部贵要静脉，其次为头静脉、腋静脉等，置管后 24 小时内更换敷料。

5. 更换输液管时建立最大化无菌区域。规范洗手，严格消毒，严格按照无菌操作规程进行操作，避免从 PICC 导管中采血。

6. 每天对 PICC 置管部位及敷料进行检查评估。PICC 置管穿刺点有无红、肿、热、痛、渗血、渗液等表现，评估敷料有无卷边、污染，如有异常及时予以更换敷料。

7. 每天评估患儿是否需要继续使用中心静脉导管。根据患儿的临床表现应尽可能减少中心静脉导管留置时间。每天评估是否有保留导管的需要。

8. 加强临床护理人员的教育。护理人员的教育对于预防导管相关性血流感染的发生非常重要。

有研究显示开办有关穿刺技术及感染控制的培训课程可以使相关性血流感染发生率下降28%。

9. 充分发挥质量控制组的作用。质控组应由临床护理专家组成，严抓PICC操作的每一个环节，强化环节质量控制，通过持续质量改进预防相关性血流感染发生，以达到提高护理质量的目的。

PICC与CVC的不同点有：CVC留置时间相对PICC较短，一般不超过一个月；新生儿用的CVC导管比PICC粗，可以使用CVC输注血制品，而PICC不能用于输注血制品。

一百四十七、新生儿建立外周动脉常见的并发症有哪些？

答：**1.** 肢体末端缺血或者发白。

2. 导管阻塞。

3. 血栓形成。

4. 感染。

5. 导管脱落。

一百四十八、新生儿外周静脉输液发生外渗时的处理方法有哪些？

答：**1.** 干预的程度取决于液体外渗的分级，外渗液体的性质及其特异性的解毒剂的利用度。

2. 立即停止渗出部位输液。评估肢体肿胀程度，单纯肿胀者先拔除留置针，肿胀伴有水疱者，由于敷贴张力较大者去除敷贴易出现大片水疱伴表皮撕脱伤，建议先去除留置针，暂时保留敷贴，等消肿后再去除敷贴，去除敷贴时在敷贴外周涂抹润肤油可以避免敷贴揭除时皮肤撕脱伤。消肿可外用肝素钠软膏，或者用50%硫酸镁湿热敷，抬高外渗肿胀部位有助于减轻水肿。

3. 使用解毒剂

（1）透明质酸酶：对于与钙、肠道外营养液、抗生素、碳酸氢钠等相关的液体渗出均有效。治疗2小时内的渗出效果明显，12小时以内的渗出均可使用。

（2）酚妥拉明制剂：新生儿浓度为0.5～1mg/kg，取酚妥拉明5～10mg用生理盐水稀释至10ml。一般总量不超过0.1～0.2mg/kg或5mg。能有效治疗α-肾上腺受体激动药物（肾上腺素、多巴胺）的渗出。在1小时内渗出最有效，12小时以内的损伤均可使用。

4. 液体冲洗方法：是由英国的Gault医师于1993年提出的使用透明质酸酶或者生理盐水皮下组织冲洗法，通过冲洗来稀释和去除渗漏液，减轻对组织的进一步损伤。

一百四十九、新生儿听力障碍的常见病因？

答：**1. 遗传因素**　先天性遗传性听力障碍80%为常染色体隐性遗传，18%为常染色体显性遗传，2%为性联X染色体隐性遗传。

2. 非遗传因素　NICU有关的听力障碍（低氧血症、持续性肺动脉高压、高胆红素血症、耳毒性药物、噪音引起的听力障碍）。

一百五十、新生儿听力筛查的最佳时机及随访内容？

答：**1.** 常规在新生儿出生3～5天（72～120小时），跟踪随访2～3年，不能漏诊迟发性听力障碍患儿。

2. 听力筛查的技术流程：

新生儿出生——出院前进行听力筛查——通过/不通过

不通过——预约复查——复查——通过/不通过

不通过——诊断性测定——医学干预

3. 有效性评价：新生儿听力筛查的目的是尽可能早地发现有听力障碍的个体，时期语言发育的关键年龄段（6月龄）之前能得到适当的干预，使语言发育不受损。

一百五十一、早产儿视网膜病按疾病严重程度分为哪几期？

答：根据疾病的严重程度可分为Ⅰ～Ⅴ期：

1. Ⅰ期　视网膜后极部有血管区与周边无血管区之间出现一条白色平坦的细分界线。

2. Ⅱ期　白色分界线进一步变宽且增高，形成高于视网膜表面的嵴形隆起。

3. Ⅲ期　嵴形隆起愈加显著，呈粉红色，此期伴纤维增殖，进入玻璃体，累及黄斑。

4. Ⅳ期　部分视网膜脱离，根据是否累及黄斑可分为 a、b 两级。Ⅳa 为周边视网膜脱离未累及黄斑，Ⅳb 为视网膜脱离。

5. Ⅴ期　视网膜全脱离，常呈漏斗型，可分为宽、窄、前宽后窄、前窄后宽 4 种漏斗型。此期有广泛结缔组织增生和机化膜形成，导致晶状体后纤维膜。

一百五十二、早产儿眼底检查的对象是哪些？

答：国际上一般将出生体重小于 1500g 或胎龄小于 32 周的所有早产儿，不管是否吸过氧都列为筛查对象；对出生体重在 1500～2000g 或胎龄在 32～34 周的早产儿，如吸过氧或有严重并发症者，也列为筛查对象。《早产儿治疗用氧和视网膜病变防治指南》中明确了我国目前早产儿视网膜病（ROP）的筛查对象是：胎龄小于 34 周或出生体重小于 2000g 的早产儿；出生体重小于 2000g 的新生儿，但病情危重曾经接受机械通气或持续气道正压通气（CPAP）辅助通气，吸氧时间较长者。

一百五十三、何时进行早产儿眼底检查？

答：我国的《早产儿治疗用氧和视网膜病变防治指南》规定（表 4-8），首次筛查时间为生后 4～6 周。随访方法根据第一次检查结果而定。如双眼无病变，可隔周复查 1 次，直到矫正胎龄 42 周，视网膜血管长到锯齿缘为止。如有Ⅰ、Ⅱ期病变，应每周复查 1 次，随访过程中若早产儿视网膜病（ROP）程度下降，可每 2 周检查 1 次，直至病变完全退行。若出现Ⅲ期病变，应考虑治疗，如达到阈值水平，应在诊断后 72 小时内进行激光或冷凝治疗。患儿转院或出院后，如果需要，仍应坚持眼科随访直至矫正胎龄 44 周。

表 4-8　根据出生时的胎龄决定首次筛查的时机　（单位：周）

胎龄	首次检查的年龄	
	矫正胎龄	首次矫正的年龄
22	31	9
23	31	8
24	31	7
25	31	6
26	31	5
27	31	4
28	32	4
29	33	4
30	34	4

一百五十四、我国新生儿疾病筛查的对象及项目有哪些？何时采集血片？

答：新生儿疾病筛查对象：所有出生 72 小时（哺乳至少 6～8 次）的活产婴儿。自 2016 年 3 月 1 日起，广州市注册医疗服务机构出生的新生儿免费筛查。

筛查项目：我国疾病筛查以苯丙酮尿症（PKU）、先天性甲状腺功能减低症（CH）为主。某些地区根据疾病的发病率选择，如葡萄糖-6-磷酸脱氢酶（G-6-PD）缺乏、先天性肾上腺皮质增生症（CAH）等筛查或开始试用串联质谱技术进行其他氨基酸、有机酸、脂肪酸等少见遗传代谢性疾病的新生儿筛查。

采血时间：正常采血时间为出生 72 小时后，7 天之内，并充分哺乳；如果在未足够哺乳情况下，因无蛋白负荷，血中苯丙氨酸不会上升，易造成疾病筛查的假阴性。对于各种原因（早产儿、低体重儿、正在治疗疾病的新生儿、提前出院者等）未采血者，采血时间一般不超过出生后 20 天。

一百五十五、新生儿疾病筛查的方法要求？

答：**1.** 采血滤纸要求有一定厚度、质地疏松，吸血性强，通用滤纸为 S&S903。

2. 血标本由新生儿信息卡及采血滤纸两部分组成。采血人员填写好患儿相关信息。

3. 采血时用酒精消毒针刺位置，刺入后使血液自行流出，用无菌棉球擦去第一滴血，取 3～4 滴血至于滤纸片上，避免在同一处重复滴血，并使血滴通透滤纸正反两面。

4. 血滤纸片在室温下阴干，在规定时间内送达筛查中心，或暂时放入纸袋置 2～10℃冰箱保存。

操作步骤：认真填写标本卡；针刺部位选择（最好选择足跟外侧缘，禁止部位：后足跟弯曲部位、足弓部位、曾经用过的针眼部位、水肿或肿胀部位、手指部位）；预处理针刺部位；针刺皮肤；将血液滴到滤纸圆圈内；采集血样标本后的针眼处理。

血样的干燥：正常情况下必须以水平的位置在封闭室内自燃干燥，至少在 15～22℃空气中暴露 3 小时。干燥过程中严禁触及和弄脏血样标本，不能接受阳光直射。血样标本绝不能被加热、堆叠和触及到其他表面。

一百五十六、新生儿疾病筛查的注意事项有哪些？

答：**1.** 注射器不能作为血样收集器具。

2. 标本卡不能放置在密封的塑料和塑料制品的信封。

3. 用滤纸吸取血滴时，血样量要足够。

4. 避免滤纸表面被抓搓，使血液注入不均匀或不整齐，确保精确性。

5. 针眼流出血量较少，血滴太小时，不要经过挤压而流出的血滴重复滴入同一个血滴上，应该滴入另一个圆圈中，或者重新选择针刺部位。

一百五十七、新生儿沐浴的禁忌证有哪些？

答：有骨折、颅内出血、Apgar 评分 5 分以下、体温≤35.5℃，以及病情不稳定者，暂不沐浴。

一百五十八、新生儿沐浴操作要点有哪些？

答：**1.** 洗澡时应注意观察新生儿全身情况，注意皮肤是否红润、干燥、有无紫绀、斑点、皮疹、脓疱、黄疸。脐部有无红肿、分泌物及渗血。肢体活动有无异常，发现异常情况及时处理并报告医生。

2. 沐浴时间应在新生儿吃奶后 1 小时，沐浴露不要直接倒在新生儿皮肤上。

3. 保持室温、水温恒定，沐浴环境必须舒适、无风无尘。

4. 沐浴顺序：①面部：洗眼睛：从内眦至外眦，不要反复擦拭。洗面部：由内向外、从上至下的顺序洗净面部。②头部。③前身：颌下—颈下—前胸—腋窝—上肢—腹部—腹股沟—下肢—生殖器。④后背：洗后背—双下肢—双足—臀部。

5. 动作轻柔，注意保暖，沐浴时间不要过长，避免受凉及损伤。

6. 沐浴时勿使水进入耳、鼻、口、眼内。

7. 手腕带脱落应及时补上。

一百五十九、回流灌肠的操作要点有哪些？

答：**1.** 注意保暖，摆好体位打开辐射台预热，铺上治疗巾，将患儿放于辐射台，平卧屈膝位抬高臀部。

2. 动作轻柔，肛管大小长度适中，操作者戴上手套，暴露肛门，缓慢轻巧地将肛管插入肛门，切勿用力猛插，到达结肠狭窄段时，有阻力时要轻柔地试插，同时改变插管方向，插管有困难，改用小号肛管。

3. 灌肠液液体用量速度适中，灌出量≥灌入量，用 50ml 注射器抽吸温盐水 50～100ml，从肛管外端均匀地灌入肠内。注射器分离肛管后，就让粪便由肛管外端口排出。粪便排出间隙用左手按摩患儿腹部。粪便结块变硬，难以排出，可按医嘱用开塞露加入生理盐水中混合后灌入肠内。保留30分钟后，再用温盐水回流灌肠至腹胀消失。

一百六十、回流灌肠中常见问题及解决方法？

答：**1.** 肛管通过狭窄段困难：边灌液边插管，动作轻柔，缓缓通过。

2. 灌液时液体从肛门口喷出（肛管反折）：拔出肛管重插（拔管时确定肛管反折，未通过狭窄段）。

3. 灌液后，肛管外口无液体抽出或流出（肛管孔被粪块堵塞）：拔出肛管，除去粪块，重新插管，嘱咐患儿家属不给患儿含渣食物。

4. 液体流出不畅：来回轻柔抽动肛管，左手按摩腹部。

5. 灌出液中可见少量血丝：减少肛管来回抽插次数（考虑肠黏膜局部轻度受损）。

6. 肛门口皮肤发红：灌肠后擦净会阴部，涂上人工细胞愈合膜。

一百六十一、回流灌肠过程中应注意观察哪些内容？

答：**1. 大便性质**

2. 灌肠管的插入深度

（1）短段型巨结肠，灌肠管插入4～6cm即可排出大便。

（2）常见型巨结肠，灌肠管插入超过10cm，有一种突破感，大量粪便、气体随即喷出，灌肠也变得容易。

（3）长段型巨结肠，尽可能插深。

（4）胎儿期发生肠闭锁后，插入5～10cm，注入温生理盐水。开始时有明显狭窄感、阻力往往较大，但随着肠功能恢复，阻力变小，若吻合口通畅，能排出胎粪，梗阻消除。

一百六十二、如何预防新生儿红臀的发生？

答：**1. 做好日常护理**　做好臀部清洁干燥，勤换尿布。每次换尿布时都用柔湿巾由前至后擦净臀部，大便时用温水清洗干净。臀部皮肤可涂鞣酸软膏、凡士林油膏和婴儿护臀膏。

2. 避免湿热环境　病房内保持空气流通新鲜，定时消毒，室温调节在22～24℃，湿度保持在60%～65%。避免使用不透气的塑料布和橡皮布，有大便时及时更换尿布，防止臀部皮肤始终处于湿热的环境中。

3. 调整喂养方式　提倡母乳喂养，母乳易消化吸收，产生的粪便刺激性小，能降低红臀的发生。

4. 减少机械刺激　选用质地柔软，吸水性好的尿布，包裹时松紧适宜，并经常更换，腹泻时增加更换次数，保持臀部清洁干燥，并经常更换体位，减少皮肤局部受压。

防止交叉感染护理操作时应洗净双手，严格执行消毒隔离制度。

一百六十三、新生儿重病监护室（NICU）患儿常见压疮的好发部位是哪些？

答：**1. 头枕部**　头枕部是新生儿发生压疮最常见的部位。因为新生儿头占总身体总长的1/4比例，年龄越小头部重量占身体比重越大，重力主要集中在头部，因此，头枕部发生压疮的危险性最大。

2. 鼻中隔　危重新生儿的呼吸支持会使用机械辅助呼吸或持续气道正压给氧（CPAP），长期使用CPAP的鼻塞和气管插管会对患儿的鼻部皮肤产生长时间的压力，易使鼻中隔和鼻部皮肤破损，出现压疮。因为鼻梁部属缺乏脂肪组织保护、肌肉层较薄的骨隆突处，一旦受压，引起血液循环障碍。

3. 留置针固定处　静脉留置针尾翼和肝素帽较硬，留置时间可达72小时，而新生儿皮肤娇嫩，长时间留置和透明敷料压迫过紧易致局部皮肤产生压疮。另外，患儿因哭闹出汗，敷料又不透气，增加了压疮的危险。

4. 各种管路压迫处 危重新生儿留置管路较多，如胃管、气管插管、引流管、输液管等，若放置不妥或固定方法不对，管路压于患儿身下，极易造成局部皮肤压伤。另外，氧饱和度监测部位缠绕过紧、不及时更换位置也会使缠绕处皮肤形成压伤。

5. 新生儿外踝 新生儿仰卧时四肢呈蛙状，踝露在暖箱中，双足外踝与床面接触时间最长，哭吵时活动度大，使外踝与床面摩擦而出现破损。

一百六十四、什么是婴儿猝死综合征？

答：婴儿猝死综合征（SIDS）为看似健康的婴儿在睡眠中突然发生的意外死亡，通过对病史、环境的详细调查和尸检等仍不能发现可导致死亡的明确原因。在出生后第 1 个月相对少见，2～4 个月达高峰，而后又呈下降趋势，其中 95%发生于出生后 6 个月内。今年来对 SIDS 时睡眠和内环境稳定、环境和遗传危险因素、生化和分子学异常之间的关系进行了深入的研究，最重要的进展是发现俯卧位睡眠时 SIDS 的危险增加 3 倍以上，导致 20 世纪 90 年代早期许多国家开始提倡婴儿“仰卧睡眠体位”，使 SIDS 的发生降低了 50%以上。

一百六十五、如何预防婴儿猝死综合征的发生？

答：**1.** 提倡仰卧，避免婴儿俯卧位和侧卧位睡眠对于 NICU 中的危重患儿，在疾病的急性阶段，俯卧位可能是较好的护理体位，特别是伴有肺部疾病的新生儿和极小的早产儿。

2. 使用较硬的床面，避免柔软的床上用品如枕头、棉被、羊毛毯、充填的玩具等，以防婴儿面部被它们包裹或盖住。

3. 避免孕期吸烟和婴儿被动吸烟，孕期吸烟是本病的重要危险因素之一，在婴儿居住的环境中吸烟也是本病的独立高危因素，均应避免。

4. 推荐母婴同室，但非同床睡眠。尤其在出生后 20 周以内，与母亲同床是本病的重要高危因素，但对 20 周以后的婴儿影响不大。

5. 使用安抚奶嘴。使用安抚奶嘴能降低本病的发生率，尤其在长睡眠时使用。如果婴儿拒绝或婴儿已熟睡后，则无必要使用。安慰奶嘴能降低本病发生率的机制可能与降低觉醒阈值有关。

6. 避免过热。婴儿应在凉爽的环境中睡眠，不应穿、盖过多。

一百六十六、STABLE 转运模式的含义是什么？

答：**1. S**（sugar） 指维持患儿血糖的稳定和安全，确保患儿的血糖维持在 2.5～7.0mmol/L。

2. T（temperature） 指保持患儿体温的稳定，保持早产儿体温正常，可以增加 50%的成活率，寒冷可导致低血糖和严重的呼吸窘迫。

3. A（assisted breathing） 指保持患儿呼吸道的通畅，清除患儿呼吸道的分泌物，确保呼吸道通畅，必要时协助医师进行气管插管，维持有效通气。

4. B（blood pressure） 指维持患儿血压的稳定，连接心电监护仪监测血压、心率及血氧饱和度，必要时给予外周动脉置管行持续血压监测，血压偏低时应用多巴胺和多巴酚丁胺静脉维持。

5. L（lab works） 指确保患儿各项实验室指标处于正常范围内，应用便携式血气分析仪监测患儿的各项指标，确保患儿水、电解质及酸碱平衡，并根据结果予纠正酸中毒或静脉补液等相应的处理。

6. E（emotional support） 指感情支持，转运人员尽可能提供支持和援助，帮助家庭应对这场危机。

一百六十七、转运危重新生儿时所需设备及用品及对转运人员的资质有何要求？

答：1. 设备及用品

（1）转运车。

（2）转运保暖箱。

（3）其他设备。包括车载呼吸机，监护仪，脉搏血氧监护仪，微量血糖仪，便携式血气、电解质分析仪，瓶装氧气，负压吸引器等。NO治疗及亚低温治疗设备也开始在少数地方配置。

2. 转运队伍 由新生儿专科医师、注册护士、呼吸治疗师等组成2～3人的团队，要求掌握如下技术：

（1）识别潜在的呼吸衰竭，掌握气管插管、气囊加压通气、CPAP及机械通气技术。

（2）建立周围静脉通道，如穿刺和置入导管、脐血管插管。

（3）胸腔穿刺排气和引流。

（4）识别早期休克、扩容、输液及纠正代谢异常如低血糖、酸中毒。

（5）特殊治疗：如窒息复苏、败血症休克、惊厥及外科有关问题的处理。

（6）熟悉急救用药的剂量和方法、掌握肺表面活性物质替代治疗的技术。

（7）掌握转运所需监护、治疗仪器的应用和数据评估，若进行空中转运还要求接受航空医学的训练。危重新生儿转运常由各医院具有NICU工作经验的新生儿专业医师及护士担任，熟练掌握新生儿窒息复苏技术、转运流程、患者抢救和所有仪器的使用。转运小组至少由一名医师和护士组成，具有独立工作及和团队协助与沟通能力。转运人员应24小时值班待命。

一百六十八、如何做好危重患儿转运前准备？

答：**1. 转诊医院的联络工作** 主管医师根据患者疾病情况决定是否转运，联络接收医院，报告患者初步诊断、处理及目前生命体征状况；根据接收医院医师的建议对患者做转运前病情稳定的处理；与家长谈话，告知家长在转运途中患儿可能发生的危险和经济负担，征得患儿家长理解和同意；完成转运单的填写，主要内容应包括转出医院名称、详细地址、联系人姓名和电话、病情介绍、转运路程和距离等。

2. 接收医院准备工作 接收医院接到转运电话后，应充分了解转诊患儿病情，指导转诊医院进行救治；立即启动转运程序，转诊小组人员立即到位，迅速检查所有设备及药物是否齐全，准备所需设备和用品特别是医用气体，调试各种医疗设施至正常工作状态；根据情况设计最佳的转运方案和路线、估计转运时间。并根据患者情况作出特殊准备，在规定时间内出发。

3. 转运前患者的处理 转运队伍到达后必须对患儿详细检查，与当地医院一起抢救患者，使患儿病情初步稳定，取得家属充分理解后才能转运。高危新生儿在转运前应尽可能达到基本的稳定状态，避免在转运途中死亡。

一百六十九、危重患儿转运时特殊情况的处理措施？

答：**1. 胎粪吸入** 生后羊水胎粪污染黏稠而且新生儿没有活力（呼吸抑制，肌张力低下和心率＜100次/分），立即气管插管，并进行气道胎粪吸引；需要气管插管时应重新更换气管插管；初步稳定后，插入胃管进行胃内吸引。

2. 气胸 气胸患儿听诊时一侧呼吸音减弱，可用X线胸片或通过透光试验明确诊断；如果出现呼吸困难，需要胸穿抽出空气或接胸腔引流瓶及吸氧治疗。

3. 膈疝 应插入大口径胃管（10号或12号）以防止胃肠扩张导致呼吸障碍；如需辅助通气应立即气管插管，不能用面罩复苏囊加压通气；患儿应禁食及建立静脉通道，静脉输注10%葡萄糖液。

4. 气管食管瘘或食管闭锁 应抬高新生儿头部，以防吸入胃内容物；轻轻插入口饲管到遇到阻力后连接吸引器进行低压间断吸引；患儿应该禁食及建立静脉通道输注10%葡萄糖液。

5. 腹壁膨出或脐膨出 使用无菌技术处理膨出的器官，包裹膨出的器官保暖，用无菌生理盐水敷料覆盖，以防止干燥；调整体位不要压迫膨出的器官。

6. 后鼻孔闭锁 如果出现呼吸窘迫可用人工口咽部气道或经口气管插管。

7. Pierre Robin 综合征 调整患儿体位以保持开放气道或用人工口咽部气道及气管插管；注意患儿可能合并腭裂。

8. 胃肠道梗阻 应禁食，插入大口径胃管（10号或12号）引流胃内容物并防止腹胀；建立静脉通道输注 10%葡萄糖，每 100ml 添加 3mmol 的 NaCl。

9. 新生儿撤药综合征 转运前每两个小时评估症状的严重程度，减少刺激，建立静脉通道输注 10%葡萄糖液，暂禁食，必要时药物干预；如果患儿出生时出现呼吸抑制且已明确或怀疑产妇曾使用过兴奋性药物者，应禁用纳洛酮，以避免诱发惊厥发生。

一百七十、危重患儿转运途中监护与救治的注意事项？

答：**1. 患儿上车后置暖箱妥善固定放置** 如道路状况不佳、颠簸严重，最好由护士抱于怀中，以防震荡损伤。在转运途中各种因素均可造成病情反复，因此在转运途中应做好各种生命体征的监护与管理，以便及时发现病情的改变。

2. 体温监护与管理 放置体温监护仪感应器，持续进行体温监测及暖箱温度监测；如不使用伺服式皮肤探针控制箱温，应调节合适暖箱温度及保持适当的环境（车厢内）温度，以确保患儿转运途中的体温稳定。

3. 呼吸监护与管理 维持正中体位，固定患儿头部，保持气道开放，转运途中颈的位置不能过度伸展，否则会导致气道阻塞。持续进行呼吸频率、节律及经皮血氧饱和度监测。气管插管深度应做标记，监测标记的变化以防脱管。监测呼吸机参数有否变化。气管插管患者如病情突然恶化应考虑插管移位或堵塞、发生气胸、仪器故障，应根据判断尽快作出相应处理。

4. 循环监护与管理 放置心电监护电极，持续监测血压。观察肤色、皮温了解循环灌注情况，调节适当的输液速度。紧急情况下如没有 5F 规格的脐动静脉导管，可采用喂养管替代（插入 5cm），如无法成功建立静脉通道，可使用骨髓穿刺输液，并可采样检测血糖和 pH。

5. 其他 与接收医院的 NICU 医师保持联系，观察并记录患儿转运途中情况、变化及处理。

一百七十一、危重患儿转运后的效果评估与反馈？

答：**1.** 到达医院后，患儿通过绿色通道直接进入 NICU，转运人员与当班人员进行交接，详细介绍患儿转运全过程的情况，并再次应用“STABLE”程序进行评估。整个转运过程必须有详细记录，记录开始转运时间、结束转运时间、患儿姓名、性别、胎龄、出生体重、诊断、基本病情。

2. 转运结束后转运小组应补充各种使用过的物品及药物，以备下次使用。同时收集所有的转运资料，对转运的效果作出评估及反馈。转运结束应联络家属及转诊医院反馈患儿在转运期间及目前情况。患儿出院后应向转诊医院反馈患儿在住院期间的诊疗情况。

3. 通过专业的新生儿转运队伍将高危新生儿转运到 NICU，能及时抢救高危新生儿，对提高危重患者的抢救成功率非常重要。转运危重患儿是一个充满危险的过程，患儿随时都有恶化的倾向，同时转运过程的环境也是重要的危险因素，设施问题、转运团队决策和疾病处置能力问题等，都直接影响转运的效果，因此新生儿转运系统必须以循证医学为基础，收集新生儿转运服务的数据，建立和共享规范的转运标准、实施连续的专业转运培训和健全的风险报告机制，对不良事件的发生进行评估并持续改进，以保证转运的质量与安全。

第五章　呼吸系统疾病

一、什么叫上呼吸道？什么叫下呼吸道？

答：呼吸系统以环状软骨为界划分为上、下呼吸道。上呼吸道包括鼻、鼻窦、咽、咽鼓管、会厌、喉；下呼吸道包括气管、支气管、毛细支气管、呼吸性支气管、肺泡管及肺泡。

二、不同年龄儿童呼吸、脉搏频率是多少？

答：详见表 5-1。

表 5-1　各年龄阶段小儿呼吸和脉搏

年龄	呼吸（次/min）	脉搏（次/min）	呼吸：脉搏
新生儿	40～45	120～140	1∶3
1 岁以下	30～40	110～130	1∶3～1∶4
2～3 岁	25～30	100～120	1∶3～1∶4
4～7 岁	20～25	80～100	1∶4
8～14 岁	18～20	70～90	1∶4

儿童呼吸频率受诸多因素影响，如激动、哭闹、活动、发热、贫血、呼吸系统和循环系统的疾病等，均可使呼吸增快。因此，须在儿童安静或睡眠时测量呼吸频率。

三、不同年龄小儿血气分析正常值是多少？

答：详见表 5-2。

表 5-2　不同年龄小儿动脉血气分析正常值

项目	新生儿	～2 岁	＞2 岁
pH	7.35～7.45	7.35～7.45	7.35～7.45
PaO_2（kPa）	8～12	10.6～13.3	10.6～13.3
$PaCO_2$（kPa）	4～4.67	4～4.67	4.67～6.0
HCO_3^-（mmol/L）	20～22	20～22	22～24
BE（mmol/L）	−6～+2	−6～+2	−4～+2
SaO_2	0.90～0.965	0.95～0.97	0.955～0.977

四、什么是呼吸急促？

答：呼吸急促是指：幼婴＜2 个月，呼吸≥60 次/分；2～12 个月以下，呼吸≥50 次/分；1～5 岁以下，呼吸≥40 次/分。

五、什么是呼吸困难？

答：呼吸困难是指患者自觉空气不足，呼吸费力，常伴有呼吸频率、深度与节律的改变，严重呼吸困难时呈张口呼吸及出现三凹征（胸骨上窝、锁骨上窝、及肋间隙在吸气时明显下降），伴吸气相高调哮鸣音。

六、什么是吸气性呼吸困难？

答：吸气性呼吸困难是由于气道阻塞（如慢性支气管炎、阻塞性肺气肿）或肺扩张受到限制（如气胸、血胸）或肿瘤、异物等引起的狭窄，梗阻所致，导致通气量不足，严重缺氧。

七、什么是呼气性呼吸困难？

答：呼气性呼吸困难时由于肺组织弹性减弱及小支气管痉挛性狭窄所致（如肺气肿、哮喘等），导致二氧化碳潴留。

八、什么是混合性呼吸困难？

答：混合性呼吸困难时由于广泛型肺部病变时呼吸面积减少所致。通气/血流比例失调，生理无效腔增大，导致缺氧和二氧化碳潴留。

九、什么是发绀？

答：是指血液中还原血红蛋白增多使皮肤和黏膜呈青紫色改变的一种表现，也可称为紫绀，是血氧不足的重要表现。

十、为什么婴幼儿极少出现鼻窦炎？

答：鼻窦在新生儿期只有始基，或未发育。上颌窦和筛窦在 2 岁以后开始迅速增大，至 12 岁才充分发育。额窦和蝶窦分别在 2 岁和 4 岁时才出现。因此，婴幼儿极少出现鼻窦炎。但由于鼻窦黏膜与鼻腔黏膜相连续，鼻窦口相对较大，故学龄前期儿童因急性鼻炎累及鼻窦引起鼻窦炎并不少见。

十一、为什么婴幼儿患鼻咽炎症时易致中耳炎？

答：婴儿咽部富有淋巴组织，咽后壁淋巴组织感染时，可发生咽后壁脓肿。婴幼儿的咽鼓管宽、直、短、呈水平位，故鼻咽炎时易致中耳炎。

十二、儿童为什么容易出现声音嘶哑和吸气性呼吸困难？

答：儿童喉部呈漏斗形，相对较窄，软骨柔软，黏膜柔嫩，富有血管及淋巴组织，故炎症时易发生充血、水肿，从而引起喉头狭窄，出现声音嘶哑和吸气性呼吸困难。

十三、为什么儿童发生气管异物多在右主支气管？

答：因为左主支气管细长，由气管向侧方伸出；右主支气管短粗，走向较垂直，似气管的直接延伸，故误吸入的气管异物多坠入右侧。

十四、为什么婴幼儿呼吸道感染时易导致呼吸道梗阻？

答：因为婴幼儿气管和支气管的管腔相对狭窄；软骨柔软，缺乏弹力组织，支撑作用小；黏膜柔嫩、血管丰富，黏液腺分泌不足，气道较干燥，纤毛运动差，清除能力弱；毛细支气管平滑肌在 3 岁以后才明显发育，因此易发生呼吸道感染，感染时易发生充血、水肿和分泌物堵塞而导致呼吸道梗阻。

十五、为什么儿童易发生肺部感染？

答：儿童肺泡数量较少，肺的弹力纤维发育差，血管丰富，间质发育旺盛，使肺含血量丰富而含气量相对较少，故易发生肺部感染。感染时易导致黏液阻塞，引起间质炎症、肺不张或肺气肿等。肺门处有大量的淋巴结与肺脏各部分相联系，肺部炎症时亦可引起肺部淋巴结反应。

十六、婴幼儿缺氧和二氧化碳潴留时为什么易出现青紫？

答：婴幼儿胸廓上下径较短，前后径相对较长，呈圆桶状；肋骨呈水平位，膈肌位置较高，胸腔小而肺脏相对较大；呼吸肌发育差。呼吸时胸廓运动幅度小，肺不能充分扩张、通气和换气，故易因缺氧和二氧化碳潴留而出现青紫。

十七、为什么婴幼儿发生肺部感染时易引起呼吸衰竭？

答：婴儿胸廓柔软，很难抵抗腔内负压增加所造成的胸廓塌陷，因而肺的扩张受限。婴儿呼吸肌发育不全，肌纤维较细，间质较多而且肌肉组织中耐疲劳的肌纤维数量所占的比例少，新生儿仅有 25%，3 个月时亦只有 40%，1 岁时达成人水平（50%～60%），小儿肺活量、潮气量、气体弥散量均较成人小，而气道阻力较成人大，各项呼吸功能的储备能力均较差，故易引起呼吸衰竭。

十八、为什么婴幼儿胸腔积液或积气时易致纵隔移位？

答：因为婴幼儿胸廓较短、呈桶状，肋骨呈水平位，膈肌位置较高，使心脏呈横位；胸腔较小而肺较大。呼吸肌发育差，呼吸时胸廓运动不充分，肺的扩张受到限制，不能充分通气和换气；小儿胸膜较薄，纵隔相对较大，其周围组织松软、富于弹性，故胸腔积液或积气时易致纵隔移位。

十九、婴幼儿呼吸时为什么会出现腹膈式呼吸？

答：婴幼儿膈肌较肋间肌相对发达，呼吸肌发育未完全，呼吸时胸廓的活动范围小而横膈活动明显，开始呈腹膈式呼吸；随着年龄的增长，呼吸肌逐渐发育，膈肌下降，肋骨由水平位逐渐倾斜，胸廓前后径和横径增大，呼吸时会出现胸腹式呼吸。

二十、小儿呼吸系统的免疫特点是什么？

答：儿童呼吸道的非特异性免疫功能和特异性免疫功能均较差。如咳嗽反射及纤毛的运动功能差，有效清除吸入的尘埃和异物的能力较低。婴幼儿肺泡巨噬细胞功能不足，SIgA、IgA、IgG 和 IgG 亚类含量较低，乳铁蛋白、溶菌酶、干扰素、补体等数量和活性不足，故易患呼吸道感染。

二十一、什么是闭锁肺？

答：儿童特别是小婴儿由于胸壁薄，容易听到呼吸音。严重气道梗阻时，几乎听不到呼吸音，称闭锁肺（silent lung），是病情危重的征象。

二十二、婴幼儿上呼吸道梗阻或肺实变时为什么会出现吸气性胸廓凹陷？

答：婴幼儿上呼吸道梗阻或肺实变时，由于胸廓软弱，用力吸气时胸腔内负压增加，可引起胸骨上、下及肋间凹陷，即“三凹征”，其结果是吸气时胸廓不但不能扩张反而下陷，形成呼吸矛盾，出现吸气时胸廓凹陷，增加了呼吸肌能量的消耗，但未能增加通气量。

二十三、什么是急性上呼吸道感染？

答：急性上呼吸道感染简称上感，主要是鼻、鼻咽和咽部的急性感染，本病是儿童时期最常见的疾病，常诊断为“急性鼻咽炎”、“急性咽炎”、“急性扁桃体炎”等。该病一年四季均可发生，以冬、春季节及气候骤变时多见，主要通过空气飞沫传播。一次患病后产生的免疫力不足，故可反复患病。

二十四、急性上呼吸道感染的病因是什么？

答：主要由各种病毒和细菌引起，但 90%以上为病毒所致，主要有鼻病毒、呼吸道合胞病毒、流感病毒、副流感病毒、腺病毒、柯萨奇病毒、埃可病毒、冠状病毒、单纯疱疹病毒、EB 病毒等。病毒感染后可继发细菌感染，最常见的是溶血性链球菌，其次为肺炎球菌、流感嗜血杆菌等。肺炎支原体也可以引起感染。

由于上呼吸道的解剖生理和免疫特点，婴幼儿易患上呼吸道感染。若患有维生素 D 缺乏性佝偻病、营养不良、贫血等疾病，或儿童生活的环境不良如居室通风不良、阳光不足、空气严重污染等，则易发生反复呼吸道感染和使病程蔓延。

二十五、急性上呼吸道感染临床表现有哪些？

答：临床症状轻重不一，与年龄、病原体及机体抵抗力不同有关。年长儿症状较轻，以局部症状为主，无全身症状或全身症状较轻，婴儿病情较重，常有明显的全身症状。常于受凉后 1～3 天出现症状。

局部症状：主要是鼻咽部症状，如鼻塞、流涕、喷嚏、干咳、咽痒、咽痛等，多于 3～4 天自然痊愈，新生儿和小婴儿可因鼻塞而出现张口呼吸或拒乳。

全身症状：发热、烦躁不安、头痛、全身不适、乏力等。部分患儿发病早期，可有阵发性脐周疼痛，有的类似急腹症，与发热所致肠痉挛或肠系膜淋巴结炎有关。婴幼儿起病急，多有高热，体温可高达 39～40℃，常持续 2～3 天至 1 周左右，常伴有呕吐、腹泻、烦躁不安，甚至高热惊厥。

体征：可见咽部充血、淋巴滤泡、扁桃体可肿大、充血并有渗出物，颌下淋巴结肿大、触痛。肠道病毒引起者可出现不同形态的皮疹。肺部听诊一般正常。

二十六、什么是疱疹性咽峡炎？

答：疱疹性咽峡炎（herpangina）是一种特殊类型的上呼吸道感染，主要由柯萨奇 A 组病毒引起，好发于夏秋季。起病急，高热、咽痛、流涎、拒食、呕吐等。体查可见咽部充血，咽腭弓、腭垂、软腭等处有直径 2～4mm 的疱疹，周围有红晕，疱疹破溃后形成小溃疡。病程 1 周左右。

二十七、什么是咽-结合膜热？

答：咽-结合膜热（pharyngo-conjunctival fever）是由腺病毒引起，常发生于春夏季，散发或发生小流行。以发热、咽炎、结膜炎为特征。临床表现为发热、咽痛、眼部刺痛、咽部充血，一侧或双侧眼滤泡性结膜炎，颈部、耳后淋巴结肿大，有的伴胃肠道症状。病程 1～2 周。

二十八、急性上呼吸道感染的并发症有哪些？

答：婴幼儿上呼吸道可以并发中耳炎、鼻窦炎、咽后壁脓肿、腭扁桃体周围脓肿、颈淋巴结炎、喉炎、支气管炎、及支气管肺炎等。年长儿若患可因链球菌感染而并发急性肾炎、风湿热。病毒引起的上感还可引起心肌炎、脑炎等。

二十九、急性上呼吸道感染治疗要点有哪些？

答：以支持治疗和对症治疗为主，注意休息，多饮水，补充大量维生素 C 等，做好呼吸道隔离，预防并发症的发生。

病毒感染者可给利巴韦林（三氮唑核苷）等抗病毒药，疗程 3～5 天。流行性感冒可在病初应用磷酸奥司他韦口服，疗程 5 天。病情严重，继发细菌感染或发生并发症者，可加用抗菌药物，常有青霉素类、头孢菌素类及大环内酯类，疗程 3～5 天。如为链球菌感染或既往有肾炎或风湿热病史者，青霉素类疗程应为 10～14 天。病毒性结膜炎可用 0.1%阿昔洛韦滴眼，每 1～2 小时 1 次，高热者给予物理降温或药物降温，高热惊厥者给予镇静、止惊处理；咽痛者可含服咽喉片。

三十、急性上呼吸道感染的护理措施有哪些？

答：**1.** 保持空气清新，温湿度适宜，清除鼻腔及咽喉部分泌物，保持气道通畅；观察咽部充血、水肿情况，必要时可给予润喉片或行雾化吸入；体温小于 38.5℃时予物理降温，大于 38.5℃时可遵医嘱给予药物降温，并观察降温后效果，做好记录，如患儿体温持续不退，应考虑并发症的可能，如警惕高热惊厥的发生。如出现皮疹，应区别是否为某种传染病早期，以便及早采取相应措施。

2. 加强营养，保证摄入足够的水分，给予富含营养、易消化的清淡饮食，必要时静脉补充营养和水分。

3. 使用解热剂后应注意多饮水，以免大量出汗引起虚脱；高热惊厥的患儿使用镇静剂时，应注意观察止惊的效果及药物的不良反应。

三十一、怎样应对儿童鼻塞？

答：儿童鼻塞时应及时清除鼻腔及咽喉部分泌物，保证呼吸道通畅。鼻塞严重时应先清除鼻腔分泌物后，再用 0.5%麻黄碱溶液滴鼻，2～3 次/日，每次 1～2 滴，对因鼻塞妨碍吮奶的婴儿，宜在哺乳前 15 分钟滴鼻，使鼻腔通畅，保证吸吮。

三十二、如何对患急性上呼吸道感染的患儿及家长进行健康教育？

答：**1.** 儿童居室应宽敞、整洁、采光好。室内应采取湿式清扫，经常开窗通气，成人应避免在儿童居室内吸烟，保持室内的空气新鲜。

2. 合理喂养儿童，婴儿提倡母乳喂养，及时添加辅食，保证摄入足量的蛋白质及维生素；要营养平衡，纠正偏食。

3. 多进行户外活动，多晒太阳，预防佝偻病的发生。加强体格锻炼，增强体质，加强呼吸肌的肌力与耐力，提高呼吸系统的抵抗力与适应环境的能力。

4. 在上呼吸道感染的高发季节，避免带儿童去人多拥挤的公共场所。

5. 在气候骤变时，应及时增减衣服，既要注意保暖，避免着凉，又要避免过多地出汗。

三十三、什么是急性感染性喉炎？

答：急性感染性喉炎（acute infectious laryngitis）是喉部黏膜急性弥漫性炎症，以犬吠样咳嗽、声嘶、喉鸣、吸气性呼吸困难为临床特征。可发生于任何季节，以冬春季节多发，常见于婴幼儿，新生儿极少见。

三十四、引起急性感染性喉炎的病因是什么？

答：由病毒或细菌感染引起，也可并发于麻疹、百日咳和流感等急性传染病。常见的病毒为副流感病毒、流感病毒和腺病毒，常见的细菌为金黄色葡萄球菌、链球菌和肺炎链球菌。由于小儿喉部的解剖特点，炎症时易充血、水肿而出现喉梗阻。

三十五、急性感染性喉炎临床特征有哪些？

答：起病急、症状重。可有不同程度的发热、犬吠样咳嗽、声嘶、吸气性喉鸣和三凹征。一般白天症状轻，夜间入睡后喉部肌肉松弛，分泌物阻塞导致症状加重。严重者可出现发绀、烦躁不安、面色苍白、心率加快。体检可见咽部充血，间接喉镜检查可见喉部、声带有不同程度的充血、水肿。

三十六、急性感染性喉炎的喉梗阻按吸气性呼吸困难的轻重可分为几度？

答：详见表 5-3。

表 5-3　喉梗阻分度

Ⅰ度	患者仅于活动后出现吸气性喉鸣和呼吸困难，肺部听诊呼吸音和心率无改变
Ⅱ度	于安静时亦出现喉鸣和吸气性呼吸困难，肺部听诊可闻及喉传导音或管状呼吸音，心率加快
Ⅲ度	除上述喉梗阻症状外，患儿因缺氧而出现烦躁不安、口唇及指（趾）发绀，双眼圆睁、惊恐万状、头面部出汗、肺部呼吸音明显降低，心率快，心音低钝
Ⅳ度	患儿渐显衰竭、昏睡状态，由于无力呼吸，三凹征可不明显，面色苍白发灰，肺部听诊呼吸音几乎消失，仅有气管传导音，心律不齐，心音钝、弱

三十七、急性感染性喉炎患儿的护理措施有哪些？

答：**1.** 保持室内空气清新，温、湿度适宜，减少对喉部的刺激，减轻呼吸困难。

2. 置患儿舒适体位，保持患儿安静，保证休息。

3. 改善呼吸功能，保持呼吸道通畅，可用 1%～3%麻黄碱和吸入型糖皮质激素雾化吸入，促进黏膜水肿消退。痰多时可选用祛痰剂，必要时直接喉镜吸痰。

4. 根据缺氧程度及时吸氧，轻中度呼吸困难可给予低流量鼻导管吸氧；如患儿呼吸困难明显，出现身体青紫，口唇发绀，烦躁不安，多功能参数监护仪显示血氧饱和度有下降时，要及时遵医嘱给予正压吸氧；喉梗阻达到Ⅲ度或Ⅲ度以上，多功能参数监护仪显示 $SaO_2<80\%$，血气分析示 $PaO_2<60mmHg$，$PaCO_2>60mmHg$，经应用激素治疗无明显改善时应及时行气管切开。

5. 维持正常体温，观察体温变化，体温超过 38.5℃时给予物理降温。

6. 密切观察病情变化，正确判断缺氧程度，发生窒息后及时抢救，随时做好气管切开的准备，避免因吸气性呼吸困难而窒息致死。

7. 慎用镇静药，避免使用氯丙嗪，以免使喉头肌松弛，加重呼吸困难。

8. 补充足量的水分和营养，避免发生呛咳。

三十八、急性感染性喉炎健康教育内容有哪些?

答：**1.** 向家长解答患儿病情，讲解疾病的医学知识，减轻其紧张和恐惧心理。

2. 指导家长正确护理患儿，如加强体格锻炼，适当进行户外活动。

3. 积极预防上呼吸道感染和各种传染病，定期预防接种。

三十九、什么是急性支气管炎?

答：急性支气管炎（acute bronchitis）是指各种病原体引起的支气管黏膜感染，因气管常同时受累，故又称为急性支气管炎（acute tracheobronchitis）。本病是儿童时期常见的呼吸道疾病，婴幼儿多见，常继发于上呼吸道感染之后，或为急性传染病一种表现。

四十、急性支气管炎的病因有哪些?

答：主要为感染。病原体为各种病毒、细菌、或病毒及细菌的合并感染。凡能引起上呼吸道感染的病原体皆可引起支气管炎，而以病毒为主病因。特异性体质、免疫功能失调、营养不良、佝偻病、及支气管局部的结构异常等均为本病的危险因素。

四十一、急性支气管炎的临床表现是什么?

答：发病大多先有上呼吸道感染的症状，之后以咳嗽为主要表现，开始为干咳，1～2 天后有痰液咳出。婴幼儿症状较重，常有发热、呕吐及腹泻等。一般全身症状不明显。双肺呼吸音粗糙，可有不固定的散在的干、湿啰音。婴幼儿期伴有喘息的支气管炎，如伴有湿疹或其他过敏史者，少数可发展为哮喘。

四十二、急性支气管炎的治疗要点有哪些?

答：主要为对症治疗和控制感染。

一般治疗同上呼吸道感染。注意经常变化体位，多饮水，适当气道湿化，使呼吸道分泌物易于咳出。

对症治疗对有刺激性咳嗽可用复方甘草合剂，痰黏稠时可用氨溴索。一般不用镇咳剂或镇静剂，以免抑制其自然排痰。喘憋严重者可用支气管扩张剂，如沙丁胺醇等 β2 受体激动剂雾化吸入；喘息严重时可加用泼尼松口服。

控制感染如怀疑有细菌感染时，可适当选用抗生素，如青霉素、大环内酯类等。

四十三、急性支气管炎的护理措施是什么?

答：**1.** 保持室内空气新鲜，定时通风，温、湿度适宜。患儿应注意休息，避免剧烈活动及游戏，以防咳嗽加重。卧床时需经常更换体位，以利于排痰。

2. 保持呼吸道通畅观察咳嗽，咳痰的性质，指导并鼓励患儿有效咳嗽；对咳嗽无力的患儿，经常更换体位，拍背。若痰液黏稠可采用超声雾化吸入或蒸汽吸入；如果分泌物多，影响呼吸时，可用吸引器吸痰，以及时清除痰液。

3. 保证充足的水分及营养鼓励患儿多饮水，使痰液稀释易于咳出。给营养丰富，易消化的饮食，但应少量多餐。

4. 保持口腔清洁由于患儿咳嗽剧烈时常引起呕吐，故要保持口腔卫生，以增加舒适感，增进食欲。婴幼儿可在进食后喂适量开水，以清洁口腔。年长时在晨起，餐后，睡前漱口。

5. 严密观察病情变化定时测量体温。体温高于 38.5℃，应采取物理降温或遵医嘱给予药物降温。注意观察呼吸变化，若有呼吸困难，发绀，应给予吸氧，并协助医生积极处理。

四十四、什么是肺炎?

答：肺炎（pneumonia）是指不同病原体及其他因素（如吸入羊水、过敏等）所引起的肺部炎症。临床上以发热、咳嗽、气促、呼吸困难和肺部固定湿啰音为主要表现。严重者可出现循环、神经、消化系统的相应症状。

四十五、肺炎按病理分类可分为几类？

答：可分为支气管肺炎、大叶性肺炎和间质性肺炎等。儿童以支气管肺炎常见。

四十六、肺炎按病因可以分为几类？

答：感染性肺炎、如病毒性肺炎、细菌性肺炎、支原体肺炎、衣原体肺炎、原虫性肺炎、真菌性肺炎等；非感染因素引起的肺炎如吸入性肺炎、坠积性肺炎、嗜酸性粒细胞肺炎等。

四十七、肺炎按病程可以分为哪几类？

答：急性肺炎（病程在一个月以内）、迁延性肺炎（病程 1～3 个月）、慢性肺炎（病程在 3 个月以上）。

四十八、肺炎按病情可以分为几类？

答：轻症肺炎（以呼吸系统症状为主，无全身中毒症状）、重症肺炎（除呼吸系统严重受累外，其他系统也受累，全身中毒症状明显）。

四十九、什么是社区获得性肺炎？

答：社区获得性肺炎（community acquired pneumonia，CAP）指无明显免疫抑制的患儿在院外或住院 48 小时内发生的肺炎。

五十、什么是医院获得性肺炎？

答：医院获得性肺炎（hospital acquired pneumonia，HAP）是指住院 48 小时后发生的肺炎，又称医院内肺炎（nosocomial pneumonia，NP）。

五十一、什么是支气管肺炎？

答：支气管肺炎（bronchopneumonia）又称小叶肺炎，为儿童时期最常见的肺炎。以 2 岁儿童多见，起病急，四季均可发病，以冬、春寒冷季节多见。居室拥挤、通风不良、阳光不足、冷暖失调等均可使机体的抵抗力降低，易患肺炎。常见病原体为病毒和细菌，病毒以呼吸道合胞病毒最多见，其次是腺病毒、流感病毒、副流感病毒等，细菌以肺炎链球菌多见，其他有链球菌、葡萄球菌、革兰阴性杆菌及厌氧菌等。

五十二、支气管肺炎病理生理变化是什么？

答：病原体侵入肺部后，引起支气管黏膜水肿，管腔狭窄；肺泡壁充血、水肿，肺泡腔内充满炎性渗出物，从而影响肺通气和肺换气。通气不足引起 PaO_2 和 SaO_2 降低（低氧血症）及 $PaCO_2$ 增高（高碳酸血症）；换气功能障碍则主要引起低氧血症。为代偿缺氧，患儿出现呼吸及心率增快；为增加呼吸深度，呼吸辅助肌也参与活动，出现鼻翼翕动和三凹征。重症者可产生呼吸衰竭。缺氧、二氧化碳潴留及病原体毒素和炎症产物吸收产生的毒血症，可导致循环系统、消化系统、神经系统的一系列改变以及酸碱平衡失衡和电解质紊乱。

五十三、支气管肺炎临床表现有哪些？

答：本病 2 岁以下的婴幼儿多见，起病大多较急，发病前数日多数患儿有上呼吸道感染。主要临床表现为发热、咳嗽、气促、肺部固定性的中、细湿啰音。发热的热型多为不规则热，亦可为弛张或稽留热，新生儿、重度营养不良患儿可不发热，甚至体温不升或低于正常。早期为刺激性干咳，恢复期咳嗽有痰，新生儿、早产儿则表现为口吐白沫。发热、咳嗽后可出现气促，呼吸频率每分钟达 40～80 次，重者呈点头式呼吸。伴有精神不振、食欲减退、烦躁不安，轻度腹泻或呕吐。

体征：可出现呼吸增快至 40～80 次/分，并可见鼻翼扇动和三凹征；口周、鼻唇沟和指趾端发绀，轻症患儿可无发绀；听诊肺部啰音早期不明显，可有呼吸音粗糙、减低，以后可闻及固定的中、细湿啰音，以背部两侧下方及脊柱两旁较多，于深吸气末更为明显。肺部叩诊多正常，病灶融合时，可出现实变体征。

五十四、重症肺炎有哪些临床表现？

答：重症肺炎除全身中毒症状及呼吸系统的症状加重外，常有循环、神经、消化等系统的功能障碍。如出现心肌炎和心力衰竭，重症革兰阴性菌肺炎还可发生微循环衰竭，出现面色苍白、四肢发凉、脉搏细速等。神经系统方面，常表现为精神萎靡、烦躁不安或嗜睡；脑水肿时，出现意识障碍、惊厥、前囟膨隆，可有脑膜刺激征，呼吸不规则，瞳孔对光反射迟钝或消失。另外消化系统，轻度表现有胃纳差、吐泻、腹胀等，重症可引起中毒性肠麻痹、肠鸣音消失，腹胀严重时呼吸困难加重。消化道出血可呕吐咖啡渣样物，大便潜血试验阳性或排柏油样便。

五十五、支气管肺炎合并心肌炎的主要临床表现是什么？

答：面色苍白、心动过速、心音低钝、心律不齐及心电图 ST 段下移、T 波平坦或倒置。

五十六、小儿肺炎合并心力衰竭的临床表现是什么？

答：**1.** 起病急骤，在原发病的基础上突然极度烦躁不安，明显发绀，面色苍白或发灰，指（趾）甲微血管再充盈时间延长。

2. 安静状态下呼吸突然加快＞60 次/分。

3. 安静状态下心率突然增快＞180 次/分。

4. 心音低钝、奔马律、颈静脉怒张。

5. 肝脏在短时间内进行性增大。

6. 尿少或无尿，眼睑或双下肢水肿。

五十七、如何确定小儿肺炎并发缺氧中毒性脑病？

答：在确诊肺炎后出现下列症状和体征，可考虑为缺氧中毒性脑病：

1. 烦躁、嗜睡、眼球上翻、凝视。

2. 球结膜水肿，前囟隆起。

3. 昏睡、昏迷、惊厥。

4. 瞳孔改变：对光反射迟钝或消失。

5. 呼吸节律不整，呼吸心跳解离（有心跳，无呼吸）。

6. 有脑膜刺激征，脑脊液检查除压力增高外，其他均正常。

7. 在肺炎的基础上，除外热性惊厥、低血糖、低血钙及中枢神经系统感染（脑炎、脑膜炎），如有 1、2 项则提示脑水肿，伴其他一项以上者可确诊。

五十八、支气管肺炎治疗要点有哪些？

答：采用综合的治疗措施，原则是控制炎症，改善通气功能，对症治疗，防止和治疗并发症。

控制感染明确为细菌感染或病毒感染继发细菌感染者，根据病原菌选用敏感药物，早期治疗，联合用药，选用渗入下呼吸道浓度高的药物，足量、足疗程。重症宜静脉给药。抗生素一般用至体温正常后的 5～7 天，临床症状、体征消失后 3 天。葡萄球菌性肺炎易复发及产生并发症，体温正常后继续用药 2 周，总疗程 6 周。支原体肺炎至少用药 2～3 周。病毒感染者，应选用利巴韦林、干扰素等抗病毒药物。

对症治疗有缺氧症状时应及时吸氧；发热、咳嗽、咳痰者，给予退热、祛痰、止咳，保持呼吸道通畅；喘憋严重者可用支气管解痉剂；腹胀伴低钾者及时补钾，中毒性肠麻痹者，禁食，胃肠减压，皮下注射新斯的明等；纠正水、电解质、酸碱平衡紊乱。

其他严重的细菌性肺炎，用有效抗生素控制感染的同时，如中毒症状严重；支气管痉挛明显，或分泌物多；早期胸腔积液，为防止胸膜粘连可加用激素。防治心力衰竭、中毒性肠麻痹、中毒性脑病等并发症。

五十九、什么是儿童肺炎的胸部物理疗法？

答：胸部物理疗法是利用物理技术治疗呼吸道疾病的一种方法。是以简单的手法或改变患者的体位、训练患者呼吸调整的动作或咳嗽的技巧，或者借助器械，以减轻气道阻塞、帮助气道分泌物排出，改善通气和气体交换，增加呼吸肌功能和协调性的治疗技术。胸部物理疗法包括体位法、呼吸控制法、叩击振动法、体位引流法、咳嗽运动法、吸痰法等。由于儿童特殊的解剖、生理特点，儿童胸部常用的物理治疗包括体位引流法、体位变换法、超声雾化法。另外，在儿童肺炎的恢复期为了促进炎症的吸收或啰音的消散，常常使用超短波治疗。

六十、支气管肺炎护理措施有哪些？

答：**1.** 保持环境舒适，空气流通，温湿度适宜，保证休息与睡眠，尽量使患儿安静，减少耗氧量。不同病原体分室输液，防止交叉感染。

2. 保持呼吸道通畅，改善呼吸功能：

（1）取有利于肺扩张的体位并经常变换，或抱起患儿，以减少肺淤血和防止肺不张。

（2）指导患儿进行有效的咳嗽，及时清除患儿口鼻分泌物，经常变更体位和拍背排痰，病情许可进行体位引流。

（3）氧疗有呼吸困难、喘憋、口唇发绀等症状时均应给予氧疗，一般给予鼻导管低流量吸氧，流量为0.5～1L/min，氧浓度不超过40%。氧气应经过湿化后给予，防止损伤气道纤毛上皮细胞及使痰液黏稠不易排出。缺氧明显者可给予面罩吸氧，氧流量为2～4L/min，氧浓度50%～60%。小婴儿可采用头罩吸氧，氧流量≥5L/min，防止二氧化碳潴留。如有呼吸衰竭应及时应用呼吸机辅助通气。

（4）雾化吸入，必要时吸痰。

（5）按医嘱正确使用止咳去痰药和平喘药。

3. 维持正常体温：监测体温，高热者降温处理，警惕高热惊厥，加强皮肤口腔护理。

4. 准确及时地执行医嘱，注意控制输液速度，防止急性肺水肿地发生。

5. 营养及水分的补充：加强营养，给予高热量、易消化的饮食。如喂养困难则给予鼻饲。伴有发热者，应鼓励患儿多喝水，给予流质饮食，退热后可给予半流质饮食。

6. 密切观察体温、心率、呼吸、血压、神志、瞳孔的改变，观察咳嗽的性质和痰量，注意有无心力衰竭、脓胸、脓气胸的表现，有无水电解质平衡紊乱症状，发现异常，及时处理。重症肺炎备好抢救用品于床旁。

六十一、如何指导肺炎患儿进行有效咳嗽？

答：**1.** 患者坐位或立位，用鼻腹式最大限度地吸气。

2. 屏气，身体向前倾倒，两臂交叉放于两侧腹部，约2秒。

3. 张口连咳两声，咳嗽时收缩腹肌，腹壁内缩，双手仍持续按压腹部帮助咳嗽。

4. 停止咳嗽后缩唇将余气尽量呼出，身体回位，静静吸气。休息和正常呼吸几分钟后再重复以上动作2～3次。

六十二、支气管肺炎患儿健康教育的内容包括哪些？

答：**1.** 教给家长呼吸道感染疾病预防知识。

2. 指导合理喂养及哺喂方法，如给予易消化，营养丰富的流质和半流质饮食，少食多餐，避免过饱影响呼吸，小婴儿耐心哺喂，防止呛咳窒息，不能进食者给予静脉营养，保证充足液体摄入，防止分泌物干结。

3. 加强户外活动与锻炼，增强抵抗力。

4. 避免受凉，根据环境温度加减衣服。

5. 教给家长配合护理的方法。

六十三、什么是呼吸道合胞病毒肺炎?

答：呼吸道合胞病毒肺炎（respiratory syncytial virus pneumonia）由呼吸道合胞病毒（RSV）感染所致，是最常见的病毒性肺炎。其发病机制一般认为是 RSV 直接侵害肺引起肺间质炎症。多见于婴幼儿，尤以 1 岁以内的婴儿多见。

六十四、呼吸道合胞病毒肺炎有哪些临床表现?

答：轻者发热及呼吸困难等症状不重，中重症者有明显的呼吸困难、喘憋、口周发绀、鼻翼翕动、三凹征及不同程度的发热。肺部听诊多有中、细湿啰音。X 线表现为两肺可见小点片状、斑片状阴影，部分患儿有不同程度的肺气肿。外周血白细胞总数大多正常。

六十五、什么是金黄色葡萄球菌肺炎（staphylococcal aureus pneumonia）?

答：病原为金黄色葡萄球菌，由呼吸道入侵或经血行播散入肺，新生儿、婴幼儿发病率高。金黄色葡萄球菌能产生多种毒素与酶，使肺部发生广泛性出血、坏死和多发性小脓肿，并可引起败血症及其他器官的迁徙性化脓灶。

六十六、金黄色葡萄球菌肺炎有哪些临床表现?

答：临床起病急，病情重，进展快，全身中毒症状明显。发热多呈弛张热，但早产儿和体弱儿有时可无发热或仅有低热。患儿烦躁不安，咳嗽、呻吟、呼吸困难，面色苍白，时有呕吐、腹胀，皮肤可见猩红热皮疹或荨麻疹样皮疹，严重者出现惊厥甚至休克。肺部体征出现较早，双肺可闻及中、细湿啰音。容易并发肺脓肿、脓胸、脓气胸、肺大泡等。外周血白细胞数明显增高，中性粒细胞增高伴有核左移并有中毒颗粒。小婴儿及体弱儿白细胞可正常或偏低，但中性粒细胞的比例仍高。胸部 X 线表现依病情不同，可出现小片浸润影，小脓肿、肺大泡或胸腔积液等。

六十七、什么是肺炎支原体肺炎?

答：肺炎支原体肺炎（mycoplasma pneumonia pneumonia）又称原发性非典型肺炎（primaryatypical pneumonia）由肺炎支原体（mycoplasma pneumoniae，MP）感染所致。本病主要通过呼吸道飞沫传播，全年均可发生，各年龄段的儿童均可发病，占儿童肺炎的 10%～20%，流行年份可达 30%。

六十八、肺炎支原体肺炎有哪些临床表现?

答：病初有全身不适、乏力、头痛、2～3 天后出现发热，热度不一，呈高热、中度热或低热，可持续 1～3 周，伴有咽痛和肌肉酸痛。

刺激性干咳为突出表现，有的类似百日咳样咳嗽，咳出黏稠痰，甚至带血丝，一般于病后 2～3 天开始，持续 1～4 周。肺部体征不明显，少数可闻及干、湿啰音，但多很快消失，故体征与临床症状不一，为本病特点之一。婴幼儿起病急，病程长、病情重，以呼吸困难、喘憋和双肺哮鸣音较突出，可闻及湿啰音。部分患儿可出现多系统损害，如心肌炎、肝炎、脑膜炎、肾炎等。

六十九、肺炎支原体肺炎的肺部 X 线特点是什么?

答：①支气管肺炎；②间质性肺炎；③均匀一致的片状阴影似大叶性肺炎改变；④肺门阴影增浓。上述改变可相互转化，有时一处消散，而另一处又出现新的病变，即所谓游走性浸润；有时呈薄薄的云雾状浸润影。亦可有胸腔积液。体征轻而 X 线改变明显是肺炎支原体肺炎的另一个特点。

七十、什么是儿童咳嗽变应性哮喘?

答：咳嗽变应性哮喘又称为过敏性咳嗽，是一种潜在隐匿性哮喘。可发生于任何年龄，其唯一症状是慢性咳嗽，无明显阳性体征，易被误诊为支气管炎，反复呼吸道感染，其发病机制与哮喘相同，亦以持续气道炎症及气道高反应性为特点，咳嗽持续或反复发作超过 1 个月，常在夜间或清晨发作，痰少，运动后加重，临床无感染征象，或经较长期抗生素治疗无效。

七十一、什么是支气管哮喘？

答：支气管哮喘（bronchial asthma），简称哮喘，是由嗜酸性粒细胞、肥大细胞和T淋巴细胞等多种炎性细胞参与的气道慢性炎症，这种气道慢性炎症导致易感者气道高反应性，当接触物理、化学、生物等刺激因素时，发生广泛多变的可逆性气流受限，从而引起反复发作的喘息、咳嗽、气促、胸闷等症状，常在夜间和（或）清晨发作或加剧，多数患儿可经治疗缓解或自行缓解。

七十二、支气管哮喘的病因是什么？

答：哮喘的病因较为复杂，与遗传和环境因素有关。哮喘是一种多基因遗传病，患儿多具有过敏体质（特异性反应性体质），多数患儿既往有婴儿湿疹、过敏性鼻炎、药物或食物过敏史，不少患儿有家族史。发病常与环境因素（呼吸道感染、过敏原吸入、气候变化等）有关。

七十三、支气管哮喘发病诱因有哪些？

答：哮喘的形成和反复发作受环境因素的综合作用。常见的诱因有：接触或吸入过敏原，包括室内的尘螨、动物毛屑及排泄物、蟑螂、花粉、室内真菌，室外的花粉、真菌等。食入过敏原包括各种异体蛋白的摄入如鱼、虾、蛋、奶、和花生等；还有感染因素（如呼吸道感染，尤其是病毒及支原体感染）、强烈的情绪变化、运动和过度通气、药物（如阿司匹林等）；其他因素（如空气寒冷、干燥、强烈气味的化学制剂、职业粉尘和气体等）。

七十四、支气管哮喘发病机制是什么？

答：支气管哮喘的发病机制复杂，主要为慢性气道炎症、气流受阻及气道高反应性。气道的慢性炎症是哮喘的基础病变，气道高反应性是哮喘的基本特征。机体在发病因子的作用下，免疫因素、神经和精神因素以及内分泌因素的参与导致了气道高反应性和哮喘发作。

七十五、什么是气道高反应性？

答：气道高反应性是哮喘的基本特征之一，指气道对多种刺激因素，如过敏原、理化因素、运动和药物等呈现高度敏感状态，在一定程度上反映了气道炎症的严重性。

七十六、什么是速发性哮喘反应？

答：有过敏体质的人接触抗原后，在B细胞介导下，浆细胞产生IgE，后者附着在肥大细胞上，当再次接触抗原时，钙离子进入肥大细胞内，细胞释放组胺、嗜酸性粒细胞趋化因子（ECF）等，使平滑肌立即发生痉挛，此为速发性哮喘反应。

七十七、什么是迟发性哮喘反应？

答：不少过敏体质患儿在接触抗原数小时乃至数10小时后方开始发作哮喘，称为迟发性哮喘反应，是气道变应性炎症的结果。

七十八、哮喘患儿为什么会出现通气障碍和气道高反应？

答：哮喘患儿在接触抗原后，发生气道变应性炎症，支气管内（以及支气管肺泡灌洗液内）有大量炎性细胞（巨噬细胞、嗜酸性粒细胞、中性粒细胞等），释放出多种炎症介质，如白三烯、前列腺素、血栓素及血小板活化因子等，引起微小血管渗漏、支气管黏膜水肿、腺体分泌增加，以及渗出物阻塞气道，有的甚至形成黏液栓，导致通气障碍和气道高反应。气道变应性炎症还表现在气道上皮损伤，神经末梢暴露，受炎症因子作用后，释放神经肽、P物质等，进一步加重黏膜水肿、腺体分泌和支气管平滑肌痉挛。

七十九、支气管哮喘的典型临床表现有哪些？

答：哮喘的典型症状是咳嗽、胸闷、喘息及呼吸困难，呈阵发性发作，以夜间和晨起为重。婴幼儿起病较缓，发病前1～2天常有上呼吸道感染；年长儿大多起病较急，且多在夜间发作。发作前常有刺激性干咳、喷嚏、流泪、胸闷等先兆症状，随后出现咳嗽、喘息，接着咳大量白色黏痰，伴有呼气性呼吸困难和喘鸣声。重者烦躁不安、面色苍白、鼻翼扇动、口唇及指甲发绀、呼吸困难、甚至大汗淋漓，被迫采取端坐位。体查可见桶状胸、三凹征，同时颈静脉显著怒张。叩诊如呈鼓音，并有膈肌下移，心浊音界缩小，提示已发生肺气肿；听诊呼吸音减弱，全肺可闻及哮鸣音及干性啰音。发作间歇期多数患儿可无任何症状和体征。

八十、什么是哮喘持续状态？

答：哮喘持续状态（statusasthmaticus）或称哮喘危重状态，指哮喘发作经合理应用缓解药物治疗后，仍有严重或进行性呼吸困难者。表现为哮喘急性发作，出现咳嗽、喘息、呼吸困难、大汗淋漓、和烦躁不安，甚至表现出端坐呼吸、语言不连贯、严重发绀、意识障碍及心肺功能不全的征象。

八十一、婴幼儿哮喘的特点是什么？

答：是指年龄＜3 岁者，其特点是：

1. 喘息发作≥3 次。

2. 肺部闻及呼气相哮鸣音。

3. 具有特异性体质，如过敏性湿疹、过敏性鼻炎等。

4. 父母有哮喘病史。

5. 除外其他引起喘息的疾病。

凡具有 1、2 和 5 者为婴幼儿哮喘；如喘息发作只有 2 次，并具有 2 和 5 者可疑哮喘或哮喘性支气管炎。

八十二、儿童哮喘的特点是什么？

答：是指年龄＞3 岁者，其特点是：

1. 哮喘反复发作。

2. 发作时双肺闻及哮鸣音。

3. 支气管扩张剂有明显疗效。

4. 除外其他引起喘息、胸闷和咳嗽的疾病。

八十三、咳嗽变异性哮喘的特点是什么？

答：**1.** 咳嗽持续或反复发作＞1 个月，常在夜间或清晨发生，痰少，运动后加重。

2. 临床无感染征象，或长期抗生素治疗无效。

3. 平喘药（支气管扩张药）可缓解咳嗽发作。

4. 有过敏史或过敏家族史；或气道呈高反应性，支气管激发试验阳性；或过敏原皮试阳性。

5. 除外其他引起慢性咳嗽的疾病。

八十四、哮喘可以分为几期？

答：哮喘可以分为急性发作期、慢性持续期、临床缓解期。

1. 急性发作期是指突然发生喘息、咳嗽、气促、胸闷等症状，或原有症状急剧加重。

2. 慢性持续期是指患者即使没有急性发作，但在近 3 个月内不同频度和（或）不同程度地出现过喘息、咳嗽、气促、胸闷等症状。

3. 临床缓解期系指经过治疗或未经治疗，症状、体征消失，肺功能恢复到急性发作前水平，并持续 3 个月以上。

八十五、哮喘的治疗原则是什么？

答：坚持长期、持续、规范、个体化的治疗原则。

1. 急性发作期：重点是抗炎、平喘，以便快速缓解症状。

2. 慢性持续期和临床缓解期：防止症状加重和预防复发，如避免触发因素、抗炎、降低气道高反应性、防止气道重塑，并作好自我管理。

3. 注重药物治疗和非药物治疗相结合，应重视哮喘防治教育、避免接触变应原、患儿心理问题的处理、生命质量的提高、药物经济学等方面在哮喘长期管理中的应用。

八十六、哮喘的治疗目标是什么？

答：**1.** 达到并维持症状的控制。

2. 维持正常活动，包括运动能力。

3. 肺功能水平尽量接近正常。

4. 预防哮喘急性发作。

5. 避免因哮喘药物治疗导致的不良反应。

6. 预防哮喘导致的死亡。

八十七、哮喘急性发作期应采取哪些治疗？

答：主要是解痉和抗炎治疗。用药物缓解支气管痉挛，减轻气道黏膜水肿和炎症，减少黏液分泌。常用药物有：

1. 吸入型速效 β_2 受体激动剂，为缓解哮喘急性症状的首选药物，严重哮喘发作时第 1 小时可每 20 分钟吸入 1 次，以后每 2～4 小时可重复吸入。

2. 糖皮质激素，是最有效的抗炎药物。

3. 茶碱类药物，可舒张支气管平滑肌，并可强心、利尿、扩张冠状动脉。

4. 抗胆碱类药物，抑制迷走神经释放乙酰胆碱，使呼吸道平滑肌松弛。

5. 抗生素，疑伴有呼吸道细菌感染时，同时选用适当的抗生素。

八十八、哮喘持续状态的治疗要点有哪些？

答：给氧、补液、纠正酸中毒。早期、较大剂量全身应用糖皮质激素可在 2～3 天内控制气道炎症。亦可静脉滴注氨茶碱、吸入 β_2 受体激动剂、肾上腺素皮下注射，以缓解支气管痉挛。必要时使用镇静剂。严重的持续性呼吸困难者可给予机械呼吸。

八十九、哮喘患儿给予辅助机械通气的指征是什么？

答：**1.** 持续严重的呼吸困难。

2. 呼吸音减低或几乎听不到哮鸣音及呼吸音。

3. 因过度通气和呼吸肌疲劳而使胸廓运动受限。

4. 意识障碍、烦躁或抑制，甚至昏迷。

5. 吸氧状态下发绀进行性加重。

6. $PaCO_2 \geqslant 65mmHg$。

九十、怎样预防哮喘的复发？

答：**1.** 应避免接触过敏原，积极治疗和清除感染灶，去除各种诱发因素。

2. 免疫治疗。

（1）脱敏治疗：用于不可能避免的抗原（尘埃、尘螨、花粉等）过敏，而一般治疗又不能控制复发者。

（2）免疫调节治疗：可采用中医辨证论治或胸腺素等免疫调节剂提高机体免疫力。

3. 应用色甘酸钠等药物抑制肥大细胞脱颗粒，降低气道高反应性。

4. 吸入维持量糖皮质激素，控制气道反应性炎症，是预防复发的关键。此外，特异性的免疫治疗，可使机体对过敏原产生耐受性。

5. 自我管理教育，将防治知识教给患儿及家属，调动他们对哮喘防治的主观能动性，提高依从性，避免各种危险因素，巩固治疗效果，提高生活质量。

6. 鼓励患儿参加体育锻炼以增强体质，预防呼吸道感染。

九十一、哮喘急性期护理要点有哪些？

答：**1.** 保持室内空气清新，温湿度适宜，提供安静、舒适的环境以利于休息。

2. 维持气道通畅，缓解呼吸困难。

3. 密切观察病情变化，监测生命体征，注意呼吸困难的表现及病情变化。若患儿出现烦躁不安、发绀、大汗、心率增快、血压下降、呼吸音减弱等表现，应及时报告医师并共同抢救。警惕哮喘持续状态的发生。

4. 做好心理护理，哮喘发作时守护并安抚患儿，缓解恐惧心理。鼓励患儿将不适及时告诉医护人员，尽量满足患儿合理要求。允许患儿及家长表达感情；向患儿家长解释哮喘的诱因、治疗过程及预后，指导他们以正确的态度对待患儿，并发挥患儿的主观能动性。

九十二、怎样帮助哮喘急性发作的患儿缓解呼吸困难？

答：**1.** 采取坐位或半卧位，以利于呼吸。

2. 给予鼻导管或面罩吸氧，定时进行血气分析，及时调整氧流量，保持 PaO_2 在 70～90mmHg（9.3～12.0kPa）。

3. 教会并鼓励患儿作深而慢的呼吸运动。

4. 遵医嘱给予支气管扩张剂和糖皮质激素，观察疗效及副作用。

5. 监测生命体征，注意有无呼吸困难及呼吸衰竭的表现，必要时立即给予机械通气，以及做好气管插管的准备。

九十三、如何维持哮喘急性发作患儿的气道通畅？

答：**1.** 给予雾化吸入，胸部叩击，以促进分泌物的排出；采用体位引流以协助患儿排痰；对痰液多而无力咳出者，及时吸痰。

2. 保证患儿摄入足够的水分，以降低分泌物黏稠度，防止痰栓形成。

3. 有感染者，遵医嘱给予抗生素治疗。

九十四、如何做好哮喘患儿的用药护理？

答：**1.** 使用吸入治疗时应嘱患儿在按压喷药于咽部的同时深吸气，然后闭口屏气 10 秒。吸药后清水漱口可减轻局部不良反应。

2. 茶碱类药物治疗剂量与中毒剂量很接近，长期用药需做药物浓度监测。观察有无胃部不适、恶心、呕吐、头晕、头痛、心悸及心律失常等副作用。

3. 拟肾上腺素类药物需注意观察有无心动过速、血压升高、虚弱、恶心、变态反应等副作用。

4. 肾上腺糖皮质激素长期使用可产生二重感染、肥胖等副作用，要做好心理护理。

九十五、对哮喘患儿进行健康教育的内容有哪些？

答：**1.** 指导呼吸运动，以加强呼吸肌的功能。在执行呼吸运动前，应先清除呼吸道分泌物。呼吸运动包括腹部呼吸运动、向前弯曲运动及胸部扩胸运动。

2. 教会患儿及家长选用长期预防与快速缓解的药物，正确、安全用药（特别是吸入技术），掌握不良反应的预防和处理对策。

3. 介绍有关防护知识：指导家长给患儿增加营养，多进行户外活动，多晒太阳，增强体质，预防呼吸道感染；指导患儿及家长确认哮喘发作的诱因，避免接触过敏原，去除各种诱发因素；教会患儿及家长对病情进行监测，辨认哮喘发作的早期征象，发作表现及掌握适当处理方法；在适当时候及时就医，以控制哮喘严重发作。

九十六、什么是腹部呼吸运动？

答：平躺，双手平放在身体两侧，膝弯曲，脚平放；用鼻连续吸气并放松上腹部，但胸部不扩张；缩紧双唇，慢慢吐气直到吐完；重复以上动作 10 次。

九十七、什么是向前弯曲运动？

答：坐在椅上，背伸直，头向前向下低至膝部，使腹肌收缩；慢慢上升躯干并由鼻吸气，扩张上腹部；胸部保持直立不动，由口将气慢慢吹出。

九十八、什么是胸部扩张运动？

答：坐在椅上，将手掌放在左右两侧的最低肋骨上；吸气，扩张下肋骨，然后由口吐气，收缩上胸部和下胸部；用手掌下压肋骨，可将肺底部的空气排出；重复以上动作 10 次。

九十九、什么是急性呼吸衰竭？

答：急性呼吸衰竭（acuterespiratoryfailure，ARF）简称呼衰，是指各种原因导致的中枢性和（或）外周性的呼吸功能障碍，出现低氧血症和（或）高碳酸血症，并由此引起一系列生理功能和代谢功能紊乱的临床综合征。是儿科重要的危重症，是导致儿童呼吸心跳骤停的主要原因，具有较高的死亡率。

一百、什么是Ⅰ型呼吸衰竭？

答：Ⅰ型呼吸衰竭：即低氧血症型呼吸衰竭，主要为换气功能障碍。在排除发绀性心脏病的前提下，患儿在吸入氧浓度（FiO_2）>60%时，动脉血气分析 PaO_2<60mmHg，$PaCO_2$ 正常或降低。常见于呼吸衰竭早期或轻症。

一百零一、什么是Ⅱ型呼吸衰竭？

答：Ⅱ型呼吸衰竭：即高碳酸血症型呼吸衰竭，即低氧血症与高碳酸血症同时存在。动脉血气分析 $PaCO_2$>50mmHg，同时有不同程度低氧血症（PaO_2<60mmHg），常见于呼吸衰竭的晚期和重症。

一百零二、引起急性呼吸衰竭的病因有哪些？引起儿童呼吸衰竭的病因有哪些？

答：**1. 中枢性呼吸衰竭**　由呼吸驱动障碍引起，而呼吸器官的本身可正常，如颅内感染、颅内出血、脑损伤、肿瘤、中毒、颅内压增高等。

2. 周围性呼吸衰竭　由呼吸器官或呼吸肌的病变所致，如急性喉炎、异物梗阻、肺炎、哮喘、脊髓灰质炎伴呼吸肌麻痹、重症肌无力等。

儿童呼吸衰竭的病因在不同的年龄有较大的差异，常见的原因有：

1. 新生儿呼吸窘迫综合征、新生儿窒息、吸入性肺炎。

2. 小于 2 岁儿童支气管肺炎、哮喘持续状态、喉炎、先天性心脏病、气道异物、先天性气道畸形、较大腺样体或扁桃体所致的鼻咽梗阻。

3. 大于 2 岁儿童哮喘持续状态、多发性神经根炎、中毒、溺水、脑炎、损伤。

一百零三、急性呼吸衰竭严重缺氧和 $PaCO_2$ 升高时，可引起机体出现怎样的改变？

答：1. 心肌收缩力减弱、心律不齐、心搏出量减少，肺动脉压增高，甚至导致右心衰竭。

2. 出现肾动脉收缩、肾缺血而发生，肾功能障碍，甚至肾衰竭。

3. 可出现脑水肿、颅内压增高和脑功能障碍。

4. 严重缺氧可使肝细胞功能障碍，严重者肝小叶中心坏死，还可造成胃肠道黏膜损害。

一百零四、急性呼吸衰竭的临床表现有哪些？

答：除原发病的表现外，主要是呼吸系统症状、低氧血症和高碳酸血症引起的脏器功能紊乱。

1. 原发病的表现　如脑炎、肺炎等症状和体征。

2. 呼吸系统症状

（1）中枢性呼吸衰竭：主要表现为呼吸节律和频率的改变。呼吸快慢深浅不匀，可出现各种异常呼吸，如潮式呼吸、毕奥呼吸、双吸气、呼吸暂停和下颌式呼吸等。

（2）周围性呼吸衰竭：主要表现为呼吸困难。呼吸增快是婴儿呼吸衰竭的最早表现。

3. 低氧血症的表现

（1）发绀：是缺氧的典型表现。SaO_2低于80%时出现发绀。以唇、口周、甲床等处最为明显。

（2）神经系统：早期可有睡眠不安、烦躁、易激惹，继而出现神志模糊、嗜睡、意识障碍，严重时出现颅内压增高、惊厥及脑疝的表现。

（3）循环系统：早期可有血压升高、心率增快、心排血量增加；严重时可有心音低钝、心率减慢、心律不齐、心排血量减少，并可因血压下降引起休克。

（4）肾功能障碍：出现少尿或无尿，尿中可有蛋白、红细胞、白细胞、管型；严重时血尿素氮和肌酐增高，甚至发生肾衰竭。

（5）消化系统：可有食欲减退、恶心等胃肠道表现，严重时可出现消化道出血。肝功能损害时出现转氨酶增高等。

4. 高碳酸血症 表现$PaCO_2$轻度增高时，患儿出现多汗、摇头、不安，并可出现四肢湿、皮肤潮红、瞳孔缩小、脉速、血压升高、口唇暗红；当$PaCO_2$进一步增高时，则表现为昏睡、肢体颤动，心率减慢、球结膜充血；如继续增高则出现惊厥、昏迷、视神经盘水肿等。

5. 电解质紊乱与酸碱失衡

一百零五、急性呼吸衰竭治疗要点有哪些?

答：呼吸衰竭的治疗目标是恢复正常的气体交换，同时使并发症减少到最小程度。

1. 病因治疗 在抢救的同时对其原发病和诱因进行有效的治疗。

2. 一般治疗 将患儿置于舒适的体位；给予胸部物理治疗，如翻身、拍背、湿化、雾化、吸痰，必要时使用支气管扩张剂，使呼吸道保持通畅，可减少呼吸道的阻力的呼吸做功。给予营养支持，维持液体平衡。

3. 氧疗和呼吸支持

（1）无创性通气支持单纯供氧常用鼻导管、普通面罩和非再吸面罩方法，供氧分别高达4L、10L和15L；供氧和无创性气道内正压支持新生儿和体重<8kg的患儿可采用鼻CPAP（经鼻持续气道内正压通气），年长儿或体重>8kg的患儿可采取BiPAP（双水平气道内正压通气）。

（2）人工机械通气。

4. 特殊呼吸支持 包括体外膜氧合（ECMO）、液体通气、高频通气、吸入NO、吸入氦气、经气管插管注入肺泡表面活性物质。

一百零六、急性呼吸衰竭患儿使用机械通气的指征是什么?

答：机械通气的适应证常根据患儿有持续或进行性的气体交换障碍、呼吸暂停，以及呼吸衰竭严重影响其他脏器功能等考虑。

（1）病情加重，$PaCO_2>8kPa$（60mmHg），$pH<7.3$，经治疗无效。

（2）吸入纯氧时，$PaO_2<6.7kPa$（50mmHg）。

（3）呼吸骤停。

一百零七、急性呼吸衰竭使用机械通气患儿的撤机指征是什么?

答：**1.** 患儿病情改善，呼吸循环系统功能稳定。

2. 吸入50%的氧时，$PaO_2>50mmHg$（6.7kPa）；$PaCO_2<50mmHg$（6.7kPa）。

3. 能够维持自主呼吸2～3小时以上无异常改变。

4. 在间歇指令通气等辅助通气条件下，能以较低的通气条件维持血气正常。

一百零八、急性呼吸衰竭的护理措施有哪些?

答：**1.** 保持呼吸道通畅，鼓励清醒患儿用力咳痰，对咳痰无力的患儿每2小时翻身1次，经常轻拍背部，边拍背边鼓励患儿咳嗽，使痰易于排出。

2. 对咳嗽无力、昏迷、气管插管或气管切开的患儿，及时给予吸痰。吸痰前应充分给氧，动作轻柔、负压不宜过大，吸引时间不宜过长，以防损伤气道黏膜和继发感染。

3. 给予湿化气道和进行雾化吸入，可用加温湿化器，也可用超声雾化器湿化呼吸道，每日数次。

4. 按医嘱使用支气管扩张剂等缓解支气管痉挛和气道黏膜水肿。

5. 合理用氧，明确使用机械通气的指征，进行机械通气，对患儿及家长作好解释工作。使用呼吸机的过程中应经常检查各种参数是否符合要求，密切观察胸廓起伏、面色、末梢循环等情况，保持双肺呼吸音对称，避免脱管、堵管及气胸的发生。

6. 防治感染：严格消毒隔离制度及无菌操作原则，防止医源性感染；作好口腔和鼻腔的护理；根据药敏结果选择敏感抗生素控制感染。

7. 病情观察：监测呼吸频率、节律、心率、心律、血压和意识变化，发现异常及时报告医师。观察皮肤颜色、末梢循环、肌体温度、尿量等变化。昏迷患儿还须观察瞳孔、肌张力、腱反射及病理反射，受压部位是否有压疮的发生。观察患儿体温、咳嗽、咳痰的性质，发现感染征象及时处理。准确记录各项监测结果。

8. 饮食护理：根据患儿病情，给予高热量、易消化的饮食。不能经口进食者给予鼻饲喂养。

一百零九、急性呼吸衰竭给氧的方法有哪些?

答：患儿常用鼻导管及面罩吸氧。在新生儿和小婴儿，可采用头罩吸氧。急性缺氧吸氧浓度为40%～50%；慢性缺氧吸氧浓度为30%～40%。吸纯氧不超过4～6小时，以免氧中毒。注意在吸氧过程中，吸入氧应加温和湿化，以利于呼吸道分泌物的稀释和排出。

一百一十、什么是急性呼吸窘迫综合征?

答：急性呼吸窘迫综合征（acute respiratory distress syndrome，ARDS）是一种继发的，以急性呼吸窘迫和低氧血症为特点的综合征。主要特点是肺微血管通透性增加，间质水肿和肺表面活性物质丧失致肺泡萎陷。

一百一十一、呼吸窘迫综合征的治疗要点有哪些?

答：**1. 纠正缺氧** 有利于萎陷的肺泡扩张，一般均需高浓度（>50%）氧疗，使 PaO_2 升至较为安全的低水平（7.8～9.3kPa），神志清醒者可用面罩吸氧，昏迷者需留管，超过3天者可考虑气管切开，重者ARDS患者需要用呼气终末正压呼吸。

2. 治疗肺间质水肿 应限制入水量，控制输液。应用利尿剂，促进水肿消退。在ARDS后期输入血浆蛋白，可提高胶体渗透压，有利间质水肿的回收。

3. 纠正微循环障碍 主要用α受体阻滞剂或其他血管扩张剂、糖皮质激素及抗血小板凝聚剂等。

4. 治疗原发病

一百一十二、呼吸窘迫综合征的护理措施有哪些?

答：**1.** 病情允许时采取端坐卧位，以利膈肌下降，胸廓扩张，从而增大呼吸量。

2. 以采取间歇吸氧法为宜。

3. 做好心理护理，以减轻患儿及家属烦躁焦虑情绪，必要时给予镇静剂。

4. 做好口腔及皮肤护理，注意更换体位，预防压疮。

5. 给予易消化、富营养、高热量流质或半流质饮食。

一百一十三、什么是肺水肿?

答：肺水肿是指由于某种原因引起肺内组织液的生成和回流平衡失调，使大量组织液在很短时间内不能被肺淋巴和肺静脉系统吸收，从肺毛细血管内外渗，积聚在肺泡、肺间质和细小支气管内，从而造成肺通气与换气功能严重障碍。

一百一十四、肺水肿有什么临床表现？

答：临床表现为极度呼吸困难，端坐呼吸，发绀，大汗淋漓，阵发性咳嗽伴大量白色或粉红色泡沫痰，双肺布满对称性湿啰音。

一百一十五、肺水肿患儿应如何吸氧？

答：可给患儿20%～30%乙醇溶液湿化的氧气吸入，因酒精吸入后可使泡沫表面张力减低而致泡沫破裂，增加气体与肺泡壁的接触，改善气体交换，每次吸入时间不宜超过20分钟。

第六章　消化系统疾病

一、儿童口腔的生理特点是什么?

答：足月新生儿在出生时两颊脂肪垫发育良好，已具有较好的吸吮能力和吞咽功能；早产儿则较差。婴幼儿口腔黏膜薄嫩，血管丰富，唾液腺发育不够完善，唾液及唾液中淀粉酶分泌不足，导致口腔黏膜干燥而易受损。故 3 个月以下婴儿不宜喂淀粉类食物。3～4 个月婴儿唾液开始增多，由于口底浅，不能及时吞咽所分泌的全部唾液，常出现生理性流涎。

二、儿童食管的解剖生理特点是怎样的?

答：婴儿食管呈漏斗状，黏膜薄嫩，腺体缺乏，弹力组织和肌层尚不发达，新生儿食管下端贲门括约肌发育不成熟，控制能力差，不能有效的抗反流，常发生胃食管反流，一般在 8～10 个月时症状消失。食管长度：新生儿 8～10cm，1 岁时 12cm，5 岁时 16cm，学龄儿童 20～25cm。

三、儿童胃的解剖特点是什么?

答：婴儿胃呈水平位，贲门和胃底部肌张力低，而幽门括约肌发育较好，易发生幽门痉挛，婴儿吸奶时常同时吸入空气，故易导致溢乳和呕吐。胃容量：新生儿时 30～60ml，1～3 个月 90～150ml，1 岁时 250～300ml，5 岁时 700～850ml，但因为哺乳后不久幽门即开放，胃内容物逐渐流入十二指肠，故实际哺乳量超过以上胃容量。胃排空时间因食物种类不同而异，水为 1.5～2 小时，母乳为 2～3 小时，牛乳为 3～4 小时；早产儿胃排空更慢，易发生胃潴留。

四、儿童肠道解剖特点是什么?

答：儿童肠管相对较成人长，一般为身长的 5～7 倍或为坐高的 10 倍。肠黏膜血管丰富，小肠绒毛发育较好，分泌面及吸收面较大，有利于消化吸收。但肠壁薄、通透性高、屏障功能差，故肠内毒素，消化不全产物及过敏原等可经肠黏膜进入体内，引起全身性感染和变态反应性疾病。婴幼儿肠黏膜肌层发育差、肠系膜柔软而长、升结肠与后壁固定差、易发生肠套叠和肠扭转。早产儿肠乳糖酶活性低、肠壁屏障功能差和肠蠕动协调能力差，因此，易发生乳糖吸收不良、细菌经肠黏膜吸收引起全身性感染和粪便滞留或功能性肠梗阻。

五、儿童胰腺的特点是什么?

答：胰腺分泌量随年龄增长而增多，出生时胰液分泌量少，3～4 个月时胰腺发育较快，故分泌量也增多。但胰淀粉酶活性较低，1 岁后才接近成人，故不易过早地（生后 3 个月以前）喂淀粉类食物。新生儿及幼婴胰脂肪酸和胰蛋白酶的活性都较低，对脂肪和蛋白质的消化和吸收不够完善。婴幼儿胰腺及其消化酶的分泌容易受疾病或者天气的影响而发生改变，这样容易发生消化不良。

六、儿童肝脏的特点是什么?

答：儿童年龄的大小与肝的大小成反比，年龄越小肝相对越大。婴幼儿肝在右肋缘和剑突下易触及；6 岁以下正常肝脏可在右肋下 1～2cm 触及，6～7 岁后则不能触及到。但肝细胞和肝功能不成熟。解毒能力差。在传染病、心功能衰竭、中毒等情况下易发生肝肿大和变性。婴儿期胆汁分泌较少，影响脂肪的消化和吸收。

七、儿童肠道的特点是什么?

答：胎儿肠道内无细菌，出生后数小时细菌即从口、鼻、肛门侵入肠道，大多集中分布在结肠和直肠内。肠道菌群受食物成分影响，母乳喂养者以双歧杆菌为主；人工喂养者和混合喂养者肠内的大肠埃希菌、嗜酸杆菌、双歧杆菌及肠球菌所占比例几乎相等。正常肠道菌群对侵入肠道的致病菌有一定的拮抗作用，但婴幼儿肠道正常菌群脆弱，易受许多因素影响而致菌群失调，引起消化功能紊乱。

八、小儿正常的粪便是怎样的？

答：新生儿最初排出的大便为深墨绿色、黏稠、无臭味，称胎粪。胎粪由胎儿肠道脱落的上皮细胞、消化液及吞下的羊水组成，多数生后 12 小时内开始排便，总量为 100～200g，2～3 天渐过渡为黄糊状粪便。如 24 小时内无胎粪排出，应注意检查有无肛门闭锁等消化道畸形。母乳喂养儿粪便为金黄色，糊状，不臭，呈酸性反应，每日 2～4 次。人工喂养儿粪便为淡黄色，较干厚，有臭味，呈中性或碱性反应，每日 1～2 次。混合喂养儿与人工喂养儿相似，但较软，较黄。添加谷类、蛋、肉、蔬菜等辅食后，大便接近成人，每日 1 次。

九、什么是口炎？

答：口炎（stomatitis）是指口腔黏膜由于各种感染引起的炎症，若病变限于局部如舌、齿龈、口角，亦可称为舌炎、齿龈炎或口角炎。多见于婴幼儿，多由病毒、真菌、细菌等感染引起，可单独发生，亦可继发于急性感染、腹泻、营养不良、久病体弱及维生素 B、C 缺乏等全身性疾病。临床上常见的口炎有鹅口疮、疱疹性口炎、溃疡性口炎。

十、什么是鹅口疮？哪些原因可引起鹅口疮？

答：鹅口疮（thrush，oral candidiasis）又名“雪口病”，“口糜”，是婴儿和新生儿常见的口腔疾病，是由白色念珠菌感染引起的，起病初只见于两颊黏膜或舌缘有白色点状病损，随后逐渐蔓延至舌面、唇内及上颚并从小到大融合成片状病损。本病多因奶瓶、橡皮奶嘴消毒不严，用不洁之物擦拭口腔或哺乳时奶头不洁而感染，此外还可见于营养不良和消化不良儿童，特别是使用广谱抗生素后的儿童。

十一、鹅口疮的临床特点是什么？

答：在口腔黏膜上出现白色或灰白色乳凝块样物质，它略高于黏膜表面，粗糙无光，最常见于颊黏膜，其次是舌、牙龈、上腭，甚至蔓延到咽部。起初呈点状和小片状，可逐渐融合成片，形似乳凝块，但不易拭去，若强行擦拭剥落后，局部黏膜潮红粗糙，可有溢血。患处不痛、不流涎，一般无全身症状，偶可累及食管、肠道、喉、气管、肺等，出现呕吐、吞咽困难、声音嘶哑或呼吸困难。患儿一般哺乳正常，重者哺乳时啼哭，伴有烦躁、流涎、体温升高。

十二、疱疹性口腔炎、溃疡性口腔炎和疱疹性咽峡炎的临床特点？

答：详见表 6-1。

表 6-1　三种口腔炎的临床特点

疾病	病原体	发病季节	年龄段	病因	临床表现
疱疹性口炎	单纯疱疹病毒	全年	1～3 岁	常发生于卫生条件差的家庭及幼托机构，传染性强，可引起小流行	好发于齿龈、舌、唇内、唇黏膜、颊黏膜，口周有时累及上腭和咽部。病初发热达 38～40℃；继而口腔黏膜出现单个或成簇的小疱疹，周围有红晕，迅速破溃后形成溃疡，表面有黄白色渗出物覆盖，多个小溃疡可融合成大溃疡，局部疼痛，流涎，拒食，烦躁，颌下淋巴结肿大
溃疡性口炎	念珠菌，金黄色葡萄球菌，肺炎双球菌，铜绿假单胞菌，大肠杆菌	全年	婴幼儿	常发生于急性感染，长期腹泻等机体抵抗力低下及口腔不洁患儿	见于口腔各部位，发热可达 39～40℃，局部淋巴结肿大，口腔黏膜充血水肿，继而发生糜烂或溃疡，可融合成片，表面有灰白色或黄色假膜覆盖，易擦去露出溢血创面。疼痛，拒食，流涎，烦哭；局部淋巴结肿大，重者可出现脱水和酸中毒

续表

疾病	病原体	发病季节	年龄段	病因	临床表现
疱疹性咽峡炎	柯萨奇病毒	夏秋季	不限	常发生于劳累过度，过敏体质，气温突变、身体受凉或某些物理、化学因素等刺激，使身体免疫能力低下时	起病急骤，发热达 39～41℃，疱疹主要在咽部和软腭，有时可见于舌，不累及牙龈和颊黏膜，高热，咽痛，流涎，拒食，呕吐，咽部可见充血

十三、如何进行口腔炎的护理？

答：**1.** 做好口腔护理：可以用 3%过氧化氢溶液清洗溃疡面后涂 1%甲紫或 2.5%～5%金霉素鱼肝油，较大儿童可用含漱剂。进食后漱口，鼓励多饮水，保持口腔黏膜湿润和清洁。对流涎者，及时清除流出物，保持皮肤干燥、清洁，避免引起皮肤湿疹及糜烂。

2. 正确涂药：为了确保局部用药达到目的，涂药前应先将纱布或干棉球放在颊黏膜腮腺管口处或舌系带两侧，以隔断唾液；再用干棉球将病变黏膜表面吸干净后方能涂药。涂药后嘱患儿闭口 10 分钟，然后取出隔离唾液的纱布或棉球并叮嘱患儿不可马上漱口、饮水或进食。

3. 患儿使用的食具应煮沸消毒或高压灭菌消毒。纠正患儿吮指、不刷牙等不良习惯，教育孩子养成良好的卫生习惯。宣传均衡营养对提高机体抵抗力的重要性，避免偏食、挑食，培养良好的饮食习惯。

十四、如何指导口炎患儿的饮食护理？

答：患儿以高热量、高蛋白、含丰富维生素的温凉流质或半流质为宜，对由于口腔黏膜糜烂、溃疡引起疼痛影响进食者，在进食前用 2%利多卡因涂局部。同时避免摄入刺激性食物。对不能进食者，应予肠道外营养，以确保能量与水分供给。

十五、什么是腹泻病？

答：腹泻病（diarrheal disease）是一组多病原多因素引起的疾病，以大便次数增多和大便性状改变为特点的一组临床综合征，严重可引起脱水和电解质紊乱。以 6 个月～2 岁婴幼儿多见，1 岁以内约占半数。一年四季均可发病，以夏秋季发病率最高。对儿童健康危害极大，它是造成小儿营养不良、生长发育障碍的重要原因之一。

十六、腹泻病的病因有哪些？

答：**1. 内在因素**

（1）消化系统发育不健全，胃酸和消化酶分泌不足，消化酶活性低，对食物质和量变化的耐受性差。

（2）婴儿期非特异性肠道免疫功能和特异性肠道免疫功能未发育成熟，正常肠道菌群未建立，肠道菌群失调。

（3）婴儿生长发育快，所需营养多，肠胃负担较重，易发生消化不良。

（4）人工喂养，由于人工喂养儿不能从母乳中获取 SIgA、乳铁蛋白、巨噬细胞、粒细胞溶酶菌等抗肠道感染的免疫活性物质，而且加热过程中破坏兽乳中的活性物质。

（5）食物、食具在使用时易被污染，故人工喂养儿肠道感染率要高于母乳喂养儿。

2. 感染因素 肠道内感染：可由病毒、细菌、真菌、寄生虫引起，尤其以细菌与病毒多见。

（1）病毒感染：寒冷季节婴儿腹泻 80%由病毒感染引起，以轮状病毒引起的秋冬季儿童腹泻最为常见，其次有星状病毒、杯状病毒和肠道病毒（包括柯萨奇病毒、埃可病毒、肠道腺病毒等）。

（2）细菌感染（不包括法定传染病）：以致腹泻大肠埃希菌为主，包括致病性大肠埃希菌

（EPEC），产毒性大肠埃希菌（ETEC），侵蚀性大肠埃希菌（EIEC），出血性大肠埃希菌（EGEC）和黏附-集聚性大肠埃希菌（EAEC）五大组。其次是空肠弯曲菌和耶尔森菌等。

（3）真菌感染：以白色念珠菌多见，其次是曲菌和毛霉菌等。

（4）寄生虫感染：常见的有蓝氏贾第鞭毛虫，阿米巴原虫和隐孢子虫等。

（5）肠道外感染：肺炎、上呼吸道感然、泌尿系统感染、中耳炎、皮肤感染及其他感染性疾病时，由于发热及病原体毒素作用使消化功能紊乱而产生腹泻。

（6）抗生素相关性腹泻。

3. 非感染性因素

（1）饮食因素：喂养不当，对食物过敏或不耐受。

（2）气候因素：过冷过热，气候突然变化。

十七、导致腹泻的发病机制有哪些？

答：临床上不少腹泻并不是某一种机制引起，而是多种机制共同作用的结果，可以细分为：

1. 渗透性腹泻 肠腔内存在大量不能吸收的具有渗透活性的物质。

2. 分泌性腹泻 肠腔内电解质分泌过多。

3. 渗出性腹泻 炎症所致的液体大量渗出。

4. 肠道功能异常性腹泻 肠道功能异常所导致。

十八、腹泻如何分类？

答：**1.** 根据病因可分为感染性腹泻和非感染性腹泻。

2. 根据病程可分为急性腹泻（病程＜2 周），迁延性腹泻（病程 2 周～2 个月），慢性腹泻（病程＞2 个月）。

3. 根据病情分为轻型腹泻和重型腹泻。

十九、什么是轻型腹泻？

答：多见于饮食因素和肠道外感染引起，以胃肠道症状为主，一般无脱水和中毒症状，多在数天内痊愈。患儿表现为食欲不振，偶有溢乳和呕吐，大便次数增多，多在 10 次以下，每次大便量不多。稀薄或带水、黄色或黄绿色、有酸味，可见白色或黄白色奶瓣和泡沫。

二十、什么是重型腹泻？

答：多见于肠道内感染引起，也可由轻型腹泻发展而来。以腹泻频繁，大便次数达数十次，呈黄绿色水样或蛋花样便、量多、含少量黏液，少数患儿可见少量血便。常伴食欲低下、呕吐（严重者可吐咖啡色液体）腹痛、腹胀、水、电解质酸碱平衡紊乱，精神萎靡、意识模糊、抽搐、甚至昏迷、休克。

二十一、什么是迁延性腹泻和慢性腹泻？

答：特点是腹泻迁延不愈、病情反复，大便性质和次数不稳定，严重时出现水、电解质紊乱。多见于营养不良和急性期治疗不彻底有关，以营养不良和人工喂养儿多见。由于营养不良患儿腹泻的迁延不愈，持续腹泻又加重了营养不良，两者互为因果，恶性循环，引起免疫功能低下，继发感染，导致多脏器功能异常。

二十二、什么是生理性腹泻？

答：多见于小于 6 个月的虚胖婴儿，常有湿疹，表现为出生后不久即出现腹泻，但除了大便次数增多外，无其他异常情况，精神愉快、食欲正常、睡眠安稳、体重按正常速度增加、无脱水表现、大便化验无异常。另外，部分生理性腹泻可能是对新食物不适应，一般出现在奶粉的转换或者饮食不当时，不需特殊治疗。

二十三、什么是抗生素相关性腹泻？

答：抗生素相关性腹泻（antibiotic-associated diarrhea，AAD）是指应用抗生素之后发生的，与抗生素有关的腹泻。AAD 其病因，发病机制复杂，除一些抗生素可降低糖类的运转和乳糖酶水平外，肠道外感染时长期、大量使用广谱抗生素可引起肠道菌群失调，肠道正常菌群减少，耐药性金黄色葡萄球菌、变形杆菌、铜绿假单胞菌、难辨梭状芽孢杆菌或白色念珠菌等可大量繁殖，引起药物较难控制的肠炎。营养不良、免疫功能低下、长期使用糖皮质激素更容易发病。所以杜绝滥用抗生素是预防此病的关键。

二十四、抗生素可以诱发哪些肠炎？有哪些表现？

答：**1. 真菌性肠炎**　多为白色念珠菌感染所致，常并发于其他感染比如鹅口疮，大便次数增多，黄色稀便，泡沫较多带黏液，有时可见豆腐渣样细块（菌落）。大便镜检有真菌孢子和菌丝。

2. 金黄色葡萄球菌肠炎　多继发于使用大量抗生素后，与菌群失调有关。表现为发热、呕吐、腹泻、不同程度中毒症状、脱水和电解质紊乱，甚至发生休克。典型大便暗绿色，量多带黏液，少数为血便。大便镜检有大量脓细胞和成簇革兰阴性菌球菌，培养有葡萄球菌生长。

3. 伪膜性小肠结肠炎　由难辨梭状芽孢杆菌引起，主要表现为腹泻，轻者每日数次，停用抗生素后很快痊愈，重者腹泻频繁，呈黄绿色水样便，可有毒素致肠黏膜坏死所形成的伪膜排出，大便厌氧菌培养，组织培养法检测细胞毒素可协助诊断。

二十五、几种常见类型肠炎的临床表现是怎样的？

答：详见表 6-2。

表 6-2　几种常见类型肠炎的临床表现

疾病名称	发病时间	年龄	全身症状	大便特点	大便检查
轮状病毒肠炎	秋冬季	6～24 个月	起病急，常伴有发热和上呼吸道感染症状及脱水，电解质紊乱和酸中毒，多数无明显感染中毒症状	呈黄色或淡黄色水样或蛋花样，无腥臭，大便次数多，量多	镜检偶有少数白细胞
产毒性细菌引起的肠炎	夏季	较大儿童	自限性疾病，病程 3～7 天或较长，重者有发热及脱水，电解质紊乱和酸中毒	蛋花样或水样，含有黏液	镜检无白细胞
侵蚀性细菌性肠炎	不限	较大儿童	起病急，高热可发生热性惊厥，腹泻频繁，呕吐、恶心、腹痛，里急后重及全身中毒症状甚至休克	大便呈黏液状，带脓血，有腥臭味	镜检大量白细胞及数量不等红细胞，培养可找到致病菌
出血性大肠埃希菌肠炎	夏季	婴幼儿	伴腹痛，少数可伴溶血尿毒综合征和血小板减少性紫癜	大便由黄色水样便转为血水样便，有特殊臭味	镜检有大量红细胞，常无白细胞
金黄色葡萄球菌肠炎	不限	婴儿	伴发热，脱水，不同程度中毒症状，脱水和电解质紊乱，甚至休克	典型大便暗绿色，量多带黏液，少数为血便	镜检有大量脓细胞和革兰阳性球菌，培养有葡萄球菌生长
真菌性肠炎	不限	婴儿	病程迁延，伴鹅口疮	大便次数增多，黄色稀便，泡沫多带黏液，“豆腐渣”样便	镜检有真菌的孢子和菌丝

二十六、病毒性肠炎的发病机制是什么？

答：当病毒侵入肠道后，在小肠绒毛顶端的柱状上皮细胞上复制，使小肠绒毛细胞受损，受累的肠黏膜上皮细胞脱落而遗留不规则的裸露病变，导致小肠黏膜回吸收水、电解质能力下降，肠液在肠腔内大量集聚而引起腹泻；同时，发生病变的肠黏膜细胞分泌双糖酶不足且活性低，使肠腔内的糖类消化不完全并被肠道内细菌分解成小分子的短链有机酸，使肠腔的渗透压增高；微绒毛膜破坏亦造成载体减少，上皮细胞钠转运功能障碍，进一步造成水和电解质的丧失，加重腹泻。

二十七、怎样判断腹泻患儿的脱水程度？

答：详见表 6-3。

表 6-3 三种不同程度脱水的临床表现

观察内容	轻度脱水	中度脱水	重度脱水
失水量占体重比	3%～5%	5%～10%	10%～12%
精神状态	稍差或烦躁	萎靡或烦躁	淡漠或昏迷
前囟，眼窝	稍凹陷	明显凹陷	极凹陷
眼泪	有	少量	无
皮肤	稍干燥、弹性稍差	干燥、苍白、弹性差	极干燥、花纹、弹性极差
口腔黏膜	稍干燥	明显干燥	及干燥或干裂
尿量	稍少	明显少	极少
口渴	轻	明显	极明显、烦渴
周围循环衰竭	较好	尚可、肢端微凉	四肢厥冷、血压下降
代谢性酸中毒	无	有	严重

注：判断周围循环衰竭时应该重点观察：有无皮肤花纹、四肢厥冷、脉搏细弱、血压下降、极度少尿或无尿等表现

二十八、如何判断脱水的性质？

答：是指体液渗透压的改变，反映水和电解质的相对丢失量。因为钠是决定细胞外液渗透压的主要成分，所以临床上根据血清钠的浓度将脱水分为等渗性脱水、低渗性脱水和高渗性脱水三种。以等渗性脱水最常见，其次是低渗性脱水、高渗性脱水最少见。

二十九、不同性质的脱水有哪些临床特点？

答：详见表 6-4。

表 6-4 三种不同性质脱水的临床特点

判断依据	低渗性脱水	等渗性脱水	高渗性脱水
病因及诱因	补充非电解质过多，常见于营养不良和慢性腹泻者	常见于病程短，营养较好的腹泻儿	高热，大量出汗，补充高钠液体过多
血钠浓度	＜130mmol/L	130～150mmol/L	＞150mmol/L
水电解质丢失比例	电解质丢失多于水	水、电解质成比例丢失	水丢失多于电解质
口渴	不明显	明显	极明显
皮肤弹性	极差	稍差	尚可
血压	很低易发生休克	低	正常或稍低
神志	嗜睡或昏迷	精神萎靡	烦躁或易激惹

三十、为什么说儿童比成人更容易发生脱水？

答：由于儿童生长发育快，新陈代谢旺盛，需水量相对较多，同时体表面积相对较大、呼吸频率快等因素使不显性失水相对较多，因此年龄越小，每日需水量相对较多。此外，儿童排泄水的速度也较成人快，婴儿每日水的交换量约为细胞外液的 1/2，而成人仅为 1/7，婴儿水的交换率比成人快 3～4 倍，故婴儿对缺水的耐受力比成人差，所以婴儿在病理的情况下更容易发生脱水。

三十一、什么是代谢性酸中毒？

答：儿童正常血 pH 为 7.35～7.45，当超出正常范围即出现酸碱平衡紊乱。当由代谢因素引起血 pH＜7.35 时，称为代谢性酸中毒，是儿童最常见的酸碱平衡紊乱类型，主要是细胞外液中的 HCO_3^- 浓度降低或 H^+ 浓度增高所致。

三十二、三种不同程度代谢性酸中毒的临床表现?

答：详见表 6-5。

表 6-5 三种不同程度代谢性酸中毒的临床表现

	轻度	中度	重度
HCO_3^-	13～18mol/L	9～13mol/L	<9mol/L
临床表现	症状体征不明显	精神萎靡或烦躁，呼吸深长，口唇樱桃红	恶心呕吐，心率增快，呼吸深快，节律不齐呼气有丙酮味，口唇发绀，昏睡或昏迷

三十三、腹泻病的治疗原则是什么?

答：治疗原则是调整饮食、预防和纠正脱水、合理用药、控制感染，预防并发症的发生。

三十四、什么是口服补液盐?

答：口服补液盐（oral rehydration salts，ORS）是世界卫生组织（WHO）推荐用于治疗急性腹泻合并脱水的一种口服溶液，经临床应用取得了良好效果，对发展中国家尤其适用。目前有多种 ORS 配方，WHO 2002 年推荐的低渗透压口服补液盐液配方比传统的配方更为安全，该配方为：氯化钠 2.6g，枸橼酸钠 2.9g，氯化钾 1.5g，葡萄糖 13.5g，临用前用温开水 1000ml 溶解，总渗透压为 245mmol/L。

三十五、口服补液盐（ORS）的适应证和禁忌证有哪些?

答：一般适用于腹泻时预防脱水及纠正轻，中度脱水。轻度脱水约需 50～80ml/kg，中度脱水约需 80～100ml/kg，于 8～12 小时内将累计损失量补足。纠正脱水后，可将 ORS 用等量水稀释，按病情需要随时口服。有明显腹胀，心功能不全或其他严重并发症者及新生儿不宜口服补液。

三十六、什么是低钾血症?

答：人体内钾主要存在于细胞内，正常血清钾浓度为 3.5～5.5mmol/L。当血清钾低于 3.5mmol/L 时为低钾血症。

三十七、小儿低钾血症有什么临床表现?

答：低钾血症表现为神经肌肉兴奋性减低、精神萎靡、反应低下、全身肌无力、腹胀、肠鸣音减弱或消失、腱反射减弱或消失。低钾血症会出现口渴、多饮、多尿、夜尿等症状，低钾对心脏功能也有严重影响，出现心率增快、心肌收缩无力、心音低钝、甚至血压降低、心脏扩大、心率不齐、危及生命。

三十八、腹泻患儿静脉补钙后仍有抽搐，应该考虑什么原因?

答：当脱水和酸中毒得到纠正后，血清钙降低，可出现手足抽搐、惊厥等表现。极少数久泄和营养不良的患儿输液后出现震颤、惊厥等，应用钙剂治疗无效时应考虑低镁血症的可能。

三十九、液体疗法的目的及实施过程应遵循的原则是什么?

答：液体疗法的目的是使水、电解质和酸碱平衡紊乱得到纠正，恢复机体正常的生理功能。在实施过程中要遵循定量、定性、定速；先盐后糖、先浓后淡、先快后慢；见尿补钾、见惊补钙、见酸补碱的补液原则。

四十、腹泻患儿如何确定补液量?

答：根据脱水程度决定补液总量：第一天补液量包括累积损失量，继续损失量加生理需要量。一般轻度脱水按 90～120ml/kg，中度脱水 120～150ml/kg，重度脱水 150～180ml/kg 换算。第二天及以后的补液量需根据患儿呕吐跟腹泻，还有进食的情况估算。生理需要量按 60～80ml/kg，通常是丢失多少补多少。

四十一、补钾的原则是什么？

答：见尿补钾，能口服者尽量口服，因为口服更安全；禁忌静脉推注，以免发生高血钾引起心搏骤停；静脉滴注时钾的浓度≤0.3%。补钾五不宜：不宜过早、不宜静推、不宜过浓、不宜过快、不宜过量。

四十二、哪些属于电解质溶液？都有哪些作用？

答：电解质溶液的主要作用是补充丢失的液体和所需的电解质，纠正体液的渗透压和酸碱平衡的失调。包括：

1. 0.9%氯化钠溶液（生理盐水）为等张液。

2. 复方氯化钠溶液（Ringer 溶液）为等张液，其组成为 0.86%氯化钠、0.03%氯化钾和 0.03%氯化钙。

3. 碱性溶液，主要用于酸中毒。

（1）碳酸氢钠溶液：临床上最常用，可直接增加缓冲碱快速纠正酸中毒。

（2）乳酸钠溶液：需在有氧条件下经肝脏代谢产生 HCO_3^- 而起作用，显效缓慢，因此在肝功能不全、缺氧、休克、新生儿期乳酸潴留性酸中毒时不宜使用。

4. 氯化钾溶液，用于纠正低钾血症，常用 10%的氯化钾溶液，静脉滴注时需稀释成 0.2%～0.3%浓度，不可直接静脉推注，以免发生心肌抑制而导致死亡。

四十三、腹泻患者如何进行合理用药？

答：**1. 控制感染** 病毒性肠炎以饮食疗法和支持疗法为主，一般不用抗生素。其他肠炎应该对因选药，如大肠埃希菌肠炎可选用 G^-杆菌抗生素，抗生素诱发的肠炎应停用原来使用的抗生素，可选用万古霉素、新青霉素、抗真菌药物等；寄生虫性肠炎可选用甲硝唑、大蒜素。

2. 肠道微生态疗法 有助于恢复肠道正常菌群的生态平衡，抵御原病菌，控制腹泻，常用双歧杆菌、嗜酸乳杆菌等制剂。

3. 肠黏膜保护剂 腹泻与肠黏膜屏障功能破坏有密切关系，因此维护和修复肠黏膜屏障功能是治疗腹泻的方法之一，常用蒙脱石散（思密达）。

4. 补锌治疗 WHO 建议，对于急性腹泻患儿，年龄大于 6 个月者，应每日给予元素锌 20mg；年龄小于 6 个月者，应每日给予元素锌 10mg。疗程为 10～14 天，可缩短病程。

5. 对症治疗 腹泻一般前期避免使用止泻剂，止泻剂的使用会增加毒素的吸收。腹胀明显者可肌肉注射新斯的明或者进行肛管排气，呕吐严重者可针刺足三里。

四十四、儿童液体疗法补液前应做哪些准备？

答：补液前要全面了解患儿的病史、病情、补液目的及临床意义；向家长解释补液目的、补液需要的时间及可能发生的状况，以取得家长的配合；对于年龄较大的儿童也要做好解释及鼓励工作，以消除其恐惧心理并得到患儿积极配合；对于不合作的患儿可以适当加以约束或者给予镇静剂。

四十五、在液体疗法进行中如何进行护理？

答：**1. 严格按医嘱进行补液** 按医嘱要求全面安排 24 小时的液体总量，并遵循“补液原则”分期分批输入。

2. 严格掌握输液速度 明确每小时输入量，精确到每分钟多少滴数，防止输液速度过快或过缓。有条件者最好使用输液泵，以便更精确地控制输液速度。

3. 保持输液通畅 注意输液是否畅通，有没有堵塞、肿胀及液体外渗等情况。

4. 密切观察病情变化

5. 记录 24 小时液体出入量 液体入量包括口服液体量、静脉输液量及食物中含水量；液体出量包括呕吐量、尿量、大便丢失的水量和不显性失水量。其中婴幼儿大便不易收集可用"称尿布法"计算液体排出量。

四十六、补液过程中如何观察病情变化？

答：**1. 观察生命体征**　包括体温、脉搏、呼吸、血压等，若患儿出现烦躁不安、脉搏及呼吸加快等，应警惕因输液过量或过快而导致心力衰竭和肺水肿。

2. 观察输液反应　注意有无输液反应，如果发现应及时报告医生，并寻找原因和采取有效措施处理。

3. 观察补液效果　观察患儿脱水情况，比较输液前后的变化，判断补液效果。若皮肤弹性恢复、眼窝凹陷消失、尿量增多、口舌湿润、无口渴等，说明脱水已经得到纠正；补液后尿多而脱水未得到纠正，可能是葡萄糖溶液输入过多，宜增加电解质的比例；补液后出现眼睑水肿，可能是补充钠盐过多，口服补液者此时应改服白开水或母乳。

4. 观察酸中毒表现　观察患儿有无精神萎靡、呼吸深长、口唇樱红、呼气丙酮酸味等酸中毒表现。

5. 观察低血钾、低血钙表现　观察患儿有无全身肌无力、心音低钝、腹胀、肠鸣音减弱等低血钾表现，有没有手足抽搐的低血钙表现，低血钾、低血钙的表现在酸中毒纠正后容易发生。

四十七、儿童营养不良伴腹泻的液体疗法？

答：营养不良与腹泻病常互为因果，容易形成恶性循环。营养不良患儿的体液代谢特点为：

1. 因皮下脂肪少，所以皮肤弹性差，其脱水程度易估计偏重。
2. 腹泻有脱水时多为低渗性脱水。
3. 心功能较差，输液过多或过快时易发生心力衰竭。
4. 补液过程中易发生低钾、低钙、低镁血症。
5. 肝糖原储存不足，易发生低血糖。

儿童营养不良伴腹泻在补液时应注意：

1. 补液总量应减少 1/3 或降级补液。
2. 常用 2/3 张含钠液；补液速度宜稍慢，一般每小时 3～5ml/kg，以免加重心、肺负担。
3. 见尿后尽早补钾，补钾应持续 7 天以上，早期补钙、补镁。
4. 注意能量和蛋白质的补充。

四十八、腹泻病有哪些常见的护理诊断？

答：**1. 腹泻**　与感染、喂养不当、肠道功能紊乱有关。

2. 体液不足　与腹泻、呕吐致体液丢失过多和摄入不足有关。

3. 营养失调　低于机体需要量与呕吐、腹泻丢失过多和摄入不足有关。

4. 体温过高　与肠道感染有关。

5. 有皮肤完整性受损的危险　与大便次数增多刺激臀部皮肤有关。

6. 知识缺乏　家长缺乏喂养知识及疾病护理的相关知识。

四十九、患儿腹泻时应如何观察病情？

答：**1. 观察大便的情况**　观察并记录大便颜色、次数、气味、性状、量，做好动态比较，为治疗和输液方案提供可靠依据。

2. 监测生命体征　监测患儿神志、体温、呼吸、脉搏、血压等。体温过高时应给患儿多饮水，温水擦浴、可给予退热贴等物理降温处理。出汗后及时更换湿衣服。

3. 观察全身中毒症状　如发热、精神萎靡、烦躁、嗜睡等。

4. 观察水、电解质和酸碱平衡紊乱症状　如脱水情况及程度、代谢性酸中毒表现和低钾血症表现。

五十、如何调整腹泻脱水患儿的饮食？

答：腹泻脱水患儿除严重呕吐者暂禁食 4～6h（不禁水）外，均应继续进食，以缓解病情，缩短病程，促进恢复。母乳喂养者继续哺乳，暂停辅食；人工喂养者，将牛奶稀释或予以脱脂奶；病毒性肠炎，乳糖不耐受者可喂豆制代乳品或无乳糖奶粉；已断奶者给予营养丰富、清淡易消化饮食，少食多餐；随着病情稳定和好转，逐步过渡到正常饮食。

五十一、如何做好腹泻患儿的臀部护理？

答：**1.** 红臀的预防：选用吸水性强、柔软布质或纸质尿布，勤换洗，避免使用不透气塑料布或橡皮布；每次使用后用温水清洗臀部并擦干，以保持皮肤清洁干燥。

2. 局部皮肤发红的地方，可以涂 5%的鞣酸软膏或 40%的氧化锌油按摩，促进血液循环。

3. 局部皮肤糜烂或溃疡者可采用暴露法，臀下仅垫尿布，不加包扎，使臀部肌肤暴露于空气中或阳光下，也可以用灯光照射，每次 20～30 分钟，每日 1～2 次，使局部皮肤蒸发干燥，照射时必须专人照看，避免烫伤。照射后局部涂以药膏。女婴尿道口接近肛门，应该注意会阴部的清洁，预防上行尿路感染。

五十二、腹泻的健康教育有哪些方面？

答：**1. 指导合理喂养**　正确喂养，鼓励母乳喂养，避免在夏季断奶。按时逐步添加辅食，切忌几种辅食同时添加，防止过食、偏食及饮食结构突然变动。

2. 注意饮食卫生，培养良好的卫生习惯　注意食物新鲜、清洁和食具消毒，避免肠道内感染。教育儿童饭前便后洗手，勤剪指甲。

3. 增强体质　发现营养不良、佝偻病时及早治疗，适当户外活动。

4. 注意气候变化　防止受凉或过热，冬天注意保暖，夏天多喝水。

5. 合理使用抗生素　避免长期口服广谱抗生素而引起肠道菌群失调。

五十三、小儿积食的原因是什么？

答：**1.** 妊娠期间营养不良或早产，先天肠胃功能不足。

2. 在饮食上经常饥饱无度，家长盲目给吃营养食品、零食，损伤脾胃。

3. 婴儿时期没有及时添加辅食，消化功能较同龄儿童差。

五十四、小儿积食的症状是什么？

答：见饭不香、没有饥饿感，但喜欢冷饮，口中有酸臭气味，面色萎黄，形体偏瘦，毛发稀疏、枯黄烦躁易哭，夜间入睡不稳，额头上多汗或面红耳赤，体内锌、铁、钙等微量元素缺乏，血色素也偏低。

五十五、小儿积食时应该如何应对？

答：**1.** 可以给宝宝熬些山楂水、山药粥、白萝卜粥吃，健脾养胃。

2. 捏脊：让宝宝趴在床上，露出背部，沿小儿脊椎旁两指处，用两手拇指、食指和中指从尾骶骨开始将皮肤轻轻捏起，慢慢地向前捏拿，一直推到颈部大椎穴，由下而上连续捏几次即可。

3. 做腹部按摩：先搓热手掌，然后顺时针按摩腹部数十下，早晚各一次。

五十六、小儿腹痛的常见原因是什么？

答：**1.** 小儿赤足在地板上玩耍；衣着过少或夜间踢被子使肚腹着凉。

2. 饮食无度，过食肥甘厚味或饮食不洁，品种过杂引起腹痛。

3. 由于蛔虫或是粪便的堆积或肠管扭转套叠使腹气不通，或肠道感染。

4. 消化道的溃疡或胃食管反流 HP 感染也是引起腹痛的常见原因。

五十七、什么是肠套叠？

答：肠套叠（intussusception）是指部分肠管及其肠系膜套入邻近肠腔的一种绞窄性肠梗阻，

是婴幼儿时期常见的急腹症之一。2 岁以内的健康肥胖儿多见。

五十八、肠套叠根据套入部分的不同可分为几种类型？

答：肠套叠多为近端肠管套入远端肠腔内，根据套入部分的不同分为：回盲型、回结型、回回结型、小肠型、结肠型和多发型。回盲型最为常见，约占总数 50%～60%；回结型，约占 30%；回回结型，约占 10%。

五十九、急性肠套叠的临床表现是什么？

答：患儿突然发生剧烈的阵发性肠绞痛、哭闹不安、屈膝缩腹、面色苍白、出汗等。持续数分钟后缓解，可安静或入睡，间歇 10～20 分钟又反复发作。呕吐，早期为反射性呕吐，呕吐物为胃内容物和（或）胆汁，后期为梗阻性呕吐，呕吐物为粪便样液体。血便，呈果酱样黏液血便，或作直肠指检时发现血便；在右上腹可触及腊肠样肿块；早期患儿体温正常，无全身中毒症状。随着病情的恶化，可出现严重脱水、高热、嗜睡、昏迷及休克等中毒症状。

六十、慢性肠套叠的临床表现是什么？

答：慢性肠套叠以阵发性腹痛为主，腹痛时上腹或脐周可触及肿块，缓解期腹部平坦柔软无包块，病程长达十余日。由于年长儿肠腔较宽阔可无梗阻现象，肠管也不易坏死。呕吐少见，血便也发生较晚。

六十一、哪些辅助检查可帮助确诊肠套叠？

答：**1.** 腹部 B 超在套叠部位横断扫描可见同心圆或靶环状肿块图像，纵断扫描可见“套筒征”。

2. B 超监视下水压灌肠可见靶环状肿块影退至回盲部，“半岛征”由大到小，最后消失，诊断同时完成。

3. 空气灌肠可见杯口阴影，能清楚看见套叠头的块影，并可同时进行复位治疗。

4. 钡剂灌肠可见套叠部位充盈缺损和钡剂前端的杯口影，以及钡剂进入鞘部与套入部之间呈现的线条状或弹簧状阴影。只用于慢性肠套叠的疑难病例。

六十二、肠套叠非手术疗法的适应证与禁忌证？

答：**1. 适应证**　肠套叠病程不超过 48 小时，全身情况良好，无腹胀，无明显脱水及电解质紊乱者均可采用三种灌肠疗法。

2. 禁忌证

（1）病程超过 2 天以上，全身情况显著不良者，如严重脱水，精神萎靡，高热或休克等症状者，对 3 个月以下婴儿尤应注意。

（2）高度腹胀，腹部有明显压痛，肌紧张，疑有腹膜炎时，X 线腹部平片可见有多数液平面者。

（3）套叠头部已达脾曲，肿物硬而且张力大者。

（4）多次复发疑有器质性病变的肠套叠。

（5）小肠型肠套叠。

六十三、肠套叠灌肠复位成功的表现有哪些？

答：**1.** 拔出肛管后排出大量带臭味的黏液血便或黄色粪水。

2. 患儿安静入睡，无阵发性的哭闹和呕吐。

3. 腹部平软，触不到原有包块。

4. 复位后给予 0.5～1g 的活性炭口服，如经 6～8 小时由肛门排出黑色炭末，证明复位成功。

六十四、什么是新生儿肝炎综合征？

答：新生儿肝炎综合征（hepatitis syndrome of newborn）是由多种病因引起的综合征，是指新生儿晚期以阻塞性黄疸、肝脾肿大和肝功能异常、结合和未结合胆红素均升高为特征的一组临床征候群。常于生后 1 个月左右发病。广义地说，它包括肝细胞源性的肝内胆汁郁积，如感染、代谢性疾病、家族性胆汁郁积、染色体异常及特发性新生儿肝炎；狭义地说，它仅局限于感染引起的肝细胞炎症。有学者认为凡足月儿黄疸在生后 4 周，早产儿在生后 8 周黄疸仍不消退或加重，大便发白，小便深黄，肝脾增大，实验室检查有肝功能损害者，均属本综合征范围。

六十五、婴儿肝炎综合征的临床症状是什么?

答：**1. 黄疸** 为新生儿肝炎最突出的表现，大部分患儿因黄疸就诊。新生儿肝炎起病常缓慢而隐匿，多数患儿出生后第 1 周即出现新生儿黄疸，并持续 2 周以上时间，或生理黄疸消退后而又再度出现黄疸。大部分患儿治疗 1 个月后黄疸消退。

2. 肝脾肿大 肝脾均可触及，肝脏一般为中度肿大。肝脏增大，触诊光滑，边缘稍钝，脾脏增大不显著。轻症经一般处理后，就逐步好转，大便首先变黄，皮肤及巩膜黄疸逐渐消退，肝脏缩小到正常范围，生长及发育亦良好，整个病程 4～6 周。

3. 大便 出生时大便颜色正常，以后渐转为淡黄色或灰白色大便，往往不是持续性，有时有少许淡黄色或绿色大便。

4. 尿 结合胆红素可以从小便中排出，大部分患儿有浓茶样小便，可染黄尿布。

5. 其他 常伴随少许呕吐、厌食、体重不增等。

六十六、为什么肝炎综合征发现时间较晚，重症患儿有哪些症状?

答：部分患儿因疾病发展缓慢，一般又无发热、厌食、呕吐等，且黄疸及大便色泽变淡亦未引起家长注意，直到满月或更晚才被发觉，以后逐渐发展为重型，也有一开始就表现严重症状者。重症者黄疸日趋严重，大便呈陶土色，肝脏增大（可达肋下 5～7cm），质偏硬，脾脏亦增大（可达肋下 6～7cm），腹壁静脉怒张，腹水征，会阴及下肢水肿，可发展到肝性脑病、或发生大出血、脓毒症等并发症而死亡。

六十七、哪些原因可引起肝炎综合征?

答：**1. 感染类**

（1）肝炎病毒感染，多为乙型肝炎，其次为甲型、非甲非乙型及甲乙混合型肝炎。

（2）非肝炎病毒感染：如巨细胞病毒、风疹病毒、单纯疱疹病毒、EB 病毒、柯萨奇病毒 B 组，埃可病毒、腺病毒、人类免疫缺陷病毒（HIV）等。

（3）细菌感染：金黄色葡萄球菌、沙门菌、大肠杆菌、念珠菌、厌氧菌、肺炎球菌等。

（4）其他：梅毒螺旋体等。

2. 非感染类

（1）先天性代谢缺陷疾病：遗传性果糖不耐受症，半乳糖血症、糖原累积症等碳水化合物代谢异常、α1～抗胰蛋白酶缺乏症、遗传性络氨酸血症。

（2）胆道疾病：先天性胆道闭锁、先天性胆管扩张症、Caroli 病。

（3）其他：Reye 综合征，肝内占位病变及累及肝脏的全身性恶性肿瘤等。

六十八、婴儿肝炎综合征有哪些治疗方法?

答：**1. 病因治疗**

（1）积极控制细菌感染，使用广谱抗生素。

（2）抗病毒治疗：跟昔洛韦。

（3）遗传代谢疾病。

（4）先天性胆道畸形：及早手术治疗。

2. 对症治疗

（1）退黄，护肝：可使用维生素 C，肌酐、阿拓莫兰，激素、思美泰、白蛋白、血浆等治疗。

（2）补充维生素 A、D、E、K。

3. 中医中药治疗 采用清利湿热、健脾化湿、活血化瘀的治疗方法。目前临床上以使用并经研究证实较有效的中药有大黄，茵栀黄注射液，金钱草、五味子等。

4. 肝移植 在婴儿肝炎综合征中，约 15%的婴儿出现肝硬化，最后发展成肝功能衰竭，这部分患儿内科治疗效果不好，可以根据肝功能程度，选择肝移植手术。

六十九、婴儿肝炎综合征患儿的护理要点有哪些？

答：**1. 消化道隔离** 同病种患者可以住在同一病室，但患者之间必须进行床边隔离；病室内保证空气流通，无蚊蝇，每天开窗通风两次，30 分钟/次，为患者进行护理前后均应严格消毒双手，防止交叉感染。

2. 休息和体位 尽量卧床休息，避免患儿哭闹，以减少消耗量，利于肝功能恢复；应取平卧位，易增加肝、肾血流量；改善肝细胞的营养，提高肾小球滤过率；创造良好的病室环境，避免打扰患儿休息。

3. 饮食护理 适当的营养供给是改善肝功能，延缓病情进展，促进肝脏修复的基本措施。应给与高热量、高蛋白质、高维生素、易消化的饮食。

4. 用药护理

（1）利胆退黄：可给予苯巴比妥口服，具有改善和提高酶活性及促进胆汁排泄的作用，但要求掌握好剂量，并注意观察头晕、困倦等不良反应，防止长期使用出现耐受性和依赖性。

（2）护肝、改善肝功能细胞：常用促肝细胞生长因子、门冬酸钾镁、ATP、辅酶 A 等保护肝细胞功能。

（3）抗病毒治疗：更昔洛韦多用于治疗巨细胞病毒感染。

5. 心理护理 因为本病患儿年龄小，难以沟通。疗程长、预后差，家长常对治疗疾病的信心不足，所以做好患儿家长的心理护理，使之积极配合治疗。建立良好的护患关系。

七十、什么是胃食管反流？

答：胃食管反流（gastroesophageal reflux，GER）是指胃内容物，包括从十二指肠流入胃的胆盐和胰酶等反流入食管甚至口咽部。包括生理性的和病理性的。

七十一、什么是生理性的胃食管反流？

答：生理性的胃食管反流是因为婴幼儿食管下端括约肌（lower esophageal sphincter，LES）发育不成熟或神经肌肉协调功能差，出现于日间餐时或餐后的不引起生理伤害的反流。

七十二、什么是胃食管反流病？

答：胃食管反流病（gastroesophageal reflux disease）是由于食管下端括约肌的功能障碍和（或）与其功能有关的组织结构异常，导致食管下端括约肌压力低下而出现的反流。常出现在睡眠，仰卧位及空腹时发生的反流。常合并吸入性肺炎、窒息和生长发育障碍等。

七十三、胃食管反流病的症状与体征？

答：**1. 反流本身引起的症状** 主要表现为呕吐，奶后呕吐为典型表现，约 85%患儿生后第 1 周即出现呕吐。65%的小儿虽未经临床治疗可在半年至 1 年内自行缓解，这部分患儿属生理性反流范畴，临床不需特殊治疗。仅少数患儿表现为反复呕吐，并逐渐加重，由此可导致营养不良和生长发育迟缓。年长患儿可有反酸、打嗝等表现。

2. 反流物刺激食管所引起的症状 年长小儿可表现为胃灼热、胸骨后痛、吞咽性胸痛等症状，食管病变重者可表现为反流性食管炎而出现呕血或吐咖啡样物，此类患儿多见贫血。反流性食管炎症状持续存在者可进一步导致食管狭窄、Barrett 食管等并发症。

3. 食管以外的刺激症状

（1）呼吸道感染：胃食管反流与反复呼吸道感染之间的因果关系，约 1/3 的患儿因吸入反流物而反复出现呛咳、哮喘、支气管炎和吸入性肺炎等呼吸道感染症状。

（2）哮喘：反流物刺激食管黏膜感受器反射性地引起支气管痉挛而出现哮喘。反流引起的哮喘无季节性，常有夜间发作。反复发生的吸入性肺炎可导致肺间质纤维化。

（3）窒息和呼吸暂停：多见于小婴儿和早产儿，表现为面色青紫或苍白，心动过缓，甚至发生婴儿猝死综合征。

4. 营养不良 主要表现在体重不增和生长发育迟缓等。约 80%的患儿可出现营养不良。

5. 其他 如中耳炎、声音嘶哑、鼻窦炎、反复口腔溃疡等；部分患儿还可出现精神神经症状，sandifer 综合征。婴儿哭吵综合征等。

七十四、胃食管反流病的并发症是什么？

答：**1. 食管狭窄** 长期反复的胃食管反流可引起食管炎，食管镜检查可见黏膜充血、水肿、糜烂、溃疡、纤维组织增生，进而瘢痕形成，导致食管狭窄甚至短缩。有报道 8%～20%的反流性食管炎将发展成为食管狭窄，临床表现为吞咽困难，饮食质地改变，如进固体食物发噎，喜进软食或流食，严重者进食速度稍快，即可发生呕吐。

2. 出血和穿孔 反流性食管炎由于黏膜充血糜烂，可发生少量出血，长期可引起小儿不同程度的缺铁性贫血。少数严重病例由于食管溃疡可发生较大量出血，甚至穿孔。

3. Barrett 食管 为慢性胃食管反流的严重并发症。正常情况下食管下端鳞状上皮与贲门黏膜柱状上皮犬牙交错地移行，形成齿状线（Z 线），作为慢性反流性食管炎的后果，食管下段出现柱状上皮区，而正常的鳞状上皮区被破坏，由再生性更强的邻接区或腺导管柱状上皮所取代，即形成 Barrett 上皮。化生的上皮有胃、小肠和结肠的上皮，组织学上类似于黏液细胞、杯状细胞和绒毛结构。临床表现为典型的反流症状，在成人 Barrett 食管合并食管腺癌比一般人群高 30～50 倍。

七十五、胃食管反流外科手术指征？

答：**1.** 内科治疗 6～8 周无效，有严重并发症如消化道出血、营养不良、生长发育迟缓。

2. 严重食管炎并伴有溃疡或狭窄。

3. 食管裂孔疝。

4. 有呼吸道并发症如呼吸道梗阻、反复吸入性肺炎、窒息、支气管肺发育不良。

5. 合并严重神经系统疾病。

七十六、胃食管反流病的体位治疗是怎样的？

答：将床头抬高 30°，新生儿和小婴儿以前倾俯卧位为最好，但是为了防止婴儿猝死综合征的发生，睡眠时宜采取仰卧位及左侧卧位；年长儿在清醒状态下以直立位和坐位为最佳，睡眠时将床头抬高 20～30cm，采取左侧卧位，以促进胃排空，减少反流频率及反流物误吸。

七十七、胃食管反流病目前最可靠的诊断方法是什么？

答：24 小时连续监测食管下端 pH，通过计算机分析，可区分病理性或生理性反流，是目前最可靠的诊断方法。

七十八、胃食管反流病的药物治疗的主要作用及其种类有哪些？

答：药物治疗的主要作用是：降低胃内容物酸度和促进上消化道动力。种类包括：

1. 促胃肠动力药 多巴胺受体拮抗剂如潘立酮（吗丁啉）和通过乙酰胆碱起作用的药物如西沙必利（普瑞博思）。

2. 抑酸和抗酸药 抑酸药如 H_2 受体拮抗剂西咪替丁和质子泵抑制剂如奥美拉唑（洛赛克），中和胃酸药有氢氧化铝凝胶，多用于年长儿童。

3. 黏膜保护剂 有磷酸铝、硅酸铝盐、硫糖铝等。

七十九、胃食管反流常见的护理诊断有哪些？

答：**1. 有窒息的危险** 与溢奶和呕吐有关。

2. 营养失调 低于机体需要量与反复呕吐致能量和各种营养素摄入不足有关。

3. 疼痛 与胃内容物反流致反流性食管炎有关。

4. 知识缺乏 患儿家长缺乏胃食管反流疾病的相关知识。

八十、胃食管反流病的患儿如何合理喂养？

答：为促进小儿生长发育，一般采用少量多餐，母乳喂养儿增加哺乳次数，人工喂养儿可在牛奶中加入米粉、糕米粉或者可进食谷类食物。严重反流以及生长发育迟缓者可管饲喂养。年长儿以进食高蛋白低脂肪餐为主，睡前2小时不宜进食，保持胃处于非充盈状态，晚餐后不宜再喝饮料以免发生反流，避免应用刺激性调味品和影响食管下括约肌张力的食物和药物。

八十一、什么是先天性胆道闭锁？

答：先天性胆道闭锁（congenital biliary atresia）是先天性胆道发育障碍导致胆道梗阻，是新生儿胆汁淤积最常见的原因。女孩发病率高于男孩，约3∶2。在亚洲，我国和日本发病率较高。

八十二、先天性胆道闭锁分为哪几型？

答：大体类型可以分为：Ⅰ型胆总管闭锁，胆管未闭锁占5%～10%；Ⅱ型胆管闭锁，而胆囊及胆总管存在，也称为胆总管未闭锁型胆道闭锁；Ⅲ型肝门部闭锁。Ⅱ、Ⅲ型占85%以上。

八十三、先天性胆道闭锁有哪些临床表现？

答：**1. 黄疸** 黄疸为本病的特征性表现，一般出生时并无黄疸，在生后1～2周开始逐渐显露，呈渐进性加重，巩膜、皮肤由黄转为暗绿色，皮肤瘙痒严重。

2. 粪色改变 小儿出生后初数日大多数无异常表现，粪便色泽正常。粪便在黄疸出现的同一时期变成淡黄色，逐渐更趋黄白色，或竟成陶土样灰白色。

3. 尿色改变 尿的颜色随着黄疸的加重而变深，犹如红茶色，将尿布染色成黄色。

4. 肝脏肿大 腹部异常膨隆，肝脏肿大显著，可比正常大1～2倍，质地由软变硬，2～3个月即可发展为胆汁性肝硬化及门静脉高压。未及时治疗的患者3个月后发育见显迟缓，可维持8～12个月。终因营养不良、感染、门静脉高压、肝功能衰竭、出血、肝性脑病而死亡。

八十四、先天性胆道闭锁的治疗要点是什么？

答：手术治疗是唯一有效的方法，Kasai根治术（肝门-空肠吻合术）依然是胆道闭锁的首选手术方法。Kasai根治术强调早期诊断跟治疗，手术争取在出生后2个月进行，最迟不超过3个月，以避免发展为不可逆性肝硬化。而肝移植适用于晚期病例和Kasai根治术失败的患儿。

八十五、先天性胆道闭锁的术后护理要点有哪些？

答：**1. 各种管道的护理** 胆道闭锁术后患儿均需禁食、水，绝对卧床休息，麻醉清醒后即取头高位或半卧位。适当约束患儿，妥善固定导管，防止脱出；妥善连接导管与各型引流收集器具，维持其重力引流或负压引流状态；观察并记录引流量及性状；保持引流管道的通畅，加强引流管道周围皮肤的护理，可涂氧化锌乳膏并及时更换敷料。

2. 高热的护理 术后应严密监测体温变化，高热者以物理降温为主。

3. 保持输液通畅 维持体液平衡。

4. 预防感染及其他并发症护理 胆瘘及腹部切口裂开是术后主要的并发症，术后腹胀导致腹内压过高是切口裂开的直接原因，多发生在术后3～7天左右。患儿突然哭闹不安，腹肌紧张并有压痛，切口有胃肠液、胆汁样液漏出，应警惕胆、肠瘘。应持续胃管、肠管减压。促进肠蠕动尽早恢复。使用腹带保护是减轻腹胀和防止切口裂开的有效方法。

5. 饮食指导　术后能经口进食者要给予高蛋白，高维生素，低盐，低脂易消化饮食，母乳喂养者要尽快恢复母乳喂养；不能经口进食者宜采用鼻饲管的方式抬高床头，少量多餐匀速加热鼻饲。

八十六、什么是先天性胆管扩张症？

答：先天性胆管扩张症（congenital biliary dilatation，CBD）是胆总管和胰管连接部发育异常导致的先天性胆道畸形。一般认为亚洲人群较欧美发病率高，女孩发病率高于男孩，约（3～4）：1，约 80%病例在儿童期发病。

八十七、先天性胆管扩张可分为哪几种类型？

答：根据胆管扩张的部位、范围和形态分为Ⅰ型（囊状扩张型）、Ⅱ型（X 室型）、Ⅲ型（胆总管囊性脱垂型）、Ⅳ（肝内外胆管扩张型）、Ⅴ（单纯性肝内胆管扩张症），其中囊状扩张症最为常见约占 90%。

八十八、先天性胆管扩张症有哪些临床表现？

答：其典型的临床表现为腹痛、黄疸和腹部肿块三个基本症状，呈间歇性发作。

1. 腹痛　以右上腹痛多见，多为钝痛，严重者出现绞痛，间歇性发作，患儿常屈膝俯卧位。

2. 黄疸　轻者临床上可无黄疸，随发热，腹痛后出现黄疸，多呈间歇性发生，严重者粪便变灰白色，小便赤黄色。

3 腹部肿块　约 80%年长患儿的右上腹可触及表面光滑的囊性肿块。腹痛发作并发感染、黄疸时，肿块可增大且有压痛；症状缓解后肿块可缩小。

4. 合并急性感染时可有畏寒、发热等表现　晚期可出现胆汁性肝硬化和门脉高压的临床表现。

八十九、先天性胆管扩张症的治疗要点是什么？

答：一经确诊应及早手术，完全囊肿切除术和胆肠 Roux-en-Y 吻合术是治疗本病的主要手段，疗效好。对于并发严重感染或穿孔等病情危重者，可先行囊肿造瘘外引流术，等感染得到有效控制、全身情况改善后再行胆道重建术。如果肝内胆总管扩张病变累及全肝或已并发肝硬化，考虑实施进行肝移植手术。

九十、什么是先天性直肠肛管畸形？

答：先天性直肠肛管畸形（congenital ano-rectal malformation）是新生儿常见病，居消化道畸形第一位，我国的发病率约为 1∶4000，男孩、女孩的发病率大致相等，但仍以男孩稍多。先天性直肠肛管畸形常伴发心血管、消化道、肢体等其他畸形，畸形并存率高达 50%。

九十一、先天性直肠肛管闭锁的临床表现是什么？

答：**1. 一般表现**　出生后 24 小时无胎粪排出，或仅有少量胎粪从尿道、会阴口排出，肛门正常位置无肛门开口。患儿早期就有恶心、呕吐，呕吐物初为胆汁，以后为粪便样物，2～3 天腹部膨隆，可见腹部肠蠕动，出现低位肠梗阻症状。

2. 有瘘型表现　有瘘型瘘口狭小者，可少量排出胎粪，但随着喂养逐渐出现腹胀和呕吐，甚至粪样呕吐等低位肠梗阻症状；有瘘型瘘口较大者，排便困难等肠梗阻症状出现较晚，可延迟数月才被发现。高位直肠闭锁，虽有肛门，但无粪便排出。男婴约 5%为高位型畸形，且伴有泌尿系瘘，由尿道排出胎粪及气体。女婴约 8%为中间位或低位型畸形，多伴有阴道或前庭瘘。低位皮肤瘘口多位于会阴、阴囊中缝处，可见含有胎粪的瘘管通入狭窄的肛门。

3. 无瘘型表现　闭锁位置较低者，如肛门膜状闭锁在原肛门位置有薄膜覆盖，通过薄膜隐约可见胎粪存在，啼哭时隔膜向外膨出。偶有薄膜部分穿破，但破口直径仅有 2～3mm，排便依然不畅通，排便时婴儿哭闹。针刺肛门皮肤可见括约肌收缩。闭锁位置较高者，在原正常肛门位置皮肤略显凹陷，色泽较深，婴儿啼哭时局部无膨隆，用手指触摸无冲击感。

九十二、先天性直肠肛管畸形的治疗方法有哪些？

答：除少数肛门狭窄的患儿可用扩肛疗法以外，大多数应尽早经手术重建肛门位置和功能。低位闭锁型需争取在出生后 24 小时内急诊行肛门成形术；高位闭锁型可先行结肠造瘘，6 个月后再行肛门成形术。有瘘型，瘘管较粗，出生后排便无明显困难者可择期手术；有直肠、泌尿系瘘者，因有逆行感染的危险，应尽早手术。手术大致可分为经会阴肛门成形术，骶会阴肛门成形术和腹骶会阴肛门成形术。

九十三、什么是消化性溃疡？

答：是指发生在十二指肠的慢性溃疡，但也可发生于食管、胃肠吻合口处，少数发生于异位的胃黏膜，如梅克尔（憩）室。因为其发病与胃酸和胃蛋白酶的消化有关，所以称其为消化性溃疡。

九十四、什么是消化性溃疡的侵袭因素-防御因素失衡学说？

答：即当对胃和十二指肠黏膜有损害作用的侵袭因素（胃酸、胃蛋白酶、胆盐、药物、微生物、精神因素等）增强和（或）黏膜自身的防御因素（黏膜屏障、黏液重碳酸盐屏障、黏膜血流量、细胞更新、前列腺素、表皮生长因子等）减弱时就可出现溃疡。

九十五、消化性溃疡有哪些症状和体征？

答：消化性溃疡各年龄儿童均可发病，以学龄儿童多见。

1. 新生儿期继发性溃疡多见，常急性起病，以消化道出血为主要表现。常有严重的原发病存在。

2. 婴儿期继发性溃疡多见，发病急，消化道出血穿孔。原发病以胃溃疡多见，表现为食欲差、呕吐、进食后啼哭、腹胀、生长发育迟缓。也可能表现为呕血、黑便。

3. 幼儿期胃和十二指肠发病率相等，进食后呕吐，间歇性脐周及上腹痛，夜间及清晨痛醒，可呕血、黑便及穿孔。

4. 学龄前及学龄期慢性、原发性十二指肠溃疡多见，男孩多于女孩，可有明确家族史，反复发作脐周或上腹痛、烧灼感，大多数为饥饿痛或夜间痛，进食后可缓解；胃溃疡大多数进食 0.5～2 个小时后疼痛。可伴有反酸、嗳气、呕吐、便秘、消瘦等。严重者呕血、便血、贫血。

九十六、消化性溃疡有哪些并发症？

答：消化性溃疡的并发症主要为出血、穿孔和幽门梗阻，常可伴发缺铁性贫血。消化道出血是消化性溃疡的首发症状，重症可出现失血性休克。如果溃疡穿孔可发生休克，贫血、腹膜炎或胰腺炎等。

九十七、消化性溃疡可分为哪几型？

答：根据部位可分为胃溃疡、十二指肠溃疡、复合型溃疡（胃溃疡和十二指肠溃疡并存）。

九十八、消化性溃疡的治疗目的是什么？

答：消化性溃疡的治疗目的是缓解和消除症状，促进溃疡愈合，防止复发并预防并发症的发生。

九十九、消化性溃疡并发上消化道大出血的急救措施有哪些？

答：**1. 一般急救措施**

（1）去枕侧卧，保持呼吸道通畅，避免呕血时血液呛入气管引起窒息，保持安静。

（2）禁食，呕血停止 12～24 小时后进食流质，放置胃管，了解出血情况，并可灌注药物。

（3）心电监护，严密观察病情，记录患儿呼吸、脉搏、血压、体温、尿量，观察神态变化、肢体温度、皮肤与甲床色泽、外周静脉充盈情况，及时了解呕血及黑便次数、性质、量。必要时测定 CVP，正常值为 6～12cmH$_2$O（0.59～1.18kPa）。

2. 对大出血患者的输血与补液治疗 就诊后立即送检血型及配血，给予生理盐水或 5%葡萄糖盐水 20ml/kg 于 0.5 小时内快速输入以扩容；一旦配血完毕，即输血，必要时输冷冻血浆。

3. 止血治疗 包括凝血酶冻干粉口服、注射用血凝酶、口服去甲肾上腺素及内镜下局部止血等。

4. 使用抑制胃酸分泌药、生长抑素制剂及其类似物等药物治疗。

一百、消化性溃疡并发上消化道大出血的紧急输血指针是什么？

答：**1.** Hb＜70g/L 或血细胞比容＜25%。

2. 收缩压＜90mmHg（1mmHg=0.133kPa）或较基础血压下降 25%以上。

3. 体位改变出现昏厥，脉搏增加 20 次/分以上或≥120 次/分，BP 下降≥10mmHg。

一百零一、消化性溃疡的手术适应证有哪些？

答：消化性溃疡一般不采取手术治疗，但如果有下列情况应该根据个体的情况考虑手术治疗：

1. 急性穿孔。

2. 难以控制的出血，失血量大，且 48 小时内的失血量超过血容量的 30%。

3. 瘢痕性幽门梗阻，经胃肠减压等保守治疗 72 个小时仍然无改善时。

一百零二、如何预防消化性溃疡的发生？

答：要培养良好的生活习惯，饮食要有节律，按时定量，以容易消化，少刺激性食物为主，不宜暴饮暴食，要细嚼慢咽。少吃冷饮、糖果和油炸食物。不喝强烈刺激性的饮料、咖啡、浓茶等。生活规律，睡眠充足、避免过分疲劳和精神紧张。

第七章　心血管系统疾病

一、正常小儿心脏的解剖位置在哪里？

答：新生儿心脏位置较高并呈横位，心尖搏动在左第 4 肋间隙锁骨中线外，心尖部分为右心室。随着小儿躯干成长和活动的增加，心尖逐渐向下倾斜，2 岁以后，横位心逐渐变成斜位，5～6 岁心尖搏动下移至左第 5 肋间隙，心尖部分主要为左心室。

二、胎儿时期的营养和气体代谢是通过什么方式进行交换的？

答：胎儿时期的营养和气体代谢是通过脐血管和胎盘与母体之间以弥散方式而进行交换的。

三、胎儿出生后血液循环发生什么改变？

答：胎儿出生后血液循环的主要改变是胎盘血液循环停止而肺循环建立，血液气体交换由胎盘转移至肺，从而出现肺循环阻力下降，肺血流量明显增多，卵圆孔关闭以及动脉导管关闭。

四、不同年龄儿童正常心率平均值及 95%概率范围是多少？

答：见表 7-1。

表 7-1　不同年龄儿童正常心率平均值及 95%概率范围

年龄	正常心率（次/分）	
	平均值	95%概率范围
出生～12 个月	130	100～150
1～4 岁	110	80～130
5～9 岁	90	70～110
10～17 岁	80	60～100

进食、活动、哭闹和发热会影响小儿心率，因此，应在小儿安静或睡眠时测量心率和脉搏。一般体温每升高 1℃，心率增加 10～15 次/分。凡脉搏显著增快，而且在睡眠时不见减慢者，应怀疑有器质性心脏病。

五、什么叫血压？什么叫收缩压？什么叫舒张压？

答：血压是指血管内流动的血液对单位面积血管壁的侧压力。在一个心动周期中，心室射血，使动脉血压上升达最高的数值称为收缩压。心室舒张期，动脉血压下降至最低的数值称为舒张压。

六、不同年龄儿童的正常血压是多少？

答：小儿由于心搏出量比较少，动脉壁的弹性较好和血管口径相对较大，故血压偏低，但随着年龄增长而逐渐增高。新生儿收缩压平均 60～70mmHg[①]（8.0～9.3kPa），1 岁时 70～80mmHg（9.3～10.7kPa），2 岁以后收缩压可按公 式计算，收缩压（mmHg）=年龄×2+80mmHg（年龄×0.26+10.7kPa）。收缩压的 2/3 为舒张压。收缩压高于此标准 20mmHg（2.6kPa）为高血压，低于此标准 20mmHg（2.6kPa）为低血压。正常情况下，下肢的血压比上肢约高 20mmHg（2.6kPa）。

七、正常的心律是如何产生和传导的？

答：心脏不停地收缩、舒张形成有节奏、有规律的跳动，人们把这种连续心跳的过程叫做心律。它的产生是由心脏激动的起搏以及心脏传导系统按一定的频率、顺序及速度播散，使心脏进行收缩

①1mmHg＝0.133kPa。

和舒张活动。正常心脏由窦房结发出激动，然后一面通过前结间束的一支从右心房到左心房，另一面经前结间束的另一支及中、后结间束到房室结。激动在房室结有一短暂的生理延搁（约 0.05 秒），继而进入希氏束及其分支，最后迅速经浦肯野纤维到达心室肌，引起心室收缩。最后经短暂的调整（舒张期）后再重复下一次激动过程。这种连续、有规律的心跳，形成了心脏的正常心律。

八、心脏的传导系统包括哪些？有何功能？

答：心脏传导系统由特殊心肌细胞构成，包括窦房结、结间束、房室交界区、房室束（希氏束）、左右束支和普肯耶纤维。其主要功能是形成心脏激动、接受及传播心脏激动，控制心脏的节律性活动。

九、什么是心电图？

答：在心肌的传导性中，正常人体的心脏由窦房结发出的每一次兴奋，均按照一定的途径和时程，依次传向心房和心室，并使其兴奋。心脏各部分在兴奋过程中均出现相应的电活动变化，这种电变化形成的电流，必然会通过其周围的导电组织和体液传播到人体表面，以及人体的任何部位。如果将引导电极安置在人体内外的某些特定部位，就可以记录到相应的心电变化曲线，人们称该曲线为心电图。

十、正常心电图包括哪几个波形？每个波形有哪些意义？

答：正常心电图包括 P 波、QRS 波、T 波和 U 波。P 波反映左右心房去极化过程中的电位变化。QRS 波群反映左右心室去极化过程中的电位变化。T 波反映两心室复极化过程中的电位变化。U 波可能与浦肯野细胞的复极化电位变化有关。

十一、小儿心音的特点是什么？

答：新生儿第 1 心音和第 2 心音性质相仿，舒张期因心率快而缩短，故近似胎儿心音。此后，心尖部第 1 心音较第 2 心音强，而心底部第 2 心音较第 1 心音强。肺动脉瓣区第 2 心音较主动脉瓣区第 2 心音响，吸气时可有分裂。心尖部常出现第 3 心音。小儿胸壁较薄，心音较成人响。

十二、心脏杂音的性质是怎样的？

答：杂音是发现心脏畸形和瓣膜疾病的重要体征，其性质取决于杂音的响度及音调，如吹风样、隆隆样、机械样、乐音样杂音。按其发生的机制可分为反流性及喷射性杂音。

十三、什么是功能性杂音？

答：又称无害性杂音，健康儿童约半数有此杂音，随体位或运动可暂时性增加或减弱，其性质柔和，并不传导。

十四、心脏杂音的响度分为几级？

答：可分为六级：Ⅰ级杂音最轻，若不仔细听诊，易被忽略；Ⅱ级杂音稍响，易于听到；Ⅲ级杂音中度响，但不一定伴有震颤；Ⅳ级杂音更响，伴有震颤；Ⅴ级杂音很响，听诊器胸件稍靠胸壁即可听到；Ⅵ级杂音最响，听诊器胸件离胸壁 1cm 也可听到。

十五、什么是持续胎儿循环？

答：新生儿出生时动脉导管和卵圆孔未闭，当肺动脉压及肺血管阻力升高，导致有一部分静脉血自右心或肺动脉流入左心或主动脉，直接入体循环，形成右向左分流而引起新生儿青紫，即为持续胎儿循环（persistent fetal circulation）。这是新生儿青紫的一个重要原因，需与新生儿先天性心脏病作鉴别诊断。

十六、什么是先天性心脏病？

答：先天性心脏病（congenital heart disease，CHD）简称先心病，是胎儿时期心脏血管发育异常而致心血管的畸形，是小儿最常见的心脏病，发病率为活产婴儿的 7‰～8‰左右，而在早产儿中的发生率为成熟儿的 2～3 倍，在死胎中的发生率为活产儿的 10 倍。

十七、先天性心脏畸形的形成是在胚胎发育的什么时期？

答：原始心脏于胚胎第 2 周开始形成，约于第 4 周起有循环作用，至第 8 周房室间隔已完全长成，即成为四腔心脏。先天性心脏畸形的形成主要就是在这一时期。

十八、先天性心脏病的发病原因是什么？

答：引起先天性心脏病的病因尚未完全明确，主要由遗传和环境因素及其相互作用所致。据目前了解，由单基因和染色体异常所导致的各类型先天性心脏病占 10%。与先天性心脏病相关性较强的环境因素主要为：①孕早期宫内感染，如风疹、流行性感冒、腮腺炎和柯萨奇病毒感染等。②孕母缺乏叶酸、有与大剂量的放射线接触和服用药物史（抗癌药、降糖药、抗癫痫药物等）。③孕妇患代谢紊乱性疾病（糖尿病、高钙血症等）。④引起子宫内缺氧的慢性疾病；⑤妊娠早期酗酒、吸食毒品等。

十九、如何预防先天性心脏病？

答：虽然引起先天性心脏病的病因尚未完全明确，对孕妇加强保健工作，特别是在妊娠早期适量补充叶酸，积极预防风疹、流感等病毒性疾病，避免与发病有关的高危因素接触，慎用药物，保持健康的生活方式等都对预防先天性心脏病是很重要的。现在可以在怀孕的早、中期通过胎儿超声心动图及染色体、基因诊断等对先天性心脏病进行早期诊断和早期干预。

二十、先天性心脏病分为几类？

答：根据左右心腔或大血管间有无直接分流和临床有无青紫，可分为 3 类。①左向右分流型（left-to-right shunt lesions）（潜伏青紫型）在左、右心之间或主动脉与肺动脉之间有异常通路。常见房、室间隔缺损或动脉导管未闭。②右向左分流型（right-to-left shunt lesions）（青紫型）为先天性心脏病中最严重的一组，多见于复杂性先天性心脏病，根据肺血流量的多少，将右向左分流分为肺缺血性（法洛四联症、三尖瓣闭锁）和肺充血性（完全性大动脉转位、总动脉干等）。③无分流型（non-shunt lesions）（无青紫型）在心脏左、右两侧或动、静脉之间没有异常分流或交通存在，只在发生心衰时才发生青紫，如主动脉缩窄和肺动脉缩窄等。

二十一、小儿常见的先天性心脏病有哪些？

答：小儿先天性心脏病中常见的是室间隔缺损、房间隔缺损、动脉导管未闭、肺动脉狭窄、法洛四联症和大动脉错位等。室间隔缺损是最常见的先天性心脏病。

二十二、先天性心脏病的诊断步骤是怎样的？

答：首先根据临床表现，婴幼儿常有反复的肺炎、心功能不全、生长发育迟缓及声音嘶哑。年长儿有胸闷、心悸、胸痛、乏力、头晕或晕厥的可能。有青紫者常有蹲踞及缺氧发作。其次根据体格检查判断，先天性心脏病患儿常有生长发育落后，听诊可闻及心脏杂音。最后结合胸部 X 线检查、心电图、超声心动图等辅助检查进行判断。

二十三、先天性心脏病常用的辅助检查的应用价值是什么？

答：**1. 胸部 X 线检查**　是基本的检查手段，通过胸部 X 线检查可观察肺血管阴影及心胸比，有无侧支血管形成。观察心脏的形态、位置及各房室有无增大，血管有无异位，肺动脉端是突出还是凹陷，主动脉结是增大还是缩小。观察有无内脏异位症。

2. 超声心动图　是目前最常用的先天性心脏病的诊断方法之一，无创。可以提供详细的心脏解剖结构及心脏功能、部分血流动力学信息，并能在胎儿期作出部分先天性心脏病的诊断。

3. 心电图检查　反映心脏位置、心房、心室有无肥厚及心脏传导系统的情况。

4. 心导管检查　了解心腔及大血管不同部位的血氧含量和压力变化，明确有无分流及分流的部位。本检查是先天性心脏病进一步明确诊断和决定手术前的重要检查方法之一。

5. 心血管造影 通过导管检查仍不能明确诊断而又需考虑手术治疗的患者，可做心血管造影。

6. 放射性核素心血管显像 小儿心血管疾病的放射性核素示踪技术主要用于心功能的测定、左向右分流定量分析和了解心肌缺血状况。

7. 磁共振成像 常用于主动脉弓等流出道畸形的诊断，并已经成为复杂畸形诊断的重要补充手段。

8. 计算机断层扫描 对心外大血管异常及其分支的病变；心脏瓣膜、心包和血管壁钙化，心腔肿块、心包缩窄、心肌病等有较高的诊断价值。

二十四、先天性心脏病的治疗方法有哪些?

答：目前临床采用的治疗方法有两种：介入治疗与手术治疗。治疗采用哪种方式取决于畸形的种类和严重程度，手术时机及术前心功能状况，有无并发症等。介入治疗主要适用于房间隔缺损、动脉导管未闭、肺动脉瓣狭窄及部分室间隔缺损不合并其他需手术矫正的畸形患儿。手术治疗适用于各种简单先天性心脏病及复杂先天性心脏病，也包括姑息治疗。

二十五、什么是介入性心导管术?

答：介入性心导管术是通过非开胸途径，将特种的导管及装置由外周血管插入，到达所需治疗的心血管腔内，以替代外科手术治疗。

二十六、介入性心导管术的优缺点是什么?

答：介入性心导管术的优势是无须开胸，完全避免了体外循环的风险、不需要全身麻醉、缩短住院时间及康复时间、没有开胸的手术瘢痕。但与手术治疗相比，发生残余瘘的可能性比手术治疗稍大。

二十七、在儿科临床应用的介入性治疗有哪些?

答：介入性治疗可应用于球囊瓣膜成形术、球囊血管成形术、球囊房间隔造口术及房间隔切开术，这些治疗可以使本来狭小的变宽、关闭的结构开放；介入封堵技术可使本来开放的关闭，如未闭动脉导管栓堵术；用封堵装置可治疗房间隔缺损、室间隔缺损、动脉导管未闭和侧支血管；血管支架、取出心内异物、放置起搏导管以及经导管射频消融术治疗快速型心律失常。

二十八、介入治疗的禁忌证有哪些?

答：感染性心内膜炎、活动性风湿病或心肌炎、严重心律失常、重度心力衰竭、急性或慢性化脓性感染病灶及出血倾向等。

二十九、介入治疗血管入口通常采用哪些途径?

答：经皮股静脉或股动脉穿刺是最常见的途径，初生数天新生儿可用脐动脉脐静脉。

三十、心导管检查和介入治疗患儿的术前护理措施有哪些?

答：**1.** 术前一天清洁手术部位皮肤。做好青霉素皮试及碘过敏实验。

2. 留置静脉留置针。

3. 术前禁食 6 小时。对青紫型先天性心脏病患儿，因容易出现血液浓缩，必要时可静脉补液。

4. 准备好术中需使用的药物。

5. 对年幼儿、体重较轻，又需做左、右心导管检查者，抽血查血交叉并备血。

三十一、心导管检查和介入治疗患儿的术后护理措施有哪些?

答：**1.** 患儿回病房后，去枕平卧 6 小时，股静脉穿刺者应卧床 12 小时，股动脉穿刺者需卧床 24 小时以上，以防局部形成血肿。压迫穿刺点 2 小时，检查穿刺部位有无渗血，如有渗血需报告医师重新止血、包扎。

2. 定时测量心率、心律、血压、呼吸、经皮血氧饱和度，观察足背动脉搏动情况，注意穿刺侧与对侧比较有无搏动减弱和肢体温度的变化。

3. 遵医嘱给药，尤其是青紫型先天性心脏病患儿应补足液体，防止血液浓缩。

4. 术后禁食 6 小时，或麻醉完全清醒后才能进食。

5. 注意观察有无残余分流、封堵器脱落、心律失常、血栓形成等并发症的发生。

6. 患儿口服小剂量阿司匹林 6 个月至封堵器完全内皮化，出院后定期门诊复查。

三十二、什么是房间隔缺损？

答：房间隔缺损（atrial septal defect，ASD）是在胚胎发育过程中房间隔发育不良，吸收过度或心内膜垫发育障碍，导致两心房之间存在通路。约占先天性心脏病发病总数的 7%～15%，女性多见，男女比约为 1∶2。小儿时期症状较轻，不少患者到成年后才被发现。

三十三、房间隔缺损分为哪几类？

答：根据解剖病变的不同房间隔缺损可分为原发孔型缺损（约占 5%～10%）、继发孔型缺损（约占 70%）和静脉窦型缺损（较少见）。卵圆孔不闭合并不发生左向右分流，不能称为缺损。

三十四、房间隔缺损的临床表现是什么？

答：根据缺损大小而不同，缺损小者可无症状，仅在体检时发现胸骨左缘第 2～3 肋间有收缩期杂音。缺损大者由于分流量大，使体循环血量减少而表现为易感乏力和影响生长发育，由于肺循环血量增多使肺充血，可出现活动后心悸、气短，患儿易患呼吸道感染，当哭闹、患肺炎或心力衰竭时出现右向左分流，表现为发绀。

三十五、房间隔缺损典型的心脏体征是什么？

答：第一心音正常或分裂；胸骨左缘第 2、3 肋间可闻及Ⅱ～Ⅲ级收缩期喷射性杂音。肺动脉瓣区第二心音增强或亢进，呈固定分裂。

三十六、房间隔缺损常见的并发症有哪些？

答：常见的为肺炎、肺水肿、充血性心力衰竭及亚急性细菌性心内膜炎。

三十七、房间隔缺损的心电图特征是什么？

答：典型的心电图表现为电轴右偏和不完全性右束支传导阻滞，部分病例尚有右心房和右心室肥大。

三十八、房间隔缺损胸部 X 线检查特点是什么？

答：心脏外形呈轻-中度扩大，以右心房、右心室增大为主，肺动脉段突出，肺门血管影增粗，肺野充血，主动脉影缩小。透视下可见肺门肺动脉总干及分支随心脏搏动而一明一暗的“肺门舞蹈”征。

三十九、房间隔缺损的超声心动图特征是什么？

答：M 型超声心动图可显示右心房和右心室内径增大和室间隔矛盾运动。二维超声心动图可见房间隔回声中断，并可显示缺损的位置和大小。多普勒彩色血流显像可显示红色血流从左房穿过房间隔缺损到右房，且能估测分流的大小。并可显示由右心容量负荷增加所致三尖瓣口及肺动脉瓣口血流速度增快。

四十、房间隔缺损的治疗方法有哪些？

答：**1.** 据美国心肺与血液研究院统计，大约 50%的房间隔缺损很小或可能会自然闭合而不必治疗。

2. 继发孔型房间隔缺损即使患儿无明显症状也应治疗，可采用介入治疗或外科手术治疗。

3. 缺损较大影响生长发育者宜在学龄前期做房间隔缺损修补术。

四十一、房间隔缺损行介入治疗的适应证和禁忌证有哪些？

答：**1. 适应证** 年龄＞2 岁，缺损边缘至上下腔静脉，冠状静脉窦右上肺静脉之间距离≥5mm，至房室瓣距离≥7mm，不合并必须外科手术的其他心脏畸形。

2. 禁忌证 ①原发孔型房间隔缺损；②静脉窦型房间隔缺损；③伴有部分或完全性肺静脉异位引流；④左房内隔膜或发育不全；⑤心腔内、下腔静脉或盆腔内血栓形成；⑥伴有其他需要外科治疗的先天性心脏缺陷或大血管异常者；⑦艾森曼格综合征。

四十二、房间隔缺损患儿的预后怎样?

答：小型房间隔缺损（直径<3mm 甚至 3～8mm），1 岁前有可能自然关闭。儿童时期大多数可保持正常生活，常因杂音不典型而延误诊断。缺损较大时，分流量较大，分流量占体循环血量的 30%以上，不经治疗活至成年时，有可能出现肺动脉高压，一旦出现艾森曼格综合征即为手术和介入治疗禁忌证。

四十三、什么是室间隔缺损?

答：室间隔缺损（ventricular septal defect，VSD）是心脏胚胎发育异常而形成左、右心室间的异常通道，它可单独存在，也可与其他心脏畸形同时存在。是最常见的先天性心脏病，发病率约占小儿先天性心脏病的 30%～50%。

四十四、室间隔缺损分为哪几类?

答：**1.** 根据缺损位置的不同，可分为：①膜周部缺损：是缺损最常见的部位，又分为单纯膜部缺损、嵴下型缺损、隔瓣后型缺损。②漏斗部缺损：又分为干下型缺损和嵴内型缺损。③肌部缺损：较少见。

2. 根据缺损的大小可分为：①小型缺损（缺损<0.5cm）。②中型缺损（缺损为 0.5～1.0cm）。③大型缺损（缺损>1.0cm）。

四十五、室间隔缺损典型的心脏体征是什么?

答：心尖搏动增强并向左下移位，心界向左下扩大；胸骨左缘第 3、4 肋间可闻及Ⅲ～Ⅴ级粗糙的全收缩期杂音，向心前区广泛传导，并可在杂音最响处触及收缩期震颤，肺动脉第二心音增强。

四十六、室间隔缺损常见的并发症有哪些?

答：室间隔缺损易并发支气管炎、支气管肺炎、充血性心力衰竭、肺水肿和感染性心内膜炎。

四十七、室间隔缺损的临床表现是什么?

答：临床表现取决于缺损的大小和肺循环的阻力，见表 7-2。

表 7-2 室间隔缺损临床表现

	缺损直径	临床表现	杂音程度
小型缺损	≤0.5cm	生长发育基本正常	胸骨左缘第 3～4 肋间响亮粗糙的全收缩期杂音，肺动脉第二心音稍增强
中型缺损	0.5～1.0cm	生长发育缓慢，可见乏力、气短，多汗	胸骨左缘第 3～4 肋间可闻及Ⅲ～Ⅳ级粗糙的全收缩期杂音，肺动脉第二心音稍增强
大型缺损	≥1.0cm	生长发育迟缓，喂养困难，可见呼吸急促，常出现心力衰竭	胸骨左缘第 3～4 肋间可闻及Ⅲ～Ⅴ/Ⅵ级粗糙的全收缩期反流性杂音，伴有收缩期震颤肺动脉高压者肺动脉第二心音亢进

四十八、室间隔缺损的心电图特征是什么?

答：小缺损者心电图基本正常或电轴左偏。大缺损可表现左、右心室肥厚或双心室肥厚，并可出现不全性束支传导阻滞和心肌劳损等表现。

四十九、室间隔缺损胸部 X 线检查特点是什么?

答：小到中度缺损者心影大致正常或轻度左心房、左心室增大。大型缺损者肺纹理明显增多，左心室、右心室均增大。重度肺动脉高压时，右心室大为主，肺动脉段明显凸出，肺门血管呈“残根状”。

五十、室间隔缺损超声心动图特征是什么?

答：二维超声心动图及彩色多普勒血流显像示：室间隔连续性中断可判定室间隔缺损的部位和缺损的直径大小，断端回声增强、粗糙；心室水平由左向右分流束（晚期肺动脉高压可出现右向左分流）；可探测跨隔压差并计算出分流量和肺动脉压力。彩色多普勒超声的特征表现为收缩期彩色血流频谱由左室跨过室间隔缺损进入右室。

五十一、室间隔缺损行介入治疗的适应证和禁忌证有哪些?

答：**1. 适应证** 膜部缺损：年龄≥3 岁，室缺距主动脉瓣≥3mm；肌部室缺≥5mm 或术后残余分流。

2. 禁忌证 活动性感染性心内膜炎；心内有赘生物、血栓；重度肺动脉高压伴双向分流者。

五十二、室间隔缺损患儿的预后怎样?

答：30%～60%膜部室缺和肌部室缺可自行关闭，多在 5 岁以前，小型缺损关闭率高。中、重型缺损者，婴儿期可反复出现呼吸道感染，形成重度肺动脉高压，逆向分流形成艾森曼格综合征而危及生命。

五十三、什么是艾森曼格综合征?

答：凡有左向右分流的心血管畸形，如室间隔缺损、动脉导管未闭、房间隔缺损等，因产生肺动脉高压发生右向左分流而出现持久性青紫者，称艾森曼格综合征。

五十四、什么是动脉导管未闭?

答：动脉导管是胎儿时期肺动脉与主动脉间的正常通道，是胎儿循环的重要途径。出生后，随着呼吸的开始，肺循环压力降低，血氧分压提高，动脉导管于生后数小时至数天在功能上关闭；生后 3 个月左右解剖上亦完全关闭。若持续开放并出现左向右分流者即为动脉导管未闭（patent ductus arteriosus，PDA）。约占先天性心脏病发病总数的 9%～12%（不包括早产儿的动脉导管未闭），女多于男，比例约为（2～3）：1。

五十五、动脉导管未闭分为几型?

答：根据未闭的动脉导管大小、长短和形态不一，一般分为 3 型：①管型：导管长度多在 1cm 左右，直径粗细不等。②漏斗型：近主动脉端粗大，至肺动脉端逐渐变窄，长度与管型相似。③窗型：主动脉与肺动脉紧贴。

五十六、动脉导管未闭的临床表现是什么?

答：临床症状取决于动脉导管的粗细和肺动脉压力的大小，分流量小者，常无症状，仅在体检时发现心脏杂音。分流量大者，可出现生长发育迟滞，患儿活动后气急、疲劳、多汗，易发生反复呼吸道感染及充血性心力衰竭；晚期出现肺动脉高压者可有发绀或差异性青紫，甚至发展为艾森曼格综合征。

五十七、什么是差异性发绀?

答：动脉导管未闭的患儿，血液长期的左向右分流，刺激肺小动脉痉挛，肺循环压力升高，形成肺动脉高压，当肺动脉压力超过主动脉压时，产生右向左分流，患儿呈现下半身青紫，左上肢轻度青紫，右上肢正常，称为差异性发绀。

五十八、动脉导管未闭的心脏体征是什么?

答：心尖搏动增强并向左下移位，心浊音界向左下扩大；胸骨左缘第 2～3 肋间可闻及粗糙响亮的连续性机器样杂音，占据整个收缩期和舒张期，向左上和腋下传导，可伴有震颤。分流量大时心尖部可闻及高流量舒张期杂音。肺动脉瓣区第二心音增强或亢进。由于肺动脉分流使动脉舒张压降低，收缩压正常，脉压多大于 40mmHg（5.3kPa），可出现水冲脉、毛细血管搏动和股动脉枪击音等周围血管征。

五十九、动脉导管未闭常见的并发症有哪些？

答：常见充血性心力衰竭、感染性心内膜炎、肺血管的病变等。

六十、动脉导管未闭的心电图特征是什么？

答：导管细、分流量小者，心电图可无改变，导管粗和分流量大时左心房和左心室大，合并肺动脉高压者右心室肥大。

六十一、动脉导管未闭患儿的胸部 X 线检查特征是什么？

答：导管口径较细、分流量小者可无异常发现。导管粗、分流量大者有左心室和左心房肥大，肺动脉段突出，肺门血管影增粗，肺野充血。肺动脉高压时，右心室也明显增大，主动脉弓往往有所增大。

六十二、动脉导管未闭的超声心动图特点是什么？

答：显示左心房和左心室内径增宽，主动脉内径增宽。二维超声心动图可直接显示肺动脉与降主动脉之间有导管的存在，并显示导管的管径和长度。彩色多普勒血流显像可直接显示呈红色为主的五彩血流，起自降主动脉，经动脉导管进入肺动脉。

六十三、动脉导管未闭的介入治疗的适应证和禁忌证是什么？

答：**1. 适应证** 不合并必须外科手术的其他心脏畸形。年龄≥6 个月，体重≥4kg，动脉导管最窄直径≥2.5mm。

2. 禁忌证 依赖 PDA 生存的心脏畸形；严重肺动脉高压导致右向左分流；重症感染性疾病等。

六十四、动脉导管未闭患儿外科治疗方式是什么？

答：采用外科手术结扎，适宜任何年龄，＜1 岁婴儿反复发生呼吸道感染、心力衰竭等，合并其他心脏畸形者应手术治疗。

六十五、早产儿动脉导管未闭的治疗方法是什么？

答：可用吲哚美辛或阿司匹林口服，以抑制前列腺素合成，促使导管平滑肌收缩而关闭导管。

六十六、动脉导管未闭患儿的预后如何？

答：动脉导管的介入治疗或手术治疗效果良好，手术死亡率＜1%。

六十七、什么是法洛四联症？

答：法洛四联症（tetralogy of fallot，TOF）是 1 岁以后儿童最常见的青紫型先天性心脏病，其发病率占所有先天性心脏病的 10%～15%。是由以下 4 种畸形组成：①肺动脉狭窄；②室间隔缺损；③主动脉骑跨；④右心室肥厚。其中肺动脉狭窄是该症的主要畸形，对患儿的病理生理和临床表现有重要影响。此外，25%的病例可合并右位主动脉弓，约 20%的病例可有左侧上腔静脉畸形。

六十八、法洛四联症的临床表现是什么？

答：患儿生长发育迟缓，口唇、面部、外耳廓青紫，杵状指（趾）和心前区略隆起。

1. 青紫 为主要临床表现，其严重程度及出现的早晚与肺动脉狭窄程度成正比，一般于生后 3～6 个月逐渐出现，并随年龄的增加而加重。青紫常出现于唇、球结合膜、口腔黏膜、指（趾）、甲床等毛细血管丰富的部位。因血液中血氧含量降低，活动耐力差，稍一活动即可出现呼吸急促和青紫加重。

2. 缺氧发作 2 岁以下患儿常有缺氧发作史，常在晨起吃奶时或大便、哭闹后出现阵发性呼吸困难、烦躁、青紫加重，严重者可引起突然昏厥、抽搐、意识丧失，甚至死亡。每次发作可持续数分钟至数小时，常能自行缓解。年长儿常诉头晕、头痛。

3. 蹲踞症状 是法洛四联症患儿活动后常见的症状。蹲踞时下肢屈曲，体循环阻力增大，使右向左分流减少，又可促进静脉血回流，增加血液氧合，使缺氧改善。

4. 杵状指（趾） 由于患儿长期缺氧，致使指（趾）端毛细血管扩张增生，局部软组织和骨组织也增生肥大，指（趾）末端膨大如鼓槌状。

六十九、法洛四联症的心脏体征是什么？

答：胸骨左缘第2～4肋间可闻及Ⅱ～Ⅲ级喷射性收缩期杂音，一般以第3肋间最响，其响度取决于肺动脉狭窄程度。肺动脉第二心音减弱或消失。

七十、法洛四联症常见的并发症有哪些？

答：常见并发症有脑血栓、脑脓肿及亚急性细菌性心内膜炎。

七十一、法洛四联症X线检查表现是什么？

答：心脏大小正常或稍增大。典型者心影呈“靴形”。肺门血管影缩小，肺纹理减少，透亮度增加。

七十二、法洛四联症心电图特征是怎样的？

答：典型的法洛四联症电轴右偏，右心室肥厚，右心房肥大。

七十三、法洛四联症超声心动图特点是什么？

答：二维超声心动图左心室长轴切面可见主动脉内径增宽，骑跨在室间隔上，室间隔中断，可判断主动脉骑跨程度；大动脉短轴切面可见右心室流出道及肺动脉狭窄。右心室、右心房内径增大，左心室内径缩小。彩色多普勒显示收缩期以蓝色为主的血流束从右心室通过室间隔部分进入左心室及主动脉内。

七十四、法洛四联症患儿缺氧发作时如何处理？

答：**1.** 轻者置患儿于膝胸位即可缓解。

2. 重者立即给予吸氧并保持患儿安静，静脉缓慢注射β受体阻滞剂普纳洛尔减慢心率，缓解发作，必要时皮下注射吗啡，同时纠正酸中毒。

七十五、法洛四联症患儿外科治疗方式是什么？

答：主要以根治手术治疗为主。手术年龄一般在2～3岁以上。在体外循环下作心内直视手术，切除流出道肥厚部分，修补室间隔缺损，纠正主动脉骑跨。如肺血管发育较差不宜做根治手术，则以姑息分流手术为主，以增加肺血流量。待年长后一般情况改善时再做根治术。

七十六、什么是肺动脉狭窄？

答：肺动脉狭窄（pulmonary stenosis，PS）是右室流出道梗阻而室间隔完整的先天性心脏病。

七十七、什么是肺动脉瓣狭窄？

答：肺动脉瓣狭窄是指各种原因所致肺动脉瓣结构改变，右心室收缩时肺动脉瓣无法完全张开而出现一系列病理生理改变。约有20%的先天性心脏病合并有肺动脉瓣狭窄，而单纯性肺动脉瓣狭窄约占先天性心脏病的10%。

七十八、肺动脉狭窄分为几型？

答：按狭窄部位的不同，可分为肺动脉瓣狭窄、漏斗部狭窄、肺动脉干及肺动脉分支狭窄，其中以肺动脉瓣狭窄最为常见。

七十九、肺动脉狭窄的临床表现是什么？

答：轻度肺动脉狭窄一般无症状，只有在体检时才发现。狭窄程度越重，症状越明显，主要为活动后有气急、乏力和心悸，生长发育落后。重症肺动脉狭窄婴儿期即可发生青紫及右心衰竭，青紫主要为通过未闭的卵圆孔的左向右分流所致。发生心力衰竭前，生长发育尚可。

八十、肺动脉狭窄的心脏体征是什么？

答：心界向左、上扩大，肺动脉瓣狭窄者在胸骨左缘第 2 肋间有收缩期震颤并可听到（Ⅲ～Ⅳ）/Ⅵ级粗糙而较长的喷射性收缩期杂音，向左锁骨下区传导。漏斗部狭窄者杂音于第 3、4 肋间最响。肺动脉瓣区第二心音减轻并分裂。

八十一、肺动脉狭窄常见的并发症有哪些？

答：常见的并发症为亚急性细菌性心内膜炎及心力衰竭。

八十二、肺动脉狭窄的心电图特征是什么？

答：右房扩大，P 波增高，右室心肥大，电轴右偏或出现不完全性右束支传导阻滞。狭窄严重时，出现 T 波倒置，ST 段压低。

八十三、肺动脉狭窄患儿的胸部 X 线检查特征是什么？

答：心脏大小随狭窄加重而逐渐增大，以右心室增大为主。肺动脉主干及左肺动脉因狭窄后扩张而伴有较明显的搏动，而肺野内肺纹理减少，两者之间应成鲜明的对比。

八十四、肺动脉狭窄超声心动图特点是什么？

答：二维超声可显示瓣叶增厚，回声增强，瓣膜开放活动受限，漏斗部或肺动脉干狭窄。狭窄处可显示高速蓝五彩的湍流信号。

八十五、肺动脉狭窄心血管造影和心导管检查表现是什么？

答：右心室造影可见明显“射流征”。心导管检查右心室压力明显增高，肺动脉压明显降低，连续压力曲线显示两者之间明显压力阶差。

八十六、肺动脉狭窄的治疗方法有哪些？

答：狭窄轻微者不用手术，中度至重度的狭窄，首选治疗方法是应用球囊瓣膜成形术，如无介入指征，狭窄严重患儿应行肺动脉瓣扩张术、瓣膜置换术。

八十七、肺动脉狭窄患儿的预后怎样？

答：轻度狭窄患儿预后良好，可活至成年，重度狭窄常早期发生心力衰竭。导管介入治疗或手术成功者症状减轻或消失，可参加正常劳动。

八十八、如何指导先天性心脏病患儿休息？

答：休息是恢复心脏功能的重要条件，可使组织耗氧量减少，心率减慢，心脏负荷变小，心收缩力增强，射血增多，临床表现有所缓解。根据患儿的年龄和病情建立合理的生活制度，安排好患儿的休息时间，保证睡眠，安排适当的活动量。学龄前患儿可在治疗和护理过程中，遵医嘱给予镇静剂，避免哭闹。重症患儿须绝对卧床休息。

八十九、先天性心脏病的患儿应采用什么体位？

答：**1. 无心力衰竭时** 可采用舒适的任何体位，使身心处于放松环境中，利于疾病恢复。

2. 发生心力衰竭时 可采用半坐位或坐位，使回心血量减少，减轻心脏负荷，减少心肌耗氧量，防止心力衰竭加重。

九十、如何评估先天性心脏病患儿活动耐受力？

答：活动前先测量生命体征，包括脉搏（速率、节律）、血压、呼吸（速率、节律、费力程度）；

活动后即刻测量生命体征；患儿休息3分钟后复测生命体征，若血压、呼吸恢复至活动前水平，脉率增快每分钟不超过6次，则说明活动适度，若患儿出现苍白、精神恍惚、发绀、眩晕、胸闷、心悸等症状时，要及时记录其程度，立即停止活动、卧床休息，抬高床头，并通知医生。

九十一、先天性心脏病患儿的饮食需注意什么?

答：患儿饮食少量多餐，适当限制盐的摄入，给予适量的蔬菜类粗纤维食品，以保持大便通畅。

九十二、先天性心脏病患儿健康教育的内容包括哪些?

答：**1.** 向患儿及家长介绍先天性心脏病发生的原因、主要表现、护理要点以及手术适宜年龄，特别要宣传心脏外科手术的进展、技术的提高，以增强患儿及家长对治愈疾病的信心，积极配合检查、治疗。

2. 指导家长合理安排患儿饮食，耐心喂养。

3. 建立合理的生活制度，使患儿劳逸结合；教会家长评估患儿活动耐受力的方法和限制活动的指征；学会观察心力衰竭和脑缺氧的表现，以便及时就诊。

4. 强调预防感染的重要性，加强护理，按时预防接种，按医嘱用药。

5. 鼓励患儿与正常儿童接触，建立正常的社会行为方式。

九十三、什么是心律失常?

答：任何原因引起心脏冲动的形成、传导发生异常，并使心搏的速率或节律出现紊乱的现象，均称为心律失常。

九十四、心律失常分为几类?

答：心律失常按其发生原因主要可分为三类：①激动形成失常，又分为窦性心律失常及异位心律；②激动传导失常；③激动形成和传导失常并存。

九十五、心律失常的病因是什么?

答：心律失常多发生于心脏病，包括先天性和后天性的。心脏以外的原因最常见的有电解质紊乱、药物反应或中毒、内分泌及代谢性疾病、自主神经失调及情绪激动等。

九十六、儿童常见的心律失常有哪些?

答：**1. 心率快而齐** 见于窦性心动过速、室上性心动过速、室性心动过速、心房扑动、1∶1或2∶1房室传导阻滞。

2. 心率快而不齐 见于心房颤动、心房扑动伴有不规则的房室传导、窦性心动过速伴有过早搏动。

3. 心率慢而齐 见于窦性心动过缓、结性心律、有规律的Ⅱ度房室传导阻滞、完全性房室传导阻滞。

4. 心率慢而不齐 见于窦性心动过缓及不齐、窦性心动过缓伴有过早搏动、有Ⅱ度房室传导阻滞。

5. 心率正常而不齐 节律规整且频率正常，最有可能是窦性心律不齐，频发性早搏、Ⅱ度房室传导阻滞。

6. 伴心音改变 Ⅰ度传导阻滞，第一心音减弱。阵发性室上性心动过速时，第一心音加强。房颤时心音强弱不一。完全性房室传导阻滞时，第一心音有时很响称为“大炮音”。

7. 间歇停搏 偶发的间歇最常因过早房性期外收缩而未下传到室，由于P波可埋在T波内经常不显示，间歇也可由于显著的窦性心律不齐、二度房室传导阻滞或窦房结阻滞，也可隐匿性传导而AV结呈不应期。

8. 搏动成组，联律 二联律意谓搏动成双出现，常由于期前收缩与其前正常搏动成双，但也可由于3∶2房室传导阻滞。或一逸搏与其后的正常搏动成对；类似情况，三联律即有3个搏动成组出现，此时可能有两个正常搏动及一个早搏，或一个正常搏动和两个早搏，4∶3 房室传导阻滞等。

9. 节律不规则 偶见心律不规律是由于早搏或逸搏。后者发生在窦性停搏，房性早搏受阻滞，或Ⅱ度房室传导阻滞，这些通常易于鉴别。

九十七、心律失常患儿的临床表现有哪些？

答：心律失常时由于心率过快、过慢以及房室收缩不协调等引起血液动力学的改变，对血液动力学影响的程度视心脏是否正常及心脏代偿功能如何而定。常见的症状有心悸、乏力、头昏，严重的可发生昏厥、休克、心力衰竭。婴儿可突然出现面色苍白、拒食、呕吐、嗜睡等。阵发性心动过速的患儿常有反复发作的历史。

九十八、如何诊断心律失常？

答：心律失常主要是通过心电图检查来确定诊断，但大部分病例通过病史及物理检查可做出初步诊断。

九十九、常用的抗心律失常药物分为哪几类？

答：根据药物对心肌细胞动作电位的作用可分为四类：

1. Ⅰ类为钠通道阻滞剂：如奎尼丁、普罗帕酮、利多卡因等。

2. Ⅱ类为 β 阻滞剂：如普萘洛尔等。

3. Ⅲ类药延长心肌细胞动作电位时程：如胺碘酮、索托洛尔等。

4. Ⅳ类药为钙通道阻滞剂：如维拉帕米等。

一百、心律失常的非药物治疗方法有哪些？

答：心律失常的非药物治疗包括电击复律、电起搏、射频消融术及外科治疗。

一百零一、什么是电击复律？

答：电击复律是利用短暂的电击，使心脏所有起搏点同时除极，从而消除异位起搏点并中断各折返途径，有效地终止各种快速心律失常，使窦房结重新控制心律。

一百零二、电击复律采用的电功率是多少？

答：原则上应用最小而有效的能量进行复律，新生儿 5～10J/s，最大 20J/s；婴儿 10～20J/s，最大 50J/s；儿童 20～50J/s，最大 100J/s。一次治疗中，重复电击不宜超过 2～3 次。

一百零三、什么是电起搏？

答：电起搏又叫人工心脏起搏，是用起搏器发放脉冲电流刺激心脏，代替心脏起搏，带动心脏搏动。分为暂时起搏和永久起搏。

一百零四、什么是射频消融术？

答：射频消融术是通过心脏电生理技术在心内标测定位后，将导管电极置于引起心律失常的病灶处或异常传导路径区域，应用射频电流，在局部组织产生阻抗性热效应，使心肌细胞内水分蒸发、干燥，形成范围小、边界清楚的圆形或卵圆形的凝固坏死，达到治疗顽固性心律失常的目的。

一百零五、什么是窦性心律失常？

答：正常窦性心律的冲动起源于窦房结。常见窦性心率失常包括窦性心动过速、窦性心动过缓、窦性停搏、窦房传导阻滞、病态窦房结综合征。

一百零六、什么是窦性心率过速？什么是窦性心率过缓？其心电图特征是什么？

答：当各年龄段心率超过 95%概率范围上限为窦性心率过速，心电图上表现 P 波为窦性，P-R 间期正常，QRS 波形态、时限正常，心房率与心室率相等。低于 95%心率范围下限为窦性心动过缓，其心电图特征有以下三点：①P 波是窦房结发出的窦性 P 波；②P 波频率小于正常范围；③T 波振幅常偏低。

一百零七、什么是期前收缩?

答：期前收缩，又叫过早搏动，简称早搏，是指较正常节律提前出现的异位心搏，是小儿最常见的心律失常，占各种心律失常的 37.7%。

一百零八、期前收缩分为几类?

答：按异位起搏点的部位，可分为房性期前收缩、房室交界性期前收缩和室性期前收缩，其中以室性期前收缩最多，房性期前收缩次之。

一百零九、期前收缩的病因是什么?

答：**1.** 健康小儿或无器质性心脏病者，多由于过度劳累、精神紧张、自主神经功能紊乱等引起。

2. 器质性心脏病，如先天性心脏病、心肌炎、风湿性心脏病、心肌病等。

3. 其他，如电解质紊乱、药物中毒、心脏手术、缺氧等。

一百一十、期前收缩的心电图特征是什么?

答：**1. 房性期前收缩**　提前出现的房性异位 P 波，其形态与窦性 P 波不同；P-R 间期在正常范围（>0.10s）或有干扰性 P-R 间期延长；异位 P 波之后的 QRS 波与窦性 QRS 波相同，如发生室内差异性传导，则 QRS 波形态有变异；如异位 P 波之后无 QRS 波，称未下传的房性期前收缩，代偿间歇多不完全。

2. 交接性期前收缩　提前出现的 QRS 波，其形态与窦性 QRS 波相同；逆行性 P 波，可出现在 QRS 波之前，其 P-R 间期<0.10s，如出现在 QRS 波之后，则 P-R 间期<0.20s，也可嵌入 QRS 波之中，而无逆行性 P 波；代偿间歇多为完全性。

3. 室性期前收缩　提前出现的 QRS 波，其前无相关性 P 波；QRS 波增宽、畸形；T 波与主波方向相反；代偿间歇多为完全性。

一百一十一、什么是心房颤动?其发生机制是什么?

答：心房颤动是心房发生不规则的以 400～700 次/分频率的搏动，在小儿时期是少见的心律失常。其发生机制认为是心房内同时存在的多条折返环活动所致，又因心房扩大，心房不应期缩短及不均一性的传导和不应期等特点，致上述折返运动持久不止。多发生在有器质性心脏病的患儿。

一百一十二、心房颤动的临床表现是什么?

答：患儿自觉心悸、气短、胸闷、头昏，心室率较快时，症状更为明显。体检可发现心律完全不规则，心音强弱也时有变异，原有心脏杂音也可减弱或消失，心室率 100～150 次/分。由于心律不规则，每次心室收缩心搏量均有显著差别，其中部分心搏血量较少，导致桡动脉扪不到，故脉搏强弱不一，且脉搏次数较心率少，有脉搏短绌现象。心率愈快，脉搏短绌愈大。心脏病并发心房颤动，一般预示病情较重，特别是心室率快时易导致心力衰竭。

一百一十三、心房颤动的心电图特征是什么?

答：P 波消失，代之以大小不等、形状不同、间隔不均匀的颤动波（f 波），其频率为 300～700 次/分，在Ⅱ、Ⅲ、aVF 及 V_1 导联较明显。心室律不规则，100～150 次/分，QRS 波群间隔不等，QRS 形态一般正常。

一百一十四、什么是阵发性室上性心动过速?

答：阵发性室上性心动过速（paroxysmal supraventricular tachycardia，PSVT）简称室上速，包括一组异位冲动形成或折返环路位于房室束分支以上的快速心律失常。

一百一十五、阵发性室上性心动过速的临床表现是什么？

答：阵发性发作，突发突止，1 次发作可持续数秒至数日，但一般只持续数小时。发作时心率加快，儿童每分钟 160 次以上，婴儿可达 250～325 次，频率恒定。婴幼儿常有拒食、呕吐、不安、气促、出汗、面色苍白、肢端发凉等心源性休克表现；年长儿自述心悸、心前区不适、胸痛及头晕等。如发作持续较久，可出现心力衰竭，但发作一停止，心力衰竭即控制。

一百一十六、阵发性室上性心动过速的心电图特征是什么？

答：R-R 间期绝对规则，心室率婴儿 250～325 次/分，儿童 160～200 次/分；QRS 波形态正常。约半数病例可见逆行 P 波，紧随 QRS 波之后；ST-T 可呈缺血改变，发作终止后仍可持续 1～2 周。

一百一十七、什么是预激综合征？

答：当心脏激动通过房室旁路使部分心肌先激动，称为预激综合征（ventricular preexcitation syndrome），为传导途径异常，小儿发病率为 1/1000。

一百一十八、什么是室性心动过速？

答：室性心动过速（ventricular tachycardia，VT）是一种严重的快速心律失常，指连续 3 个或 3 个以上起源于心室的搏动快于儿童的窦性心律。儿童室性心动过速的心室率＞120 次/分。

一百一十九、室性心动过速的临床表现是什么？

答：轻者无明显临床症状，重者可引起昏厥，有的甚至可转变为心室颤动致心源性猝死。不伴有器质性心脏病的特发性室性心动过速多数预后良好。

一百二十、如何诊断室性心动过速？

答：通常通过体表心电图分析即可作出室性心动过速的诊断。室性心动过速的明显心电图特征为异常 QRS 波和室房分离。室房分离是室性心动过速最具诊断意义的征象，其表现通常为 P 波频率慢于 QRS 波频率并且与 QRS 波群无关联。

一百二十一、什么是房室传导阻滞？

答：房室传导阻滞又称房室阻滞，指房室交界区脱离了生理不应期后，心房冲动传导延迟或不能传导至心室。在小儿最多见的器质性病变的原因为先天性心脏病、心肌炎和心脏外科术后，迷走神经张力过高所致房室传导阻滞在小儿不少见。

一百二十二、房室传导阻滞分为几度？

答：房室传导阻滞分为Ⅰ、Ⅱ、Ⅲ度。Ⅰ度房室传导阻滞：所有激动均可下传但传导速度延迟。Ⅱ度房室传导阻滞：部分激动下传而部分激动脱落。Ⅲ度房室传导阻滞：完全没有房室传导。

一百二十三、Ⅰ度房室传导阻滞的临床表现是什么？

答：Ⅰ度房室传导阻滞只有房室传导时间延长，心电图呈 P-R 间期延长。患儿无自觉症状，听诊可有心尖部第一心音减低。心电图特点：房室间 1∶1 传导，但 P-R 间期延长超过以下正常高限，新生儿：0.13s；婴儿：0.14s；1～6 岁：0.16s；＞6 岁：0.18s。

一百二十四、Ⅱ房室传导阻滞的临床表现是什么？

答：Ⅱ房室传导阻滞的临床表现分为两型：

（1）Ⅰ型：亦称文氏现象，即 P-R 间期逐次延长，最后心房激动完全受阻，P 波之后无 QRS 波，引起心室漏搏。由于在每一次能下传的心动周期 PR 间期逐渐延长，RR 间期则表现为逐渐缩短。心电图另一具有特征性的改变是最长的 RR 间期短于最短 RR 间期的两倍，也短于两倍的 PP 间期。此型阻滞预后多较好。

（2）Ⅱ型：系指一部分心房激动传导到心室，而另一部分激动受阻于房室之间，因而发生心室漏搏现象，心房激动间歇性不下传而不伴有 PR 逐渐延长。长 RR 间期等于短 RR 间期的两倍。房室比率大多为3∶1或2∶1，P-R间期固定不变。此型阻滞多在房室结以下，预后差，可能发展为完全性房室传导阻滞。病儿可无自觉症状，心率缓慢时，可有头晕、乏力，劳动时气短等症状，听诊时在几次心搏后有一个间歇。

一百二十五、什么是高度房室传导阻滞?

答：高度房室传导阻滞为Ⅱ度房室传导阻滞时，房室传导比例为2∶1以上，如3∶1、4∶1、5∶1等。

一百二十六、Ⅲ房室传导阻滞的临床表现是什么?

答：Ⅲ房室传导阻滞又称完全性房室传导阻滞，房室间的传导完全中断。心电图表现：P波与QRS波群相互无关；心房率比心室率快，心房心律可能为窦性或起源于异位；心室心律由交界区或心室自主起搏点维持。Ⅲ房室传导阻滞的重要性在于临床表现而非病因，预后取决于阻滞部位，远端阻滞预后较差。在小儿多见于先天性房室传导阻滞，预后较好。获得性多为严重心肌损害，预后严重，儿童主要见于心肌炎和先天性心脏病手术损伤传导系统，常需植入人工心脏起搏器。

一百二十七、什么是病态窦房结综合征?

答：病态窦房结综合征（sick sinus syndrome，SSS）是由于窦房结和心房传导系统的器质性病变，导致其起搏频率降低或发生传导阻滞。窦房结失去了心脏起搏的主导作用，从而产生各种心律失常，并有心、脑、肾供血不足的临床症状。

一百二十八、心律失常患儿宜采用什么体位?

答：取舒适卧位，尽量避免左侧卧位，因左侧卧位时患儿易感觉到心脏搏动而加重不适感；当出现胸闷、心悸、头昏等表现时，取半卧位或其他舒适体位；当出现休克时，应抬高头部和下肢，以增加回心血量，保证脑组织血液供应；当患儿出现心力衰竭时取半卧位，以减轻肺淤血，缓解呼吸困难；当患儿出现昏厥时立即取平卧位，将其头部放低，保持呼吸道通畅。

一百二十九、心律失常患儿饮食方面应注意什么?

答：针对患儿原发病的不同给以不同的饮食。对无器质性心脏病的心律失常患儿，饮食无特殊要求，给予普通饮食，但必须遵循少食多餐的原则，以免过饱诱发或加重心律失常。因电解质紊乱引起的心律失常，应根据其具体情况给予不同的饮食，低血钾时，给予含钾高的食物，如柑橘类、香蕉等；高血钾时，应限制含钾的食物。心律失常合并心衰时，应限制钠盐和水分的摄入，防止水、钠潴留加重心衰。

一百三十、心律失常患儿健康教育的内容包括哪些?

答：向患儿及其家长讲解心律失常的常见病因、诱因及防治知识。积极治疗基础疾病，避免诱因。养成规律性生活习惯，调整好正确的作息时间，注意劳逸结合。注意饮食，多食纤维素丰富的食物，保持大便通畅。指导患儿及家属测量脉搏的方法，观察病情变化，以防各种诱发因素的产生，交代家属应注意的事项和发生紧急情况时的处理措施。指导服用抗心律失常药物，不可随意增减剂量，以防药物中毒或剂量不足。洗澡时，应掌握好水温，洗澡时间不宜过长。

一百三十一、什么是病毒性心肌炎?

答：病毒性心肌炎是指病毒侵犯心肌，引起心肌细胞变性、坏死和间质炎症，病变也可累及心包或心内膜。

一百三十二、哪些病毒可以引起心肌炎?

答：病毒在劳累、高热、缺氧等条件因子作用下，侵犯心肌可导致心肌炎症性病变，发病后期病毒引起自身免疫反应出现心肌受累和免疫功能改变，多见于柯萨奇病毒、埃可病毒、腺病毒、流感病毒、巨细胞病毒、麻疹病毒、合胞病毒、腮腺炎病毒等。

一百三十三、病毒性心肌炎的临床表现是什么？

答：**1. 前驱症状** 在起病前数日或 1～3 周多有上呼吸道或肠道等前驱病毒感染史，常伴有发热、全身不适、咽痛、肌痛、腹痛、腹泻和皮疹等症状。

2. 心肌炎表现 轻症患儿可无自觉症状，仅表现为心电图的异常。一般病例患儿表现为精神萎靡、疲乏无力、食欲缺乏、恶心呕吐、腹痛、气促、心悸和心前区不适或胸痛。重症者则暴发心源性休克、急性心力衰竭，可在数小时或数天内死亡。

一百三十四、什么样的心肌炎有生命危险？

答：暴发型心肌炎是心肌炎一种严重类型，常可危及生命。如果在病毒感染同时，或感染后 1～2 周内，有面色苍白、极度疲乏无力、多汗、明显腹痛等表现，应想到暴发型心肌炎存在的可能。应注意检查有无血压下降，或者有无心功能不全症状，是否有第一心音明显低钝、心律不齐，及时做心电图和超声心动图检查。心电图严重异常应是诊断暴发型心肌炎必备条件。

一百三十五、病毒性心肌炎如何分期？

答：**1. 急性期** 新发病，症状及检查阳性发现明显且多变，一般病程在半年以内。

2. 迁延期 临床症状反复出现，客观检查指标迁延不愈，病程多在半年至 1 年。

3. 慢性期 进行性心脏增大，反复心力衰竭或心律失常，病情时轻时重，病程在 1 年以上。

一百三十六、病毒性心肌炎急性期分为哪几型？

答：见表 7-3。

表 7-3 病毒性心肌炎急性期分型

	临床表现	体格检查	心电图	实验室检查
轻型	多汗、面色苍白、心悸、气短、胸闷、头晕、乏力	听诊第一心音低钝	ST-T 改变	心肌肌钙蛋白↑
中型	除上述症状外，乏力为主要表现	心脏略大，心音钝，肝增大	心率过速或过缓，心律不齐	心肌肌钙蛋白↑，乳酸脱氢酶同工酶↑
重型	呈暴发型，起病急骤，病情发展迅速，烦躁、呕吐、心前区痛	心音低钝、心脏扩大、肝增大、尿量减少、水肿	各种室上性、室性心期前收缩、房室传导阻滞等	心肌肌钙蛋白↑，乳酸脱氢酶同工酶↑

一百三十七、病毒性心肌炎的心电图特征是什么？

答：呈持续性心动过速，多导联 ST 段偏移，T 波低平、双向或倒置，QT 间期延长，QRS 波群低电压。心律失常以期前收缩为多见，尚可见到部分性或完全性窦房、房室或室内传导阻滞。

一百三十八、病毒性心肌炎时心肌酶学的表现是什么？

答：特异性心肌酶：心肌肌钙蛋白-I 或 T（CTnI 或 CTnT）、磷酸肌酸激酶同工酶（CK-MB）、脑钠肽（BNP）在急性期升高是心肌损伤的主要指标，是诊断心肌炎的重要依据。

一百三十九、病毒性心肌炎的治疗要点是什么？

答：本病为自限性疾病，目前尚无特效治疗，主要是减轻心脏负担，改善心肌代谢和心功能，促进心肌修复。

一百四十、病毒性心肌炎患儿使用的保护心肌和清除自由基的药物有哪些？

答：**1. 大剂量维生素 C 和能量合剂** 维生素 C 是一种较强的抗氧化剂，有清除自由基的作用，可改善心肌代谢和促进心肌恢复，开始时需大剂量维生素 C，加入葡萄糖液静脉滴注，疗程为 3～4 周。能量合剂有加强心肌营养、改善心肌功能的作用，常用三磷酸腺苷、辅酶 A、胰岛素等。

2. 辅酶 Q_{10} 有保护心肌和清除自由基的作用，对受病毒感染的心肌有保护作用，持续应用 2～

3 个月。

3. 1,6-二磷酸果糖（FDP） 可改善心肌细胞代谢，增加心肌能量，并可抑制中性粒细胞自由基生成，疗程 1～3 周。

4. 中药 在常规治疗的基础上加用丹参或黄芪等中药。

一百四十一、病毒性心肌炎患儿的预后怎样？

答：多数患儿预后良好，病死率不高。半数经数周或数月后痊愈，少数重症爆发病例，因心源性休克、急性心力衰竭或严重心律失常在数小时或数天内死亡。部分病例可迁延数年，仅表现为心电图或超声心动图改变。

一百四十二、如何指导病毒性心肌炎患儿休息？

答：急性期卧床休息，至体温稳定后 3～4 周，基本恢复正常时逐渐增加活动量。恢复期继续限制活动量，一般总休息时间不少于 6 个月。重症患儿心脏扩大者、有心力衰竭者，应延长卧床时间，待心衰控制、心脏情况好转后逐渐开始活动。

一百四十三、如何对病毒性心肌炎患儿进行病情观察？

答：**1.** 密切观察和记录患儿生命体征、面色、精神状态。心律失常者应给予心电监护。

2. 胸闷、气促明显者，卧床休息同时给予吸氧。

3. 烦躁者给予镇静。

4. 控制输液速度，尤其在使用血管活性药物时，准确控制滴速。

5. 使用洋地黄类药物时，观察用药反应，避免洋地黄中毒。

一百四十四、病毒性心肌炎患儿的饮食需注意什么？

答：指导患儿饮食宜低盐、高蛋白、高维生素、易消化，适量食用富含维生素 C 的水果、蔬菜，避免着凉、腹泻，避免过饱或食用刺激性的食物。

一百四十五、如何对患病毒性心肌炎患儿及家长进行健康教育？

答：对患儿及家长介绍本病的治疗过程和预后，减少患儿和家长的焦虑和恐惧心理。强调休息对心肌炎恢复的重要性，使其能自觉配合治疗。告知预防呼吸道感染和消化道感染的常识，疾病流行期间尽量避免去公共场所。带抗心律失常药物出院的患儿，应向患儿及家长讲明药物治疗的重要性，让患儿和家长了解药物的名称、剂量、用药方法及其副作用，嘱患儿按时服药，坚持服药，不能因自觉症状好转，认为疾病痊愈，而放松治疗，使疾病复发。叮嘱患儿出院后 1 个月、3 个月、6 个月、1 年到门诊复查。

一百四十六、什么是充血性心力衰竭？

答：充血性心力衰竭（congestive heart failure，CHF）简称心衰，是指在静脉回流正常的前提下，心肌收缩力下降使心排血量不能满足机体代谢的需要，组织器官灌注不足，同时出现肺循环和（或）体循环淤血的一种临床综合征。

一百四十七、发生充血性心力衰竭的原因是什么？

答：**1. 心血管因素** 儿童 1 岁以内发病率最高，其中先天性心脏病引起者最多见。其他如心肌炎、心内膜弹力纤维增生症等使心肌收缩力减弱或使心脏的负荷增加导致心衰的发生。

2. 非心血管因素 支气管肺炎、支气管哮喘、急性肾炎、重度贫血、婴儿期严重电解质紊乱和酸中毒等均可导致心衰的发生。

一百四十八、充血性心力衰竭的临床表现是什么？

答：**1.** 年长儿心衰的症状与成人相似，主要为：①心排血量不足：乏力、多汗、食欲减退、心率快、呼吸浅快等。②体循环淤血：颈静脉怒张，肝肿大、压痛，肝颈静脉回流征阳性，尿少和水肿。③肺静脉淤血：呼吸困难、气促、端坐呼吸、肺部湿啰音、心尖部第一心音减低和奔马律。

2. 新生儿早期表现常不典型，如嗜睡、淡漠、乏力、拒食或呕吐、体重不增，有时单纯表现为烦躁不安等。婴幼儿常表现为呼吸浅快、喂养困难、烦躁多汗、哭声低弱；肝脾肿大、边缘圆钝，有压痛。

一百四十九、如何了解心衰严重程度？

答：根据临床表现，心功能障碍的严重程度分为 4 级，心衰分为 3 度。

1. 儿童心功能分级 Ⅰ级，一般体力活动不受限；Ⅱ级：活动轻度受限，休息时无症状，但中等体力活动时即出现症状，亦称Ⅰ度心衰；Ⅲ级：活动明显受限，活动稍多即出现明显症状，亦称Ⅱ度心衰；Ⅳ级：任何活动均有症状，在休息时也有症状，亦称Ⅲ度心衰。

2. 婴儿心功能分级 Ⅰ级，无症状，吸乳和活动与正常儿无异；Ⅱ级，在乳儿吸乳时，可有轻度呼吸急促或多汗，较大婴儿活动时有异常的呼吸困难，但生长发育正常；Ⅲ级，吸乳和活动有明显的呼吸急促，喂哺时间延长，生长发育因心衰而落后；Ⅳ级，休息时也有症状，呼吸急促，有三凹征，呻吟和多汗。

一百五十、充血性心力衰竭的临床诊断指征是什么？

答：**1.** 安静时心率加快，婴儿＞180 次/分，幼儿＞160 次/分，不能用发热或缺氧解释者。

2. 呼吸困难青紫突然加重，安静时呼吸＞60 次/分。

3. 肝脏肿大，超过肋缘下 3cm 以上，或肝在短时间内增大，不能以横隔下移等原因解释者。

4. 心音明显低钝或出现奔马律。

5. 突然烦躁不安，面色苍白或发灰，而不能用原有疾病解释者。

6. 尿少和下肢水肿，除外其他原因造成者。

上述前 4 项为主要临床诊断依据，也可根据其他表现和 1～2 项辅助检查综合分析。

一百五十一、充血性心力衰竭辅助检查表现是什么？

答：**1. 胸部 X 线检查** 心影多呈普遍性增大，心脏搏动减弱，肺纹理增多，肺淤血。

2. 心电图检查 不能表明有无心力衰竭，但可有助于病因诊断和指导洋地黄类药物的应用。

3. 超声心动图检查 可见心房和心室腔扩大，M 型超声显示心室收缩时间延长，射血指数降低。

一百五十二、充血性心力衰竭的治疗要点是什么？

答：主要是去除病因，改善心功能，消除水、钠潴留，降低氧的消耗和纠正代谢紊乱。

一百五十三、使用洋地黄药物时的注意事项？

答：**1.** 用药前了解患儿用药情况，尤其是洋地黄类药物，防止药物过量。钙剂对洋地黄有协同作用，需间隔 4～6 小时使用；低血钾可促使洋地黄中毒，应警惕。

2. 每次用药前后应测量脉搏，必要时听心率。新生儿脉率＜120 次/分，婴儿＜90 次/分，年长儿＜70 次/分时应暂停用药并报告医生。

3. 严格掌握药物剂量，准确、按时给药。口服给药时要与其他的药物分开，如患儿服药后呕吐，要与医师联系，决定补服或用其他途径给药。

4. 密切注意有无洋地黄中毒症状，观察有无心率过慢，出现新的心律失常和恶心、呕吐等消化系统症状，黄视、视物模糊、头晕等毒性反应时，应暂停用药并及时与医师联系处理。

5. 做好用药记录，包括用药时间、剂量、患儿反应等。

一百五十四、应用利尿剂时的注意事项有哪些？

答：根据利尿剂的作用时间尽量安排在清晨或上午给药，避免夜间多次排尿影响睡眠。定时测体重及记录尿量，观察水肿的变化。用药期间鼓励患儿进食含钾丰富的食物，如柑橘、牛奶、菠菜、豆类等，以免出现低钾血症而增加洋地黄的毒性反应。监测电解质，观察患儿有无电解质紊乱表现，尤其是四肢软弱无力、腹胀、心音低钝、心律失常等低血钾的表现，一经发现，应及时处理。

一百五十五、应用血管扩张剂的注意事项有哪些？

答：给药时严密控制输液速度，避免药物外渗，以防局部的组织坏死。硝普钠遇光可降解，故使用或保存时应避光，药液要现用现配。密切观察心率和血压的变化，避免血压过度下降。

一百五十六、充血性心力衰竭患儿休息的重要性是什么？

答：充分的休息可降低机体代谢率，减少氧耗，减轻心脏的负担。病室应安静舒适，避免各种刺激，尽量避免患儿烦躁、哭闹。体位宜取半坐卧位，以利于呼吸运动。

一百五十七、充血性心力衰竭患儿在饮食方面需注意什么？

答：轻度心衰患儿给予低盐饮食，每日钠盐的摄入量不应超过 0.5～1g；重者给无盐饮食（指食物中烹调时不加食盐或其他含盐食物）。应少量多餐，防止过饱。婴儿喂奶时所用奶头孔宜稍大，以免吸吮费力，但需防止呛咳。吸吮困难者用滴管喂养，必要时可用鼻饲。鼓励患儿多吃蔬菜、水果，保持大便通畅，避免用力排便。

一百五十八、充血性心力衰竭患儿病情观察要点是什么？

答：密切观察生命体征的变化，脉搏必须数满 1 分钟，必要时监测心率；详细记录出入量，定时测量体重，了解水肿增减情况。

一百五十九、如何对患充血性心力衰竭患儿及家长进行健康教育？

答：向患儿及家长介绍心力衰竭的病因、诱因及防治措施，指导家长及患儿根据病情适当安排休息，避免情绪激动和过度活动；注意营养，防止受凉感冒；教会年长儿自我检测脉搏的方法，教会家长掌握出院后一般用药和家庭护理的方法。

第八章　神经系统疾病

一、什么是化脓性脑膜炎？

答：化脓性脑膜炎是由各种化脓性细菌感染引起的脑膜炎症，是小儿时期常见的感染疾病之一，由以婴幼儿常见。临床上以急性发热、惊厥、意识障碍、颅内压增高和脑膜刺激征及脑脊液脓性改变为特征。

二、化脓性脑膜炎的典型表现有哪些？

答：**1. 全身中毒症状**　体温升高，意识逐渐改变，烦躁或精神萎靡，嗜睡直至惊厥，昏迷。

2. 颅内压增高征　剧烈头痛，喷射性呕吐。严重者合并脑疝，出现双侧瞳孔不等大，对光反应迟钝等。

3. 脑膜刺激征　颈强直；Kering 征；Brudzinski 征阳性。

三、化脓性脑膜炎的并发症有哪些？

答：硬脑膜下积液；脑室管膜炎；脑积水；各种神经功能障碍；抗利尿激素异常分泌综合征。

四、如何观察化脓性脑膜炎患儿的病情变化？

答：**1.** 观察患儿的生命体征及面色、神志、瞳孔、囟门等变化。高热患儿要卧床休息，每 4 小时测量体温 1 次。体温超过 38.5℃时，应给予物理或药物降温，以防止大脑氧的消耗，减少惊厥发生的可能性。

2. 患儿出现意识障碍，囟门及瞳孔改变，躁动不安，频繁呕吐，四肢肌张力增高为惊厥发作先兆；呼吸节律深而慢或不规则，瞳孔忽大忽小或两侧不等大，对光反应迟钝，血压升高，警惕脑疝及呼吸衰竭的发生；若在治疗中高热不退，反复惊厥发作，前囟饱满，颅缝裂开，呕吐不止，提示出现硬膜下积液等，须随时做好各种急救的准备工作。

3. 防止意外发生，惊厥发作时将患儿头偏向一侧，给予口腔保护以免舌咬伤，拉好床挡，避免躁动及惊厥时受伤或坠床。及时清理患儿呕吐物，保持呼吸道通畅，防止造成误吸。

五、对化脓性脑膜炎患儿如何进行营养支持？

答：维持水，电解质平衡。清醒患儿给予易消化、富含营养的流质或半流质饮食。意识障碍者给予静脉营养或鼻饲。呕吐频繁者，可根据个体情况，采取静脉补液的方式维持液体量与能量的摄入。

六、什么是病毒性脑炎？

答：病毒性脑炎是指由多种病毒引起的颅内急性炎症。由于病原体致病性能和宿主反应过程的差异，形成不同类型的表现。若病变主要累及脑膜，临床表现为病毒性脑膜炎；若病变主要影响大脑实质，则以病毒性脑炎为临床特征。

七、病毒性脑膜炎的表现有哪些？

答：病前多有呼吸道或消化道感染史，继而发热、恶心、呕吐，婴儿常有烦躁不安、易被激惹；年长儿主诉头痛，颈背疼痛，检查脑膜刺激征为阳性。较少发生严重意识障碍、惊厥以及局限性神经系统体征。

八、病毒性脑炎有哪些表现？

答：**1.** 大多数患儿因弥漫性大脑病变而主要表现为发热，反复惊厥发作，不同程度的意识障碍和颅内压增高症状。惊厥多呈全身性，但也可有局灶性发作，严重者呈惊厥持续状态。患儿可有嗜睡、昏睡、昏迷、深度昏迷，甚至去皮质状态等不同程度意识改变。若出现呼吸节律不规则或瞳孔不等大，要考虑颅内压高压并发脑疝的可能性。部分患儿尚伴有偏瘫或肢体瘫痪表现。

2. 有的患儿病变主要累及额叶皮质运动区，临床则以反复惊厥发作为主要表现，伴或不伴发热。多数为全身性或局灶性强直-阵挛或阵挛性发作，少数表现为肌阵挛或强直性发作，皆可出现癫痫持续状态。

3. 若脑部病变主要累及额叶底部，颞叶边缘系统，患儿则主要表现为精神情绪异常，如躁狂、幻觉、失语，以及定向力、计算力与记忆力障碍等。伴发热或无热。多种病毒可引起此类表现，但由单纯疱疹病毒引起者最严重，该病毒脑炎的神经细胞内易见含病毒抗原颗粒的包涵体，此时被称为急性包涵体脑炎，常合并惊厥与昏迷，病死率高。

九、什么是儿童多动症？

答：多动症全称为儿童多动综合征（attention deficit hyperactivity disorder，ADHD），医学上比较标准的命名是：儿童注意缺陷障碍、多动障碍、儿童注意障碍等（以下简称多动症）。它是儿童特别是6～14岁儿童常见的一种心理行为疾病，主要表现是注意力不集中，不持久，情绪易激惹，行为过度活跃，难以安静。她们的智力大多正常或基本正常，但却常常伴有不同程度的认知障碍和学习困难。从广义上说，由各种原因引起的多动，注意力不集中等表现都是多动症，可由脑实质损害引起，如先天性脑发育不全、脑炎和脑膜炎后遗症、各种脑病、脑损伤、遗传病、智能低下等，精神病、贫血、铅中毒也是导致该病的原因。狭义的多动症是指大脑无实质性的损害，智力正常或接近正常，主要表现为自我控制能力差、注意力不集中、多动、情绪冲动、任性等，可有认知、语言或协调动作等障碍，并常伴有不同程度的学习困难。我们常说的多动症，是狭义的多动症。

十、儿童多动症的发病机制是什么？

答：**1. 脑神经递质数量不足**　身体任何部位做出的反应，都是由脑部在接受信息分析整合后下达指令后的执行。脑部信号的正常传递，神经递质发挥了重要的作用。把信号从一个神经递质传递给下一个神经元，最终传递给大脑的指挥中枢，待中枢分析整合后，再以同样的方式将指令传递回去，从上一个神经元传递到下一个神经元，最终传递给效应器，执行大脑的指令，做出相印的反应。而儿童多动症的发生，可能是由于脑神经递质如去甲肾上腺素、多巴胺数量不足，不能及时传递中枢"指挥官"的指令而造成的一种病态。脑内神经递质浓度降低，可降低中枢神经系统的抑制活动，使孩子的动作增多。

2. 脑组织器质性损害　大约85%的多动症患儿是由于额叶或尾状核功能障碍所致，包括：①母亲孕期疾病，如高血压、肾炎、贫血、低热、先兆流产、感冒等。②分娩过程异常：早产、钳产、剖腹产、窒息、颅内出血等。生后1～2年内，中枢神经系统有感染及外伤。研究人员发现多动症患儿的前额叶影像图比正常暗，也就是主管注意力和执行大脑中枢神经指令的前额叶抑制系统有缺陷才导致了多动症。大量的临床实践发现利用生物技术修复受损的大脑额叶，不会对孩子的健康成长造成影响。利用生物技术将特殊的额神经递质因子微化后经额部枕部传入中枢神经系统，特殊的微化基因因子以离子状态轻松渗透血脑屏障，直达中枢功能作用区，协助脑组织释放出具有"阿尔法"作用的内源性神经递质因子，从而修复患儿受损的大脑额叶，使得大脑额叶恢复正常的工作，多动症患儿可恢复正常。

3. 遗传因素　大约40%的多动症患儿的父母、同胞及其他亲属，童年也曾患此病，同卵孪生儿中多动症的发病率较异卵孪生儿明显增高，多动症同胞（同父同母）比半同胞（同母异父，异母同父）的患病率高，上述几点均提示遗传因素与多动症关系密切。

4. 其他因素　教育方法不当及早期智力开发过量等因素。

十一、多动症易发生在哪个年龄阶段？

答：多动症可发生在各个年龄阶段：

1. 胎儿期 不少多动症患儿的妈妈会觉得他在腹中时的胎动次数比正常儿童的胎动次数多，这也许就是多动症的最早表现了。

2. 婴幼儿期 则可出现睡眠差，易惊，睡眠时间短，喂养难度大等问题。

3. 学龄前期 小孩表现为注意力不集中，如很难专注于游戏、兴趣时间短、在游戏中很难按规则玩、不能协调与玩伴间短关系，经常被认为是个"捣蛋儿"。有些孩子则任性冲动、发脾气、常破坏自己家里或公共财物、难管教。

4. 学龄期 多动症患儿的表现则更明显。最多见的如上课思想欠集中，易被周围干扰。还有上课时做各种细微动作，违反学校课堂纪律，经常显得比其他孩子冲动、易怒，更有不顾后果的行为，这时往往会引起老师和父母的注意。

5. 青少年期 此类孩子常常表现出个性、行为的异常，却常被周围人认为是个人品德、教育的问题。

6. 成年期 多动症的症状大多明显减轻甚至消失，但仍有注意力不集中、冲动等表现，却被看作是个性和心理素质的问题。多动症的表现大多在学龄前期就已出现，小学阶段的表现最突出。

十二、多动症的危害有哪些？

答：多动症的危害是多方面的。在儿童时期，多动症会影响孩子的学习，使学习成绩下降，还会因行为过失招来老师的批评和同学的排斥，导致自信心丧失和人际关系障碍。更为严重的是，这样的负面影响有可能延续到成年期。由于孩子从小被过多地否定，他会出现反社会的心理和行为。另外，有统计表明，家有患多动症的孩子，父母关系通常不融洽，离婚率较高。

十三、多动症与婴幼儿的智力发育有什么关系吗？

答：多动症与婴幼儿智力发育迟缓有因果关系，因为多动症的核心是注意力缺陷，所以患儿在学龄期接受知识的程度肯定受限制，从而在一定程度上影响智力的发育。随着年龄的增长而逐渐减轻，相反随着年龄的增长，多动的倾向会越来越明显，严重地影响患儿的学习和生活。

十四、护士应指导多动症患儿的父母在就诊时向医生说明哪些内容？

答：**1. 怀孕、生产情况** 主要包括母亲怀孕时有无先兆流产、服药、接触射线、化学毒物等病史；孕期胎动次数及频率是否规律；胎儿足月、早产、过期产、顺产或剖宫产等；产程中有无产伤、难产、缺氧窒息、羊水栓塞等；出生体重、Apgar 评分、有无黄疸、青紫等新生儿疾病。

2. 生长发育过程 人工喂养或母乳喂养、几个月会抬头、翻身、坐、爬、跑跳、叫爸爸妈妈等，和同龄儿相比是否正常；是否挑食；有无少睡、多动、注意力不集中、脾气急躁等相关症状；疫苗接种是否按计划进行。

3. 曾患疾病史 如高热惊厥、肺炎、脑炎、外伤等病史。

4. 患儿家庭氛围 家庭成员的职业，文化，教育孩子的方式；有无家庭不和谐，尤其当着孩子的面经常吵架；有无吸烟，酗酒等；有无家族遗传史。

5. 学龄期的学校表现 上课或其他事情注意力是否集中；情绪是否稳定、有无过喜、过悲、情绪突变、突然大笑或嚎哭等；在做比如捡黄豆或缝衣扣等精细动作时，是否能够坚持 1 分钟。

十五、服用抗癫痫药会引起多动症吗？

答：长期服用抗癫痫药物可能会引起患儿行为的改变，出现多动症的一些表现。如长期服用苯巴比妥的患儿，即使是正常的剂量，约 40%者也可出现性格和行为的改变，表现为注意力不集中和多动，上课不认真听讲，做小动作，学习成绩下降等。苯妥英钠可以引起患儿认知功能发生改变。丙戊酸钠和卡马西平等药物有良好的抗癫痫效果，但也有关于影响患儿行为的报道。抗癫痫新药对儿童行为的影响较小，程度也较轻。

十六、如何区别好动的儿童与多动症患儿？

答：**1. 自制能力** 正常的儿童会贪玩，但是却拥有自我控制能力。例如在课堂上能做到全神贯注地听讲，在陌生的环境中表现得非常老实，对人非常的尊重，不会出现杂乱无章，乱吵乱闹的现象。而多动症患儿没有自控能力，在课堂上不能正常地听课，外界因素很容易吸引自己，并且他们的多动和冲动是不分场合的，常常被外人指责为不懂事。

2. 有无目的性 正常儿童有多动症，淘气的表现，但是这种表现有一定的目的性，在一定的场合下就会有计划地做出一些多动或淘气的举动，他们具有较强的意志力，活动常具有一定的目的，并有计划及安排，但这种有目的性的多动行为并不能诊断为多动症。而多动症患儿的行为没有任何的目的性，不分场合地多动，并且表现得异常兴奋，常常在安静的场合下做出一些影响正常秩序的举动，使人感到讨厌，令人头痛。他们往往意志力薄弱，做事有始无终，常常一件事情没有做完又去做另一件事情。

3. 注意力 正常儿童注意力的表现是，遇到自己感兴趣的娱乐游戏或者动画片等项目，都能够安静地投入到其中，并且不会轻易被外界的因素所干扰，而且对别人的打扰还会表现出不满意的状态。而多动症患儿没有真正的兴趣爱好，不能够保持较长的注意力，不能独立专注地完成一件事情，常常被外界环境所吸引，出现半途而废的表现。

4. 是否被理解 正常儿童即使特别淘气，他的好动也往往事出有因，能为人们所理解。而多动症患儿的多动和冲动往往没有原因，常常使人难以理解。

5. 与伙伴的关系 正常儿童的伙伴关系一般较好，而多动症患儿往往与伙伴关系不好，常常说“他们不和我玩”。

十七、如何区别多动症与品行纪律问题？

答：两者在表面上很相似，但机制和形成原因是不同的。

1. 多动症是先天的生物学因素导致的行为问题，而品行不良则是不良教育环境导致的行为问题。后者总是因人际关系方面有问题而导致他们破坏课堂纪律，他们不会与别人相处和沟通，不知如何吸收和听取别人的意见，如对老师的反抗使他们不遵守纪律，或者因与某位同学够朋友而不得不在课堂上与之讲话。而多动症患儿则刚好相反，是因为冲动，注意力不集中引发人际关系问题。相比之下，多动症患儿的违法纪律是没有目的的，是由于不能自控所导致的。

2. 多动症患儿的注意力问题具有跨场合一致性的特点。由于多动症源于内在，所以，无论是户外活动中还是在课堂学习，他们总是有注意力困难，他们的冲动和多动是一种不可抑制的、盲目的，好像是一种与生俱来的行为。而因性格或家庭教育不良导致的破坏纪律的行为，则一般不具有跨场合的一致性。

3. 品行不良的儿童一般不伴有学习能力障碍和注意力本身的问题，而是明显表现出情绪和品行方面的问题。而多动症患儿则可能同时具有知觉，语言或阅读方面的落后，尤其是在学习和听课时注意力难以集中，所以他们在成绩上往往落后于其他人。

4. 品行不良儿童的不听话一般在程度上不很严重，而且经过老师和父母的批评和管教后，有时候能取得良好的效果。而多动症患儿一般都具有严重的注意力问题，大人的一般说教和管束不起作用。

十八、儿童多动症与心理疾病如何鉴别？

答：多动症患儿可合并各种心理上的障碍，许多的心理疾病患儿也可存在注意障碍的问题。性格内向的多动症患儿，如表现出焦虑、抑郁等，须与焦虑症和抑郁症等心理疾病相鉴别，而这些精神障碍性疾病也会加重注意障碍，造成诊断上的错误。

另外，孤独症和其他精神障碍如适应障碍、行为障碍、躁狂症、思维障碍、强迫症等，与多动症的病象特征有相互交叉之处，患儿的心理障碍需要心理治疗，但心理疾病不能纳入多动症的范畴，不可用治疗多动症的药物进行治疗，以免发生医疗事故。

十九、儿童多动症与抽动症如何鉴别？

答：儿童多动症主要表现有：以多动不宁为主的行为障碍、注意障碍、易分心、易激惹、好冲动、坐立不安等；抽动症的临床特征是身体某部位肌肉或某些肌群突然地、快速地、不自主地、反复地收缩运动，如眨眼、皱额、歪嘴、耸肩或肢体运动等，通常可伴有发声抽动，情绪障碍，强迫症状，注意力不集中和多动等行为的改变。

两种疾病的病因和病理机制尚未完全明了，早期治疗和干预对其预后十分重要。

二十、多动症的预后如何？

答：多动症的预后并不乐观，未治疗的多动症患儿长大后尽管症状可能会减轻或消失，但其他的症状如注意力不集中、冲动等则可以持续多年，甚至可能终身存在。据国外学者报告，未经治疗的多动症患儿两年后，77%仍然注意力不集中，50%还有偷盗或斗殴行为，其中 67%被父母认为已经是不可救药了，16%酗酒，15%曾有过纵火行为。还有研究发现，约有 1/6 多动症患儿到成人时期仍有性格改变常表现为不负责任、作风散漫、难与人相处等；约 1/9 有情绪障碍，容易激惹或自卑、自大等。不少多动症患者，20 岁以后的文化水平仍停留在初中水平。

二十一、什么叫癫痫？

答：国际抗癫痫联盟于 2005 年提出了癫痫新定义：癫痫是一种脑功能紊乱的疾病。这种疾病具有如下两个特性：①产生多次癫痫发作的持久性倾向。②这种发作可以对神经生物、认知、心理及社会产生多种影响。确定癫痫要求至少有一次癫痫发作。

由此我们可以知道：癫痫是脑部的疾病，是反复发作的慢性病，其发作对人体可以产生各种影响，确定癫痫至少要有一次发作。如果不是由于脑部疾病所引起的抽搐发作，或仅只有一次发作都不能称之为癫痫。

二十二、什么是癫痫大发作？

答：癫痫大发作即全面性强直-阵挛发作的简称，按其发展过程可分为以下三期：

1. 先兆期 先兆是指在意识丧失前的一瞬间所出现的各种体验，约 50%病人有先兆。常见的先兆可以为特殊感觉的幻视、幻嗅、眩晕，一般感觉性的肢体麻木、触电感，内脏感觉性的如恐慌感、奇异感等。一般持续 1 秒至数秒钟。有先兆的病人应利用此段时间坐、卧或避开危险。先兆有极其重要的意义，同一病人的先兆症状固定不变，常表明大脑皮质有局限性损害，故可根据先兆症状协助定位癫痫灶。原发性全面性强直-阵挛性发作无先兆。

2. 强直-阵挛期 继先兆期后，癫痫病人随即意识丧失，进入强直-痉挛期。首先为强直性发作（强直期），表现为突然尖叫一声，跌倒在地，全身肌肉强直，上肢伸直或屈曲，手握拳，下肢伸直，头转向一侧或后仰，眼球向上凝视。呼吸肌强直致呼吸暂停，面唇发绀。瞳孔散大，对光反射消失。唇、舌或口腔黏膜有咬伤。约持续 20 秒，进入阵挛期后抽搐停止。此时，自主呼吸恢复，面、唇发绀逐渐减轻，口腔内分泌物增多，口吐白沫或血沫。还可伴有尿失禁、全身大汗。约持续 1 分钟。在强直-阵挛期可出现心跳加快、血压升高等，同时由于意识障碍、突然跌倒，可致患者外伤、溺毙、触电、烧伤或引起火灾及各种安全事故。

3. 恢复期 抽搐停止后病人进入昏睡或昏迷状态，然后逐渐清醒，部分病人在清醒过程中有精神行为异常，表现为挣扎、抗拒、躁动不安。病人醒后除先兆外，对发作过程不能回忆，并可感到头痛、全身乏力、疼痛、呕吐等。

二十三、什么是癫痫小发作？

答：**1.** 癫痫小发作又称为失神发作。其中简单性失神发作又称典型性失神发作。表现为突发止的意识障碍，可在工作、活动、进食和步行等情况下发生。病人突然动作停顿、呆立（坐）不动，手中持物跌落，呼之不应，但从不跌倒，持续 5～30 秒。对发作过程不能回忆。一日发作数次至上百次不等。多见于 6～12 岁儿童。脑电图非常典型，呈暴发性、两侧对称性同步性 3 赫兹棘-慢波发放，容易受深呼吸诱发。一旦发现有此种脑电图，就可以确诊。

2. 除了典型性失神发作，还有一些非典型性失神发作、复杂性失神发作等。其中失神发作自动症除表现发作性意识丧失外，在发作期间还可以有类似颞叶自动症的一些表现，如咂嘴、无目的的摸索、双手摩擦、徘徊等一些刻板动作。对发作期情景不能回忆。多需与复杂部分性鉴别。本症发作时间较短，无感觉性及精神性先兆，发作期及间歇期均无颞叶损害证据，发作时脑电图为 3 赫兹棘-慢综合波，而非为一侧或双侧颞叶波及（或）棘波放电，过度换气亦容易诱发。

二十四、什么是癫痫强直性发作？

答：癫痫强直性发作多见于儿童及少年期，睡眠中发作较多，表现为肌肉缓慢持续性收缩。常见头、眼向一侧偏斜，可累及全身使肢体转动。发作时间持续数秒或数十秒，同时伴有意识障碍和自主神经紊乱，发作后意识大多迅速恢复。

二十五、什么是癫痫阵挛性发作？

答：癫痫阵挛性发作仅见于婴儿及幼童，全身抽搐发作没有强直，只有重复的阵挛抽动。一般开始发作时即有意识丧失和肌张力障碍导致跌倒，然后持续数秒或数分钟双侧肢体阵挛性抽搐，往往一侧或一个肢体偏多。发作后恢复很快。发作时脑电图呈现为不规则的棘-慢波。

二十六、什么是癫痫肌阵挛发作？

答：癫痫肌阵挛发作又称肌阵挛小发作。主要表现为两侧对称性眼、面、颈、四肢或躯干短暂肌阵挛发作，伴或不伴有短暂意识障碍，发作时间短，间隔时间长，脑电图可以呈现为不同频率的棘-慢波。部分病人换气可诱发发作，约半数患儿对光敏感。

二十七、什么是癫痫失张力性发作？

答：癫痫失张力性发作又称为运动不能性发作或跌倒发作。突然出现短暂意识障碍，肌张力丧失姿势不能维持而跌倒，跌倒时多为面部受伤。脑电图可以表现为多棘-慢波，继之为弥漫性的慢波发放。所谓失张力性发作也可见于一些非癫痫性发作，如脑干缺血、发作性睡病猝倒综合征等。

二十八、什么是癫痫部分性发作？

答：癫痫部分性发作又称简单部分性发作。是指不伴有意识障碍的运动、感觉和自主神经症状的发作。常有病人或病人家属将局限性发作称为“小发作”，其实它与真正的小发作完全是两回事。

1. 简单运动性发作　常见于一侧肢体远端（如手指、足趾）或一侧口角或眼部，持续数秒至十数秒后自然终止。若发作持续数小时、数日、数周，甚至数月者称部分性癫痫持续状态。若发作按大脑皮质运动排列顺序扩展，发作可从某一局部扩及整个一侧头面及肢体，此时不伴有意识障碍，称 Jackson 发作。当发作扩及皮质下的丘脑、中脑网状结构并扩及对侧大脑皮质时可引起意识障碍及全面性强直-阵挛发作，称继发性全面性发作。若部分性运动发作持续时间长或较严重时，发作停止后可使原有瘫痪暂时加重或出现暂时性局限性瘫痪者称 Todd 麻痹。根据涉及大脑皮质部位的不同还可以有旋转性发作、姿势性发作、语言性发作、失语性发作等。

2. 简单干觉性发作　多表现为手指、足趾、口角或舌部的发作性麻木感、针刺感、触电感等。亦可与简单运动性发作一样，神经元异常放电沿大脑皮质感觉区按顺序扩散，成为 Jachson 发作；若扩及中央前回则呈部分性运动性发作，扩及中央脑及对侧皮质则呈继发性全面性强直-阵挛发作。还可以有视觉性、听觉性、嗅觉性、味觉性及眩晕性发作。

3. 自主神经发作　是指以头痛、腹痛等自主神经症状为主要表现的发作，多为不同病因引起的丘脑下部的发作功能紊乱。

二十九、什么是癫痫持续状态？

答：癫痫（或惊厥）一次发作持续 30 分钟以上，或两次发作间歇期意识不能完全恢复者。

三十、哪些因素可以诱发癫痫?

答：**1.** 癫痫发作的诱因有很多，已经确定的因素有漏药、睡眠剥夺、过度饮酒和经前期。最常见的诱因是偶尔单次漏药，这种情况危害最小，但需尽力避免，漏药后及时补服。连续漏药的危害最大，是导致突发癫痫发作及癫痫持续状态的最常见原因。提醒孩子服药，如发现漏药，及时补服。

2. 睡眠剥夺是诱发癫痫的常见原因，如为了应付考试彻夜不眠，或者庆祝新年通宵达旦，都可能诱发发作。

3. 大量饮酒可以降低癫痫发作的阈值，增加诱发癫痫的危险。

4. 其他诱因还有感染、发热、服用刺激性药物（可卡因、麻黄、异烟肼、溴吡斯的明、驱虫药如阿苯达唑等）和食物、过度换气、闪光刺激、难以忍受的噪音、应激性事件、情绪波动等。

三十一、护士如何根据医嘱合理用药?

答：早期合理的药物治疗，能够完全或大部分控制多数患儿的癫痫发作。因此，要根据发作类型选择一种药或联合用药及早治疗，一般先一种药物，从小剂量开始直至完全控制发作。需增加新的药物时亦先从小剂量开始。用药期间应定期复查，以观察用药效果及不良反应。一般在服药后 2～4 年完全不发作，再经 3～6 个月的逐渐减量过程后方可停药。

三十二、癫痫患儿何种情况需要手术?

答：经抗癫痫药物治疗无效的难治性癫痫患儿，可在充分进行术前评估的前提下实施手术治疗。如颞叶病灶切除等，可完全治愈或不同程度的改善症状。但伴有进行性大脑疾病、严重精神智能障碍等患儿禁忌手术。

三十三、癫痫发作时如何紧急处理?

答：发作时立即使患儿平卧，头偏向一侧，松解衣领，有舌后坠者可用舌钳将舌拉出，防止窒息；在患儿上、下臼齿之间放置牙垫或厚纱布包裹的压舌板，以防舌咬伤；保持呼吸道通畅，必要时用吸引器吸出痰液，准备好开口器和器官插管物品；给予低流量持续吸氧，注意患儿安全，防止坠床和意外发生。

三十四、护士如何指导家长与幼儿园和学校老师沟通?

答：**1.** 癫痫患儿在幼儿园和学校接触最多的是老师和同学，尤其是老师在帮助癫痫患儿和保证癫痫患儿的安全方面起着重要的作用。但是老师和学校的其他人员并不是医护人员，对有关癫痫方面的认识并不一定正确，因此家长有必要向老师提供这方面的信息，让他们明白癫痫是怎么一回事，癫痫对孩子有什么影响。如果老师了解相关的知识，就可以防止癫痫患儿出现不必要的意外情况。如果老师缺乏相关知识，由于担心患儿或其他儿童受影响而不去予以关注，就会增加癫痫患儿适应环境和控制病情的困难。

2. 家长可以向学校的老师提供有关患儿癫痫情况的信息，包括所服用的药物，任何可能与药物有关的异常症状，发作时可以采取的保护措施，发作时需要观察的内容等，这样在出现问题时老师就不会不知所措，有助于孩子健康地适应学校生活，与同学健康交流，参加体育活动。家长一定要保证与学校沟通渠道畅通，这样癫痫患儿在幼儿园和学校遇到相关问题时可以得到及时帮助。

三十五、癫痫患儿如何参加运动?

答：**1.** 癫痫患儿可以参加大多数运动和体育锻炼，这有助于提高病人的自尊心，有助于身体健康和精神健康。

2. 参加运动时最好告诉其他参加人员及教练关于自己的病情，以防出现意外情况，并及时得到良好的照顾。

3. 在参加某些有风险的运动时，所有参加运动的人员都要预先采取防备措施，如穿戴好适当的保护装备，癫痫病人更是不能例外。同时，应尽量避免某些风险高的运动，如骑摩托车、潜水、跳伞、拳击等。许多运动需戴头盔，这对癫痫病人特别重要，因为头部受伤会触发或加重病情。运动时一定要遵守运动的所有安全规定。

三十六、癫痫患儿是否需要控制水的摄入?

答：临床研究表明，癫痫易在体内积蓄水分过多的情况下发病。因为癫痫发作是从间脑这个部位开始的，而间脑是人体水液的调节中枢，大量的液体食物和盐分进入体内，会加重间脑负担，导致癫痫发作。一次性饮水过多（4～5 小时内超过 800～1200ml）也是诱发发作的因素之一。当然，平日一般的水量（每次 100ml）是不会引起发作的。所以，癫痫病人应尽量少摄入水和盐，包括果汁、可乐、西瓜、咸菜、咸鱼、咸肉等。

三十七、癫痫患儿要限制钾的摄入吗?

答：脑外伤引起的癫痫病人和长期服用镇静药物的病人容易脱水、贫血、白细胞减少、营养不良等，严重病人可出现电解质紊乱（高钾血症）。当饮食中含钾过多，就会增加病人等血钾含量，癫痫病人钾的摄入量每天不应超过 3g。含钾盐低的食物有：油菜心、小红萝卜、白萝卜、芹菜、南瓜、西红柿、茄子、葱头、黄瓜、冬瓜、丝瓜、西葫芦、鸭梨、苹果、葡萄、菠萝等。

三十八、含锌高的食物对癫痫患儿有什么影响?

答：通过对癫痫病人进行血锌浓度测定，发现几乎所有的癫痫病人血锌平均含量较正常人明显增高。经长期的抗癫痫药物治疗后的病人，血锌浓度比用药前明显下降，有的甚至出现某些缺锌症状。这说明癫痫的发生与体内特别是脑内锌含量增高有密切关系。专家认为抗癫痫药物或其他代谢产物能有效地与锌离子发生络合反应，降低癫痫病人的血锌浓度，从而控制癫痫发作。因此，癫痫病人除重视药物治疗外，在日常生活中应尽量少吃或不吃含锌丰富的食物。含锌高的食物：牡蛎、胰脏、肝脏、血、瘦肉、蛋、粗粮、核桃、花生、西瓜子等都不宜多吃。

三十九、如何指导癫痫患儿营养需要?

答：**1.** 补充维生素，抗癫痫药物会对消化系统带来影响，导致病人营养物质缺乏或代谢障碍，如维生素 K、维生素 B_6、叶酸、维生素 D、钙、镁等物质的缺乏。维生素 D、钙、镁与骨骼、牙齿的生长有关，钙缺乏易加重发作，所以儿童期应供给足量的维生素 D、钙和镁。新鲜蔬菜、豆油和蛋黄中含有大量的维生素；鱼类、蛋类、动物肝脏、牛肉、绿色蔬菜中均含有叶酸；米、麦糠、牛肝、鱼类中含有大量的维生素 B_6。

2. 长期服用抗癫痫药物可出现钙磷代谢障碍，甚至出现代谢性骨病。并且苯妥英钠能减少神经元内钠离子浓度，使游离钙离子浓度增加，有的病人因长期服用此药造成缺钙而致骨折。牛奶营养丰富，容易消化吸收，物美价廉，食用方便，是最理想的食品，因此癫痫病人特别是长期服用苯妥英钠者宜多喝牛奶。

3. 服用抗癫痫药物的病人最好禁用葡萄柚。葡萄柚实际上就是中国胡柚，葡萄柚可以通过减缓药物在体内的代谢，而使药物在体内的血药浓度升高，使药物中毒机会增加。因此，病人服用卡马西平、苯巴比妥、苯妥英钠、丙戊酸钠、地西泮、氯硝西泮时应避免服用葡萄柚汁，以免出现中毒。

四十、如何养成按时服药的习惯?

答：**1.** 要告知患儿服用抗癫痫药物的重要性。当癫痫发作较频繁时，人们相对容易服从医嘱进行服药，但是当癫痫发作得到一定控制很长时间没有发作时很容易就忘记了。特别是当青少年生活充实，工作较忙碌时，服药的事可能就成了一个负担，他们常常把它给忘记了。在孩子没有症状时服药会提醒他自己，癫痫还是自己生活的一部分。应该让癫痫病人知道，癫痫是个慢性病，服药是治疗的一个关键部分，只有通过长期的，规律的治疗才能得到痊愈，这也是他们自己要承担起的责任。

2. 可以采取一些方法帮助孩子建立习惯。一定要将服药变成日常生活一部分，可以将服药同另一个日常生活习惯联系起来，如刷牙、洗脸等。可以使用随着数码产品的推广，可以考虑采取电子提示，如电脑、手机等个人数码用具。要确保药物存放在显眼的地方。

四十一、如何指导癫痫患儿正确睡眠？

答：许多类型的癫痫容易在夜间发作，有些病人的大发作也常在睡眠中或临近觉醒时发生，这也是为什么许多医生要求病人进行睡眠脑电图检查的原因。睡眠加深时，病人的呼吸也变得深漫，相当于造成了过度换气，诱发神经元放电。

对于癫痫病人来说，培养定时休息和良好的睡眠是十分重要的，有条件时每天应午睡。凡是有夜间发作规律的病人，白天不应过度兴奋与疲劳，以免入睡太深。当睡眠确实不好时，也可以服用安眠药物。但是应注意，一些安眠药物都有一定的抗癫痫作用，有可能和所服用的主要的抗癫痫药物有相互作用，因此不应经常服用。

四十二、癫痫儿童的心理障碍包括哪些？

答：癫痫对儿童可产生不良影响，按影响程度可产生如下心理障碍：社会能力受限、认知能力差、对发作担忧、对药物不良反应顾虑、生活质量差。癫痫儿童心理行为异常主要表现在：情绪障碍、认知损害、学习困难、社交能力受限。

四十三、影响癫痫儿童行为因素有哪些？

答：对于精神运动性癫痫患儿，患儿自身可能对发作和服药存在顾虑，家庭、社会及学校也可能对疾病存有消极认知及偏见，患儿在学习及交往中常常受到排斥和嘲笑，自尊心受到伤害，影响心理的正常发育，长期这种环境可造成自卑、被动、孤僻及退缩等心理行为特征，降低了社会交往的数量和质量，他们心情抑郁，喜欢独处，对生活及周围事物缺乏兴趣，产生社会退缩。

儿童行为的发生受生物、心理及社会等因素的综合影响，家庭气氛可影响儿童的行为，不良的家庭气氛，家庭矛盾程度大和暴力家庭儿童行为问题发生率较高；精神运动性癫痫患儿行为与家庭成员亲密度，家庭成员的情感表达显著相关，提示家庭气氛和谐，家庭成员间能够互相尊重、互相关心、自由的表达情感，可对患儿的情感产生良好影响。多因素分析显示，情感表达、独立自主、娱乐活动及道德宗教均为患儿发生行为问题的危险因素。对患儿的过分约束，循规蹈矩，患儿过分脱离群体，缺乏一定的娱乐活动均可对患儿的行为产生不良的影响，而否认正常的道德规范，一味追求物质水平的提高，也会导致患儿行为问题的发生。

四十四、癫痫儿童认知障碍的影响因素有哪些？

答：**1. 不同癫痫发作类型对认知行为功能的影响**　全面性特发性癫痫患儿即使智力正常且发作控制良好，但认知仍然会受到影响。

2. 抗癫痫治疗对认知行为功能的影响　抗癫痫药物通过对离子通道、神经传递、第二信使和其他过程进行调节，在抗惊厥同时也在某方面影响了正常的脑功能发育，包括学习、记忆、情感行为等，增加了药物的不良反应。

3. 社会因素　社会心理因素能影响患儿认知功能，妨碍学习潜能的发挥，使其学习能力下降。社会、学校，特别是老师、家庭，尤其是父母，他们对患病儿童的支持和关怀可以有效避免或减少患儿的心理行为障碍，降低患儿神经心理的损害。最近研究结果更强调父母家庭对癫痫患儿认知行为社会能力的重要作用。

四十五、什么是惊厥？

答：惊厥是痫性发作的常见形式，主要表现为强直或阵挛等骨骼肌运动性发作，常伴意识障碍。

四十六、什么是急性炎症性脱髓鞘性多神经根病？

答：急性炎症性脱髓鞘性多神经根病又称吉兰-巴雷综合征，是小儿时期常见的急性周围神经系统病变的一种疾病。该病以肢体对称性弛缓性瘫痪为主要临床特征。病情严重者可引起呼吸肌麻痹。

四十七、吉兰-巴雷综合征的临床表现有哪些?

答：**1. 运动障碍** 为主要的临床表现，多数患儿自肢体远端开始呈上行性麻痹进展，尤其下肢迟缓性瘫痪是本病的基本特征。绝大多数进行性加重不超过3～4周。急性起病者24小时内即可出现严重的肢体瘫痪以及呼吸肌麻痹。

2. 感觉障碍 出现较运动障碍轻，主要表现为神经根痛和皮肤感觉过敏。多在疾病早期，持续时间较短。年长儿可诉手足麻木、疼痛、手套或袜套状分布感觉减退。

3. 自主神经功能障碍 症状轻，主要表现为多汗、便秘、不超过12～24小时的一过性尿潴留、血压轻度增高或心律失常。

四十八、可采取何种措施帮助吉兰-巴雷综合征患儿的肢体功能恢复?

答：保持肢体于功能位置，防止发生足下垂、爪形手等；帮助患儿做肢体被动运动，轻柔缓慢地进行按摩，幅度由小变到大，由大关节到小关节，注意安全。恢复期鼓励，指导，督促患儿自主活动，加强对自理生活能力的训练，注意强度适中、循序渐进、持之以恒。

四十九、可采取何种方法改善吉兰-巴雷综合征患儿的呼吸功能?

答：保持室内空气新鲜，温湿度事宜，保持呼吸道通畅，观察患儿面色、呼吸、心率、血压及胸廓活动幅度，鼓励患儿咳嗽，及时清理呼吸道分泌物。呼吸困难者给予低流量氧气吸入。对出现呼吸费力、呼吸浅慢、咳嗽无力时应做好气管插管，机械通气准备。对已采取机械通气的患儿，定时拍背、雾化、吸痰、做好呼吸道管理。

五十、如何指导吉兰-巴雷综合征患儿的饮食?

答：建议高蛋白、高能量、高维生素易消化饮食，少量多餐。根据患儿咀嚼和吞咽的能力，适当选择流质或半流质饮食，防止误吸。不能经口喂食者给予鼻饲。

五十一、什么是脑性瘫痪?

答：脑性瘫痪俗称脑瘫，是自受孕开始至婴儿期非进行性脑损伤和发育缺陷所导致的综合征，主要表现为运动障碍及姿势异常。常合并智力障碍、癫痫、感知觉障碍、交流障碍、行为异常及其他异常。

五十二、脑瘫的高危因素有哪些?

答：导致脑瘫的高危因素主要有如下几种：①新生儿窒息；②病理学黄疸；③早产儿、未发育成熟儿；④多胎妊娠；⑤新生儿惊厥、呼吸困难；⑥新生儿低血糖、低血钙。

五十三、1～6个月脑瘫儿童的早期异常表现有哪些?

答：早期异常表现有：①身体发软及自发运动少；②身体发硬；③反应迟钝及叫名无反应；④头围异常；⑤体重增加不良、吮乳无力；⑥固定姿势；⑦不笑；⑧手握拳；⑨身体扭转；⑩头不稳定；⑪斜视；⑫不能伸手抓物；⑬注视手。

五十四、6～12个月脑瘫儿童的早期异常表现有哪些?

答：早期异常表现有：①不能翻身；②不能使用下肢；③手笨；④不能独坐；⑤不能扶物站立；⑥不会与人再见；⑦使用脚尖站；⑧不能迈步；⑨流口水及吸吮手指。

五十五、脑瘫分为哪几型?

答：脑瘫分型：①痉挛型：痉挛型双瘫、痉挛型偏瘫、痉挛型四肢瘫；②不随意运动型；③共济失调型；④肌张力低下型；⑤强直型；⑥混合型：多见于痉挛型与不随意运动型混合；⑦震颤型：静止性震颤。

五十六、康复护理的目的是什么?

答: 康复护理以患者为中心, 为患儿减轻病痛, 促进康复, 并解决患儿功能或能力的重建问题, 最终目的是使患儿最大限度地恢复生活活动能力, 使其重返社会。

五十七、体位转换有何意义?

答: 体位转换对改善全身血液循环、预防肺炎、尿路感染、压疮、关节变形、挛缩、肌肉萎缩等具有重要的意义。体位转换的方式分为自动和被动两种。自动体位转移: 指患儿能够根据医疗护理以及生活的需要, 通过自己的能力转移, 使身体达到并保持一定的姿势。被动体位转移: 指在外力的协助或直接搬动摆放, 使其身体达到或保持一定的姿势。

五十八、如何使用轮椅?

答: **1.** 与患儿及家长做好沟通, 选择患儿能接受的使用方法, 尽量使患儿残存的功能发挥作用。

2. 反复训练, 循序渐进, 要多练习肢体的柔韧性和力量。

3. 应有人保护, 以免发生危险。

4. 感觉障碍患儿乘坐轮椅可能因软组织受压发生皮肤压伤, 所以应使患儿经常更换体位, 定时按住扶手, 将身体抬高几秒钟, 以除去压力, 改善血液循环。

5. 轮椅的选择。轮椅有多种类型, 分一般轮椅, 电动轮椅等。轮椅是脑瘫和其他慢性病患儿 (年长儿) 生活的重要转移工具, 因此必须熟练地掌握其性能和操作技术。如操作轮椅的方法, 掌握自由轮方向, 轮椅的刹车杆制动停止和稳定等。

五十九、营养与饮食对脑瘫患儿的重要性是什么?

答: 保障营养和水分的足量供给, 保证有足够的体力和抵抗力来接受康复训练和预防并发症的发生。

六十、排泄的援助方法有哪些?

答: **1.** 排尿的独立和援助方法有: ①排尿反射的训练, 如膀胱训练、间歇导尿、手法刺激等; ②排尿反射的训练, 如手法压迫排尿, 自我导尿等; ③排尿独立的护理, 如排尿时间的训练, 进出水分的控制等。

2. 排便独立和援助方法有: ①按摩腹部的手法刺激; ②栓剂给药或灌肠; ③手法摘便等。

六十一、怎样指导患儿进行膀胱功能训练?

答: 做好膀胱护理工作, 不但能改善排尿功能, 预防发生压疮, 也有助于患儿康复。

1. 膀胱功能评价 通过询问和观察了解患儿现有的排尿功能情况, 并应做常规尿液分析, 如条件允许可做造影检查等。在无泌尿系感染的情况下, 方能进行膀胱功能训练。

2. 膀胱功能训练前准备 向患儿及家长说明训练的目的、方法和步骤, 以取得密切配合。①指导患儿做排尿动作训练, 示范增加腹压的方法; ②教会患儿掌握有关尿意预兆或信号, 如脸红、寒战、起鸡皮疙瘩或出冷汗等; ③指导家长保持液体摄入量, 饮水过量会使排尿提前; ④教会年长儿做肛门括约肌收缩动作及仰卧位抬起臀部的动作。将有助于重建排尿功能; ⑤经常保持外阴清洁。⑥做好心理护理, 向患儿及家长说明, 膀胱训练非一日之功, 必须持之以恒, 不要轻易放弃训练。

3. 膀胱功能训练的具体方法 ①轻型患儿可使用定期按压下腹部, 并让患儿做排尿动作, 定时使用便盆; ②必要时采用导尿法, 定时开放导尿管, 2～3 小时开放 1 次, 同时嘱患儿做排尿动作, 主动增加腹压或用手按压下腹部。睡眠期间, 导尿管持续开放。待膀胱功能恢复后予以拔管。

六十二、排便功能训练的教育内容有哪些?

答: **1.** 充分取得患者合作: 训练前向患儿及家属说明训练的目的、方法、步骤以取得其密切配合。

2. 根据患儿的个人需要和活动安排，选择最适合的排便时间。

3. 向患儿家属说明饮食种类，数量与排便的关系，协助患儿选择饮食种类和数量。应摄入足够的水分，常吃含纤维素多的食物，如蔬菜和水果等，以促进大便形成及增加肠蠕动。

4. 鼓励患儿运动，适当运动可以促进排便。

5. 排便时可给予按摩腹部，增加肠蠕动，将粪便推向直肠。

6. 做好心理护理，使患儿及家属认识到，建立起稳定的排便习惯的重要性，要有耐心。

六十三、排便功能训练的具体措施有哪些?

答：排便功能训练的目的在于建立一个在规定时间内，定期排便的模式。具体措施：

1. 对于年长儿可根据需要选择排便的最适时间，一般在早餐后为宜。因这时胃-结肠反应最强，一般出现于饭后20～40分钟。婴幼儿可训练定时排便的习惯，坐位平衡功能较好的患儿，应进行坐位排便训练。

2. 排便训练时间，一般不少于20分钟。时间充分而且没有精神负担，充分放松才能有适当的肠蠕动，肠管才可以排空。

3. 便秘者可使用直肠栓剂，如甘油栓、开塞露、肥皂条等，起到刺激肠蠕动，润滑粪便的作用。上述处理无效时，可选用灌肠法。

4. 注意饮食的合理性，对于便秘者除多补充水分外，在膳食中增加含纤维素高的食物，以增加肠蠕动。腹泻者注意进食易消化饮食，遵医嘱服用药物。

六十四、如何指导家长培养患儿良好的生活习惯?

答：**1.** 对1～2岁的儿童，早晚洗手洗脸，饭前便后洗手，睡前洗脚，洗屁股。要定期给小儿洗澡，保持全身皮肤清洁。即使在冬季也应坚持洗澡。小儿要有单独的洗澡用具，香皂应选择碱性小的。水温要冷热适度，否则小儿会因害怕而拒绝洗澡。

2. 要给小儿勤剪指甲，保持指甲清洁，不积泥垢。同时，要纠正小儿吃手指、挖鼻孔和抠耳朵的坏习惯，防止由此患病。

3. 1岁多小儿，每次吃东西以后，家长应让其喝适量白开水，以清洁口腔。2岁左右小儿，家长应培养小儿饭后漱口的习惯。

4. 给小儿理发应在夜间熟睡时执行，以免吵闹乱动受伤。

5. 家长要注意小儿衣服整洁，身边应随时备有干净的手帕，用以擦脸和涕鼻涕。

6. 逐渐培养小儿按时大小便的习惯。教小儿使用便盆，使小儿学会自己控制大小便，有便就去坐盆，不随地大小便，每次便后一定要把小手洗干净。

7. 可以通过生活中幼儿感兴趣的故事、游戏、或歌曲、图片等形式吸引小儿，使小儿在兴趣中学习。小儿的自觉性、坚持性和自制力都比较差，家长要耐心、反复提醒、督促小儿，并及时给予表扬，使他们在愉快的情绪中形成较固定的清洁卫生习惯。

六十五、护士怎样指导患儿穿脱衣服?

答：在训练患儿穿脱衣服之前，首先应加强患儿对自身肢体、衬衣、外套、鞋、袜等基本认识的训练，其次，再帮助患儿选择一个最容易穿脱衣服的体位。

1. 患儿仰卧位，双腿屈曲并分开，把功能较差的一侧手臂伸直，然后，用另一只手慢慢把衣服拉至肩膀，身体转向对侧（双腿屈曲位呈侧卧位）。用功能较好的手把衣服的其余部分从头或颈下拽出至胸前，再把身体转向另一侧，把剩下的那只手臂穿入袖中。穿脱裤子时，患儿呈仰卧位或侧卧位，在穿裤子时，一只手需抓住床沿或床头，以抑制手的摇摆动作出现，裤腿也应先穿功能较差的一侧，再穿较好的一侧，等两侧裤腿穿好以后，双腿屈曲，用力抬高臀部，用另一手抓住床沿，一只手把裤子提上。

2. 患儿坐位，一只手抓住木棒或床栏以抑制手的摇摆动作出现，另一只手把衣服套在头上，然后把手伸入袖中，接着，双手交换，再把另一只手穿入袖中。穿脱裤子时，应用一只手抓住眼前木棒，床栏或椅子边缘，用另一只手把裤腿穿上，之后，身体微微向前倾，用一只手或双手同时把裤子提上，脱衣服的动作顺序与穿时正好相反。

3. 孩子穿衣服必须经自己试穿的过程，因为他做微小动作都要付出很大努力，所以无论花多长时间，家长也应鼓励患儿自己穿脱衣服，练习的次数多了，他也就逐步掌握其中的技巧了。

4. 脑瘫患儿衣服的式样及质地的选择。脑瘫患儿穿的衣服应裁剪得肥大，宽松一些，便于他进行自己穿脱衣服的训练，衣服的质地尽量选择一些手感舒适、柔软、无刺激的布料，以免通过患儿皮肤的刺激，导致痉挛、手足徐动等现象的出现。

六十六、如何指导家长帮助患儿采取舒适的睡眠姿势？

答：**1.** 痉挛型脑瘫患儿睡眠一般不采用仰卧姿势。由于仰卧位姿势会导致患儿运动不对称，加重肌肉痉挛，所以痉挛型脑瘫患儿以侧卧位姿势较好，这种姿势不仅令痉挛肌肉的肌张力得到改善，也有利于动作的对称。

2. 不随意运动型的患儿睡眠时紧张消失，在床上活动多，通常盖被子困难，所以可以穿长袖睡衣或在毛毯上系带子固定在床上。在患儿胸前或胸后放置枕头，毛毯上系上带子。

六十七、如何扶抱脑瘫患儿？

答：抱患儿时，要抑制其异常姿势，使患儿头，躯干尽量处于或接近正常的位置，双侧手臂不受压，避免其面部靠近家长胸前，防止患儿丧失观察周围环境的机会。

1. 痉挛型患儿应采取屈曲抱姿，对双下肢内收肌张力高的患儿应注意保持下肢的外展，也就是说双腿分开骑跨在护理者的髋部，让患儿把头枕在抱者的肩上。将患儿抱起或放回床上的方法是否恰当对是否强化或抑制异常姿势发射影响很大。抱起伸肌张力增高的患儿时先将他的头和躯干侧转，面部朝向家长，然后将他抱起，以防在被抱起过程中躯干肌张力进一步增高，将患儿放回床上时也应采取先将小儿转换成侧方悬空位，然后放下。

2. 不随意运动型患儿由于出现不随意运动，所以抱患儿时应将患儿的双手合在一起，双侧腿靠拢，关节屈曲，尽量靠近胸部，使患儿维持这一姿势后把他抱在胸前或身体的一侧。

3. 肌张力低下型。同样要使患儿头、躯干竖直，抱着用双手托住患儿的臀部，使其背部依靠在护理者胸前，以防止日后发生脊柱后凸或侧弯畸形，也有利于训练患儿的正确躯干立直姿势。

六十八、怎样指导脑瘫患儿进食？

答：饮食训练应该根据患儿具体情况而定，以便达到应有目标。脑瘫患儿进食常遇到不少困难，例如：咀嚼，吞咽困难或因头、身体等处姿势异常，上肢和手的控制障碍，眼、手、口之间协调困难等。影响进餐活动。饮食训练时，首先要处理好一些功能障碍和顺序训练。

1. 口面功能障碍的处理 治疗师将食物喂到患儿口内时，立即用手指托起小儿下颌，促使他闭嘴。治疗师可用手指在患儿口周围皮肤上进行按摩，叩击刺激，每日数次，每次 10 分钟，以增强患儿的口腔闭合能力。当食物喂入小儿口中时，若患儿不能及时吞咽，治疗师可轻轻按摩其颌下舌根部，以促进小儿吞咽动作。

2. 咬合反射的处理 当治疗师将匙中食物喂入小儿口中时，若他立即出现咬合反射，治疗师应等待他自动松口时，迅速将匙抽出，切勿在患儿牙齿紧闭情况下将匙硬性抽出，以防损伤牙齿。

3. 依靠喂食 喂食时要使患儿保持坐位或半坐位。治疗师将食物从患儿正面喂入其口中，保持其头部处于中线位置。患儿头后仰时喂食物可致异物吸入。治疗师要尽早使患儿脱离他人喂食的境地，让他学习进食动作。

4. 辅助喂食 进食训练必须进行实际操作训练。治疗师坐在患儿身旁，手把手教他进食，先握住患儿手腕，帮他将食物送入口中，逐渐减少辅助。对偏瘫患者，可教他自己用健手协助患手进餐。治疗师可将进食动作分为几个分动作，逐项训练。当他熟练掌握每个分动作时，再将它们串联成整体进行训练。有时可借助自助装置进餐。现以训练握匙进餐为例，分为握住匙勺，舀取食物，将食物送入口中，将空匙从口中取出等步骤。要让患儿掌握进餐时手臂的协调动作，如抬肩并轻度屈曲，外展；屈肘；前臂旋前；腕部稍伸屈和向桡侧或尺侧偏斜。教患儿另一手要把握盛器如固定碗和盘子。当小儿学会用匙进餐时，可教他使用筷子。先让患儿练习用筷子夹起小布条，纸团等重量轻的物品。

六十九、如何护理吞咽困难的脑瘫患儿？

答：**1.** 对于脑瘫患儿应给予一些稍硬的食物放入口内，如饼干，促进舌的搅拌功能，也可刺激患儿的上，下颌做张口、闭口咀嚼等动作，还可以在喂饭前在面部两侧咬肌处进行热敷及轻轻的手法按摩，可使咀嚼肌松弛便于进食。

2. 要训练脑瘫患儿的吞咽功能，最先要从开始训练，先由训练者做吸吮示范动作，然后患者自吸其食物，以体会吸吮感觉，反复训练增加到中等吸吮力量为止，然后上提喉部，指导患儿做吞咽动作，这样连贯起来先吸吮后提喉，形成吞咽运动，训练到不流口水为止，之后用冰块训练患儿吞咽，最后可慢慢规律性进食。

3. 选择合适的餐具，餐具要有把手，勺把要长以便于使用。

七十、传统中医中脑瘫康复疗法有哪些？

答：传统中医治疗脑瘫主要有推拿、针灸、水针、中药内服、拔罐、艾灸等疗法。

七十一、针灸治疗脑瘫的原理是什么？

答：针灸治疗脑瘫主要体现在针灸对神经系统功能的影响。主要是从外向内反映了体表经穴-脏腑之间的相关规律，穴位病理反应则是从内向外地反映了脏腑-体表经穴位之间的相关规律及其病理联系。

七十二、推拿治疗脑瘫的基本原理是什么？

答：推拿属中医外治法范畴，医生通过手法在患者体表特定的部位或穴位上做功，从而起到治疗作用，推拿治疗的基本原理不外乎是力、能、信息三方面的作用。

1. 纠正解剖位置的异常　凡关节错位、肌腱滑落等，因有关组织解剖位置异常而致的病症，均可通过外力作用加以纠正。

2. 改变有关的系统内能　通过对失调的系统内能进行适当的调整，使其恢复正常，就能起到积极的治疗作用。

3. 信息调整　通过各种刺激或各种能量传递的形式作用于体表的特定部位，产生一定的生物信息，通过信息传递系统输入到有关脏器，对失常的生物信息加以调整，从而起到对病变脏器的调整作用。

七十三、推拿治疗脑瘫的机制是什么？

答：现代医学认为推拿治疗脑瘫的作用主要表现在推拿手法刺激强弱对内脏功能的影响，从神经生理学的观点来看，缓和，轻微的连续刺激有兴奋周围神经的作用，但对中枢神经有抑制作用；急速，较重且时间较短的刺激可兴奋中枢神经，抑制周围神经。在推拿治疗中，我们常根据这一生理特性，针对不同疾病的不同病理变化，采取相应的治疗措施。

七十四、推拿疗法治疗脑瘫患儿的作用是什么？

答：**1.** 对皮肤作用：直接接触皮肤的摩擦类手法，可以清除局部衰亡的上皮，改善皮肤的呼吸，有利于汗腺和皮脂腺的分泌，并使皮肤产生一种类组胺物质，活跃皮肤的血管和神经，使皮肤的血管扩张，改善皮肤的营养，血液循环增加，从而使皮肤的温度也相应升高。

2. 推拿可调节肌肉张力和弹性，使其收缩功能和肌力增强，因而有利于肌肉耐力的增加和工作能力的提高。

3. 推拿可以使关节周围的血液和淋巴循环增强，韧带的韧性和活动性增强，从而就有可能消除关节滑液停滞，淤积及关节囊挛缩现象。

4. 推拿还可对神经系统产生兴奋和抑制作用。

七十五、推拿疗法的优点有哪些？

答：**1.** 方法简便：推拿是以医生之手接触患者皮肤来治疗疾病的，它不但节约了药物，免除药物所致的不良反应，且操作时不需特殊设备，一张床一块治疗巾即可。

2. 疗效较好：推拿疗效较好，有些甚至立竿见影。

3. 应用范围广。

七十六、艾灸治疗脑瘫的原理是什么？

答：艾灸过程中，因艾叶燃烧，其药性可通过体表穴位进入体内，渗透诸经，起到温通经脉的作用；又可通过呼吸进入机体，起到扶正祛邪，通经活络，醒脑安神的作用；对于体表的外邪还可直接杀灭，从而起到治疗皮部病变和预防疾病的作用。中医学认为艾属温性，其味芳香，善通十二经脉，具有理气血，逐寒湿，温经，止血，软化周围毛细血管的作用。由于脑瘫患儿先天禀赋不足，后天失于调养，体质虚弱，故可以通过艾灸扶正祛邪，健运脾胃，促进气血生化，改善患儿胃肠道消化吸收功能，使筋骨强健，肌肉充实，可作为小儿脑瘫的辅助治疗方法。

七十七、艾灸治疗的注意事项有哪些？

答：**1.** 灸后注意保持局部皮肤适当温度，防止受凉，影响疗效。

2. 在灸治过程中要注意防止艾灸灼伤皮肤。如有起疱时，可用乙醇消毒后用毫针将水疱挑破，再涂上甲紫。

3. 偶有身体不适者，如身热、头晕、烦躁等，可令患儿休息，饮少量温开水，或针刺合骨，后溪等穴位，可使症状迅速缓解。

4. 凡属实热症或阴虚发热，邪热内炽等证，如高热、呕吐、严重贫血、急性传染性疾病、皮肤痈疽疔疖伴有发热者，均不宜使用艾灸疗法。

5. 器质性心脏病伴心功能不全者，不宜施灸。

6. 颜面部、颈部及大血管走行的体表区域，黏膜附近，均不得施灸。

七十八、长期卧床或制动患儿的护理要点是什么？

答：**1.** 长期卧床的患儿一般指那些肢体瘫痪的患儿，对于这些患儿的护理要有持久性、要耐心、细致、周到。在他们心理上，依靠护理的细节很多，能预知其需要和愿望是做好护理的关键。

2. 帮助患儿树立战胜疾病的信心。要经常变换卧位，根据病情采取平卧、侧卧、半卧位，2 小时变换体位一次。保持床铺平整、松软、干燥、清洁。给予营养丰富易消化的食物，并发压疮或尿道感染者供给充足的水分和无机盐。经常给病儿按摩瘫痪肢体或做被动运动。每天 2 次，每次 15～20 分钟，受压点给予垫衬，预防压疮。不宜给病儿用热水袋取暖，给其洗脚，擦浴水温不可过高。保持大便通畅。因长期卧床，活动少，胃肠蠕动减弱，容易引起便秘，所以应多吃带纤维素的蔬菜，必要时可用简易通便法排便。

七十九、影响脑瘫患儿预后的因素有哪些？

答：影响脑性瘫痪预后的相关因素包括脑性瘫痪类型、运动发育延迟程度、病理反射是否存在，智力、感觉、情绪异常等相关伴随症状的程度等。

第九章　泌尿系统疾病

一、小儿泌尿系统解剖有什么特点？

答：**1. 肾脏**　小儿年龄愈小，肾脏相对愈重，新生儿两肾重量约为体重的 1/125，而成人两肾重量约为体重的 1/220。婴儿肾脏位置较低，其下极可低至髂嵴以下第 4 腰椎水平，2 岁以后始达髂嵴以上。右肾位置稍低于左肾。2 岁以内健康小儿腹部触诊时容易扪及肾脏。婴儿肾脏表面呈分叶状，至 2～4 岁时，分叶完全消失。

2. 输尿管　婴幼儿输尿管长而弯曲，管壁肌肉和弹力纤维发育不良，容易受压及扭曲而导致梗阻，易发生尿潴留而诱发感染。

3. 膀胱　婴儿膀胱位置比年长儿高，尿液充盈时，膀胱顶部常在耻骨联合之上，顶入腹腔而容易触到，随年龄增长逐渐下降至盆腔内。

4. 尿道　新生女婴尿道长仅 1cm（性成熟期 3～5cm），且外口暴露而又接近肛门，易受细菌污染。男婴尿道虽较长，但常有包茎，尿垢积聚时也易引起上行性细菌感染。

二、小儿肾脏生理功能有何特点？

答：新生儿和婴儿肾脏相对较大，但肾小球、肾小管及肾血管发育不良，直至 1 岁至 1 岁半或更晚，其主要肾功能方能接近或达到成人水平。

1. 肾小球滤过率（GFR）　新生儿出生时 GFR 平均约为 20ml/（min·1.73m^2），为成人的 1/4，早产儿更低，3～6 个月为成人的 1/2，6～12 个月为成人的 3/4，2 岁达成人水平。一方面，皮质发育不良，薄且血液供应少，尤其皮质表面的肾小球基本上无滤过功能，滤过主要靠近髓质部分的肾小球完成。另一方面，肾血管发育差，血供不足，特别入球小动脉阻力较高，使肾小球的血流量和有效滤过压降低。因此，新生儿和婴儿不能有效地排出过多的水分和溶质。

2. 肾小管的重吸收和排泄功能　新生儿及婴儿肾脏的再吸收和排泄能力均明显不足。如新生儿葡萄糖肾阈较成人低，静脉输入或大量口服葡萄糖时易出现糖尿。新生儿排钠能力较差，如输入过多钠，容易发生钠潴留和水肿。低体重儿排钠较多，如输入不足，可出现钠负平衡而致低钠血症。生后头 10 天的新生儿，钾排泄能力较差，故血钾偏高。由于排泄能力差，临床用药时应警惕一些易致肾毒性的药物蓄积，如洋地黄、链霉素、卡那霉素、青霉素等。

3. 浓缩和稀释功能　新生儿及幼婴由于髓袢短，尿素形成量少（婴儿蛋白合成代谢旺盛）以及抗利尿激素分泌不足，使浓缩尿液功能不足，在应激状态下保留水分的能力低于年长儿和成人。婴儿每由尿中排出 1mmol 溶质时需水分 1.4～2.4ml，成人仅需 0.7ml。脱水时幼婴尿渗透压最高不超过 700mmol/L，而成人可达 1400mmol/L，故入量不足时易发生脱水甚至诱发急性肾功能不全。新生儿及幼婴尿稀释功能接近成人，可将尿稀释至 40mmol/L，但因 GFR 较低，大量水负荷或输液过快时易出现水肿。故应严格计算水和电解质的补给量。

4. 调节酸碱平衡的功能　新生儿及婴幼儿易发生酸中毒，主要原因有：①肾保留 HCO_3^-能力弱，碳酸氢盐的肾阈低；②肾脏分泌 NH_3 能力低；③尿中排磷酸盐量少，故排出可滴定酸的能力受限。

三、小儿正常排尿次数和尿量是多少？

答：**1. 排尿次数**　93%新生儿在生后 24 小时内，99%在 48 小时内排尿。生后头几天内，因摄入量少，每日排尿仅 4～5 次；1 周后，因小儿新陈代谢旺盛，进水量较多而膀胱容量小，排尿突增至每日 20～25 次；1 岁时每日排尿 15～16 次，至学龄前和学龄期每日 6～7 次。

2. 尿量　小儿尿量个体差异较大。出生后最初几天每日排尿次数仅 4～5 次，与摄入量少有关；1 周后新陈代谢旺盛、进水量较多，每次排尿次数增至 20～25 次；1 岁时每次排尿 15～16 次；3

岁后减至每日 6～7 次。婴儿期每日尿量为 400～500ml；幼儿期为 500～600ml；学龄前期为 600～800ml；学龄期为 800～1400ml。正常小儿每日尿量（ml）的计算公式为：尿量（ml）=（年龄−1）×100+400ml。

四、肾脏有哪些内分泌功能？

答：肾脏除调节水、电解质平衡，维持内环境稳定外，也是体内重要的内分泌器官。它可以产生和分泌肾素、激肽释放酶、前列腺素、促红细胞生成素和 1,25-二羟维生素 D_3 等近 10 种激素和生物活性物质。在调节血压、水、电解质、红细胞生成、钙磷代谢、机体免疫及神经内分泌等生理活动中起重要作用。

五、肾素-血管紧张素-醛固酮系统的作用机制是什么？

答：95%以上的肾素在球旁器官的球旁细胞合成、储存和释放。其生理作用是将来自肝脏的血管紧张素原转变成血管紧张素Ⅰ（AⅠ），在肺等部位在转换酶作用下变成血管紧张素Ⅱ（AⅡ）。AⅡ可经血管紧张素酶 A 的作用生成 AⅢ。AⅡ和 AⅢ具有多种作用，最主要的有两种：①引起小动脉收缩使血压升高。它不仅可以直接作用于血管平滑肌使血管收缩，而且可以提高血管平滑肌对加压物质的反应性，促进交感神经和肾上腺分泌儿茶酚胺，因此它是体内最强的升压物质之一。②血管紧张素可以直接促进醛固酮的合成和分泌，促进肾小管对钠离子的重吸收，具有扩充血容量的作用。此外，它还可以减少肾血流量和肾小球滤过率；刺激抗利尿激素的分泌，促进集合管对水分的再吸收，调节水喝电解质平衡；作用于心肌膜上的钙通道，增加心率和心肌收缩力，提高心输出量；还可以促进血管内皮细胞收缩，使细胞间隙加宽，通透性增加。

六、激肽释放酶-激肽系统的作用机制是什么？

答：激肽释放酶-激肽系统在肾脏的近曲小管产生和分泌激肽释放酶，该酶可作用于激肽原生成激肽。激肽通过淋巴或肾小管而达到肾髓质乳头部的间质细胞，引起前列腺素的释放。前列腺素主要的功能是促进排钠利尿和使血管舒张，从而降低血压。肾脏病变时尿中组织激肽释放酶分泌明显减少。肾病综合征患者尿激肽排泄明显增多，可能与肾激肽释放酶活性增加有关。

七、促红细胞生成素的生理功能是什么？

答：促红细胞生成素是一种调节红细胞生成的糖蛋白，肾促红细胞生成因子作用于肝脏产生的促红细胞生成素原，生成促红细胞生成素，简称促红素。促红素作用于骨髓干细胞，促进 DNA 和 RNA 合成酶的生成，加速 DNA 合成，促进原始红细胞的分化和成熟，促进骨髓内网织红细胞释放入血，使红细胞生成增多。还可促进骨髓对铁的摄取和利用，加速血红蛋白的形成。慢性肾功能不全时，促红细胞生成素产生减少是贫血的主要原因。

八、1,25-二羟维生素 D_3 的生理功能是什么？

答：肾脏内的 1-羟化酶可以羟化 25-羟 D_3，成为具有高度活性的 1,25-二羟维生素 D_3，其主要生理作用是促进肠道对钙磷的吸收、促进骨中钙磷吸收及骨盐沉积。许多疾病可影响 1,25-二羟维生素 D_3 生成，如慢性肾脏疾病、1-羟化酶生成障碍均可使 1,25-二羟维生素 D_3 生成减少，可诱发肾性佝偻病、骨营养不良及骨质疏松症等。

九、肾脏疾病时常做的血液生化检查有哪些？有什么临床意义？

答：肾脏疾病患者，除了常规尿液检查外，还应做血液生化检查，它能够为肾脏疾病的及时诊断、鉴别诊断、治疗及判断预后等提供参考依据。目前临床常采取的有：

1. 血浆蛋白测定　包括血浆总蛋白、白蛋白与球蛋白的比例。尤其肾病综合征患者，血浆蛋白常显著降低，尤其是白蛋白降低更为明显，而球蛋白则相对增加，因此出现白蛋白与球蛋白比例倒置的现象。血浆蛋白降低的程度与蛋白尿的严重程度成正比。患急性肾炎时血浆蛋白的变化不大。

2. 血浆胆固醇测定　包括尿素氮、尿酸、肌酐、肌酸，测定血浆非蛋白氮有助于了解肾小球功能。当肾小球滤过减少时，血中非蛋白氮升高。升高的程度与病情的轻重有关，非蛋白氮增高，表示病情越严重，非蛋白氮由高而低提示病情有好转，故应及时复查。

3. 血二氧化碳结合力测定　肾小管受损时不能回吸收钠，体内碱贮备下降，继而发生酸中毒。出现酸中毒者表示病情严重，应根据酸中毒的严重程度及时予以纠正。

4. 血钠、钾、氯以及钙、磷的测定　严重型或晚期肾炎及肾病时均有电解质紊乱，尤其在尿毒症时更有必要进行检查。临床上甚至可遇到电解质紊乱未能及时纠正而造成病人死亡的情况。

十、肾穿活检术有何意义？

答：凡考虑两侧肾有弥漫性肾炎型病变的患者，如肾淀粉样病变、糖尿病性毛细血管间肾小球硬化、非典型肾盂肾炎、肾病综合征和胶原性疾病（如系统性红斑狼疮合并肾损害）等，进行肾穿活检术可进一步协助诊断和病理变化分型，为治疗方法提供依据。另外，对一些用一般方法不能确诊的肾脏疾病，而又无穿刺禁忌证者，做肾活检有助于明确诊断。

十一、做肾穿活检术的流程有哪些？

答：肾穿活检术常规以右肾穿刺进行活检，这是由于左肾附近有大血管及脾脏，穿刺引起出血的机会较多。具体步骤是：

1. 术前准备　①向家长说明肾穿活检术的目的和可能发生的并发症，取得其知情同意。②完善相关检查：B超检查肾脏大小、厚度、形态及定位；血型、血小板计数、尿常规，出、凝血时间，凝血酶原时间，血肌酐、尿素氮以及肝功能、乙肝表面抗原检查。③指导患者进行必要的体位和呼吸屏气动作训练，以及床上大小便。④术前3天肌注维生素K_1、停用抗凝药。⑤严重肾衰应于术前透析数次，纠正出凝血异常，至术前24小时停止透析。

2. 确定穿刺部位　多选右肾下级外侧缘，第12肋下2cm与正中线旁开6～8cm交角处；少数病人右肾下级高于第12肋，而左肾下级位于12肋下，此时可选择左肾下级；经B超检查定位或在B超引导下进行操作。

3. 患者取俯卧位，铺腹带，腹下垫10cm厚硬枕，以将肾顶向背侧。以定位穿刺点位中心常规消毒，术者戴手套、口罩，铺无菌孔巾或手术单。以2%利多卡因局部麻醉，而后换接长9.0cm细腰穿针作探针，垂直于皮面刺入。有B型超声条件下，则按超声所测皮肤至肾被膜深度及探头所示方向进针，然后嘱患者于深吸气或平静呼吸时屏气后继续推进，刺入肾周围脂肪囊时有落空感，再稍进当接近肾被膜时感到针尖有顶触感，且针尾随呼吸同步摆动，然后拔出针芯，注入2%利多卡因1.0ml以麻醉肾被膜。记下针刺深度，拔针。用手术刀尖扩大皮肤穿刺针眼，按探针探查深度将活检针刺入肾周脂肪囊抵近肾被膜，核实活检针随呼吸摆动后，再令患者屏气将针刺入肾内完成取材操作。在有活检B超探头条件下，先将穿刺针刺如皮下，然后固定于探头上的针槽内，再按针槽方向及探头所示深度进针至肾被膜（按所用活检针种类不同，使用方法各异）。

4. 拔针后局部压迫止血3～5分钟，以碘酒消毒，敷无菌纱布固定，捆绑腹带，卧床24小时，密切观察血压、脉搏、多饮水，每次排尿均留标本送检。

十二、肾活检术后有哪些注意事项？

答：**1.** 术后应至少平卧24小时，在此期间密切观察患儿面色、血压、脉搏、腹痛、腰痛。一般，患儿返回病房后起初每15分钟测一次血压、脉搏，共2次，随后每半小时1次，共2次，以后每2～4小时/次，一般监测12～24小时。

2. 肾活检后发生出血最常见，约占70%以上；肉眼血尿占2%～5%，经1～3天消失。应指导患儿家属留取三杯尿以观察出血情况。如肉眼血尿明显，则应延长平卧时间，直至肉眼血尿消失。

3. 术后出现腰痛占6.25%，多由肾周（被膜下、脂肪囊内）血肿所致，约1周左右消失；血块阻塞尿道可发生肾绞痛，应及时给解痉止痛剂，但极少发生。

十三、什么是急性肾小球肾炎？常见病因是什么？

答：急性肾小球肾炎简称急性肾炎，以急性肾炎综合征为主要临床表现的一组原发性肾小球肾炎。最常见的病因是 A 组 β 溶血性链球菌的某些致肾炎菌株，被称为急性链球菌感染后肾炎。而由其他感染引起的急性肾炎，称为急性非链球菌感染后肾炎。可包括葡萄球菌、肺炎链球菌和 G^- 杆菌等其他细菌，以及流感病毒、腮腺炎病毒、柯萨奇病毒 B_4 型和埃柯病毒 9 型、真菌、钩端螺旋体、立克次体和疟原虫等。

十四、急性肾小球肾炎的主要发病机制是什么？

答：细菌感染多数通过抗原-抗体免疫反应引起急性肾炎；而病毒和其他病原体则以直接侵袭肾组织而致肾炎，在尿中常能分离到致病原。

十五、急性肾小球肾炎的临床表现有哪些？

答：**1. 前驱症状** 90%病例可有咽扁桃体炎症状或皮肤感染的临床表现。

2. 典型表现 起病时可有低热、疲倦、乏力、食欲减退等一般症状。

（1）水肿：70%患儿有水肿。初为晨起水肿，以后发展为下肢或遍及全身。水肿多数为凹陷性。水肿程度与饮水量有关，一般多为轻、中度水肿。水肿同时尿量减少。水肿一般于病程 2～3 周内消退，尿量随之增多。

（2）血尿：患儿几乎都有血尿，轻者仅有镜下血尿，50%～70%患儿有肉眼血尿，呈茶褐色或烟灰水样（酸性尿），也可成洗肉水样或鲜红色（中性或弱碱性血尿）。肉眼血尿多在 1～2 周内转为镜下血尿，而镜下血尿一般持续数月，运动后或并发感染时血尿可暂时加剧。

（3）高血压：约 30%～80%患儿可有一过性轻、中度高血压，一般学龄前儿童>120mmHg/80mmHg，学龄儿童>130mmHg/90mmHg，但出现剧烈头痛、恶心、呕吐者并不多见。一般在 1～2 周内随尿量增多而恢复正常。

3. 严重表现 部分患儿在疾病早期（2 周内）可出现严重循环充血、高血压脑病、急性肾衰竭，如不早期发现及时治疗，可危及生命。

十六、急性肾炎为什么会出现高血压？

答：急性肾炎患儿中约 70%左右会发生高血压，8%左右合并高血压脑病。这是因为急性肾炎时，肾小球毛细血管痉挛及内皮细胞肿胀增生，发生肾脏缺血，使肾小球旁细胞产生较多的肾素，可激活肾素-血管紧张素-醛固酮系统，发挥相应作用。一方面有强烈的缩血管作用，使血压增高；另一方面可刺激醛固酮分泌而通过回吸收钠和扩张血容量使血压上升。此外，变态反应引起的全身小动脉痉挛，以及水钠潴留和血容量增加，也是急性肾炎时导致血压增高的原因。

十七、急性肾炎伴高血压患儿应如何进行健康指导？

答：**1. 活动与休息** ①急性期必须卧床休息 1～2 周，以达到降低新陈代谢、减轻心脏负担和改善肾血流量以预防病情加重的目的。若循环负荷较重、头痛，血压>160 mmHg /110mmHg，则应绝对卧床休息以防急性心力衰竭和高血压脑病。②保持环境安静，减少探视，尽量不让患儿哭闹，保证充分的休息和睡眠。卧床期间加强皮肤护理，2 小时翻身 1 次，避免拖、拉、拽等动作并协助生活护理。③待患儿水肿消退，血压下降，肉眼血尿消失后，可在室内适当活动，也可户外散步。

2. 饮食指导 嘱家长给患儿进低盐饮食（每日 1～2g），严重高血压或水肿者进无盐饮食。长期限盐可影响食欲，出现乏力、精神不振，可予静脉或口补钠防止低钠综合征。患儿均给高热量，含适量脂肪的无盐或低盐饮食，同时指导家长多给患儿进食蔬菜、水果、牛奶、豆制品等，防止低钠综合征发生。

3. 病情观察 ①注意尿量、体重、腹围、出入量等评估。②准确测量患儿血压，观察患儿血压有无持续上升，有无头痛、眼花、恶心、呕吐、一过性失明、惊厥等症状。

十八、急性肾炎为什么容易合并心力衰竭？

答：心力衰竭是急性肾炎较常见和最凶险的并发症，发生率占急性肾炎住院患儿的15%左右，急性肾炎出现轻重不同心肌损害的则高至70%以上，其产生原因为：①心肌小血管痉挛及血管周围炎性浸润，使心肌受损或出现心肌水肿。②体内水钠潴留，尿少，浮肿，血容量增加而加重心脏负担。③电解质代谢异常，可因醛固酮或11-去氧皮质酮类激素的增加，而加重水及钠的潴留。④高血压，使左心负担加重。

十九、为什么说肾炎病程的第一周是治疗的关键期？

答：急性肾炎的症状如血尿、蛋白尿在病程的第一周就很明显，浮肿、尿少、高血压也多在病程的第一周发生，而特别应引起重视的是急性肾炎的严重并发症，如心力衰竭、高血压脑病、尿毒症，均多出现在疾病的第一周，因此急性肾炎不仅要早期诊断，病程的第一周在处理上也尤为重要。只要处理得当，尽管早期症状很严重，病程也不一定很长，肾功能恢复可不受影响。相反，忽视了这个问题或处理不当，尽管病程初期症状有时似乎轻微缓和，但病程经过也可以起伏不定，病势迁延，影响结局，故对此应有足够的认识。

二十、为何急性肾炎患儿浮肿呈非凹陷性？

答：急性肾炎的浮肿是由于：①肾小球毛细血管痉挛及内皮细胞肿胀增生，使肾小球血流量减少，滤过作用降低，而肾小管的重吸收功能仍基本正常，以致尿量减少，水钠潴留，而引起水肿。②因肾缺血，使肾小球旁细胞分泌较多的肾素，血压增高，通过“肾素-血管紧张素-醛固酮系统”，使水钠潴留。③急性肾炎是全身性感染免疫性疾病，病理改变不局限于肾脏，全身毛细血管均受非化脓性免疫性反应的损害，使血管壁通透性增高，血浆中的成分渗入组织间隙。急性肾炎时浮肿液形成较快，加之含蛋白质较多，所以浮肿较实，轻压皮肤不凹陷，属非凹陷性水肿。

二十一、为何慢性肾炎及肾病综合征浮肿呈凹陷性？

答：慢性肾炎及肾病综合征的浮肿，主要是由于肾小球滤过膜（肾小球微血管基膜）通透性增高以后，大量蛋白质（主要是白蛋白）漏出，随尿排出，加之病儿食欲减退，消化吸收不良，血浆蛋白降低，白蛋白低于30g/L时，血浆胶体渗透压明显降低，水分自血管内渗入组织间隙形成水肿。由于血容量减少，使肾小球率过量下降，反射性地使肾上腺皮质分泌较多的醛固酮，肾小管排钾保钠作用增强，水钠潴留。此外，血容量减少也可刺激脑垂体后叶释放抗利尿激素，使尿量减少，增加水的潴留。这类浮肿较明显，由于组织液中蛋白质含量很少，所以为可凹陷性水肿。

二十二、急性肾炎为什么会出现血尿、蛋白尿及管型尿？尿变化与预后有何关系？

答：急性肾炎时，尿的变化不仅是临床诊断的重要依据，而且往往可以用来估计病变的程度和疾病的转归。

1. 血尿　肾小球炎症时，肾小球毛细血管基底膜变形，通透性增高，使红细胞进入了肾小球囊腔，从而引起血尿。血尿的程度与病情严重性或并发症的轻重关系不大，死于心力衰竭或高血压脑病者，血尿不一定明显，而血尿的好转或消失则提示病情的好转。血尿一般1～3个月内逐渐消失，少数病例持续半年甚至更久。

2. 管型尿　尿蛋白在远端肾小管内凝固而成管型。尿蛋白与血细胞、上皮细胞碎片凝固在一起的为颗粒管型；与尿中的红细胞在一起的为红细胞管型；与白细胞凝固在一起的为白细胞管型；与上皮细胞凝固在一起的为上皮细胞管型；没有细胞或细胞碎片的为透明管型。

3. 尿蛋白　6～8周或更短时间内即可消失，微量尿蛋白可持续半年之久，但仍不妨碍最后痊愈。

尿量是观察肾功能的主要指标之一，尿量的多少与病情关系密切，少尿时往往浮肿可加重，高血压、心力衰竭、氮质血症也容易发生，当尿量恢复时，其并发症可相应缓解或消失。

二十三、急性肾炎是否症状消失，尿常规恢复正常，就意味痊愈？预后如何？

答：**1.** 急性肾炎症状的消退往往很快，一般在疾病的第 2 周就可以全部消退。待尿常规恢复正常（一般 6～8 周后），可以作为痊愈的第一步，但仍不能认为已告痊愈。血沉约 2～3 个月恢复正常。12 小时尿液定量计数（Addis）大多 3～6 个月后转为正常。若血沉持续快速，说明病情仍未好转。

2. 治愈的指标为体格检查正常，肾功能良好，在半年内持续检查尿常规正常，12 小时尿液定量计数正常，血沉正常。如血沉在发病 3～6 个月后，长期稽留在高水平，但这类患儿仍有完全恢复，尿比重偏低，往往表示有可能倾向慢性。一般来说，儿童时期的急性肾炎大多在 6 个月内痊愈。少数经过 6～12 个月以上，如临床症状、体征、实验室检查未完全恢复正常，则为迁延，但这类患儿仍有完全恢复的可能，仅极少数可转为慢性。如肾炎临床表现和实验室检查所在一年后持续存在，且有肾功能改变，则为慢性。儿童的急性肾炎转为慢性者不超过 2%。

二十四、急性肾小球肾炎患儿活动方面应注意哪些问题？

答：本病是一种自限性疾病，应强调休息的重要性。一般起病 2 周内应卧床休息，待水肿消退、血压降至正常，肉眼血尿消失后，可下床轻微活动或户外散步；1～2 个月内活动量宜加限制；3 个月内避免剧烈活动；尿红细胞减少、血沉正常可上学，但需避免体育活动；Addis 计数正常后恢复正常生活。

二十五、急性肾小球肾炎患儿如何做好饮食指导？肾炎忌盐忌到什么时候？

答：少尿、水肿时限制钠盐摄入，一般给低盐饮食，每日食盐量 1～2g，严重病例钠盐限制在 60～120mg/（kg·d）；有氮质血症时还应限制蛋白质的入量，可给优质蛋白 0.5g/（kg·d）。在尿量增加、水肿消退、血压正常后，可恢复正常饮食，以保证小儿生长发育的需要。如浮肿严重、高血压显著、尿量明显减少，或有心脏受累者，除忌盐外，应根据病情限制蛋白质和液体入量，饮食以糖类及脂肪为主。

二十六、是否尿蛋白越多肾炎越严重？

答：蛋白尿是诊断肾炎的重要依据，也是评定肾炎治疗效果的重要指标之一。要回答这个问题，需要全面了解蛋白尿在肾炎诊断上的价值，这就要弄清以下三个问题：

1. 首先应该指出，正常人尿中是有蛋白质的，只是一般方法检查不出来。正常人每天尿中排出的蛋白质一般为 40～80mg，上限为 150mg，称为生理性蛋白尿。由于量少，常规化验检测为阴性，超过 150mg/d，即属于病理性蛋白尿。因此，可把 150mg 作为正常与病理的临界数。通常临床所说蛋白尿，即指病理性蛋白尿。

2. 有的肾炎患者尿中无蛋白，镜检只有血尿和管型，叫作“无蛋白尿性肾炎”。还应指出：尿蛋白的“量”与肾炎的病理变化并不完全成正比。即尿蛋白量虽多，并不一定反应肾炎严重，而尿蛋白的“质”则与病变程度有关。所谓尿蛋白的质，指的是尿蛋白中各种蛋白质成分的比例是以小分子的清蛋白为主，还是混有各种大分子的球蛋白。根据尿中清蛋白与各种球蛋白比值大小的不同，可做尿蛋白选择性的测定，用选择性大小来表示。即高度选择性、一般选择性、低度选择性和无选择性。前者尿蛋白主要是小分子的清蛋白，示病变较轻，后三者随病变程度的不同，球蛋白比值逐步有所增加。因此，尿蛋白选择性的测定和分析，有助于对病变程度的了解。肾移植后，如其选择性低，可作为了解发生急性排斥的指标。

3. 对肾炎以外的其他原因引起的尿蛋白要加以区别，如体位性蛋白尿、行军性蛋白尿以及急性传染病高热引起的蛋白尿等。

总之，尿蛋白只是诊断肾炎的一个指标，并不能说明肾炎的严重程度，更不能作为肾功能好坏的判断标准。因此，必须结合临床症状和其他肾功能检查进行全面分析才能做出正确判断。

二十七、什么是肾病综合征？主要临床特点是哪些？

答：简称肾病，是多种病因所致肾小球基底膜通透性增高，导致血浆内大量蛋白从尿中丢失的临床综合征的一种免疫性疾病。临床主要表现为大量蛋白尿、低蛋白血症、高胆固醇血症及不同程度的水肿。其中前两者为诊断的必备条件。

二十八、肾病综合征分为哪几类？

答：根据病因可分为原发性、继发性和先天性 3 种。原发性肾病病因不明，按其临床表现又分为单纯性肾病和肾炎性肾病 2 型，其中以单纯性肾病多见。继发性肾病是指在诊断明确的原发病基础上出现肾病表现，多见于过敏性紫癜，系统性红斑狼疮和乙型肝炎病毒相关性肾炎等疾病。先天性肾病我国少见，多见于新生儿或生后 6 个月内起病。小儿时期绝大多数为原发性肾病。

二十九、原发性肾病综合征的病因有哪些？

答：原发性肾病综合征即其病因起源于肾脏本身者。可分为两种：

1. 原发性肾小球肾病（简称肾病）　见于 3～8 岁小儿，常于 2～3 岁起病，占小儿期肾病综合征的 85%～90%。其病变部位在肾小球的上皮细胞，主要是上皮细胞的足突发生轻微融合，故属于轻微病变型变化。这种肾病用肾上腺皮质激素治疗时有效，且有自愈倾向。

2. 肾炎性肾病综合征　肾病综合征起源于急性肾小球肾炎或慢性肾小球肾炎（慢性肾炎肾病型，除具有免疫障碍外又有炎症性的病理改变。其病理特征常为膜型、增殖性、混合型或硬化型，小部分属于轻微病变型）。由于病因及机体反应性不同而有不同的病理和临床表现。

三十、继发性肾病综合征的病因有哪些？

答：继发性肾病综合征是由于其他原因累及肾脏所引起的肾病综合征。其发生的原因多而复杂，可归纳为以下几个方面：

1. 免疫性疾病　全身性播散性红斑狼疮及过敏性紫癜易导致肾病综合征，其发病率在继发性肾病综合征中占首位。其他可有结节性动脉周围炎、皮肌炎、全身性硬皮病、多形性红斑等。其在肾脏中的病变类型及轻重主要决定于原发性疾病，如紫癜性肾炎所致者，大部分预后较好，而全身性播散性红斑狼疮所致者，常可发展为慢性肾功能衰竭而致死。

2. 感染性疾病　①细菌感染：如细菌性心内膜炎、伤寒、斑疹伤寒、金黄色葡萄球菌败血症、骨髓炎、脓皮病、结核或麻风等。②病毒：如水痘或带状疱疹等。特别是乙型肝炎的表面抗原与小儿肾炎有密切关系。③寄生虫：如疟疾等。

3. 毒物和毒素　杀虫类药，蛇毒，以及药物类青霉胺、丙磺舒、三甲双酮等均能使肾脏中毒导致肾病综合征。

4. 过敏　如血清病、脊髓灰质炎疫苗、药物、花粉、甚至灰尘等均可使肾致敏。

5. 全身性疾病　如糖尿病性肾小球毛细血管间硬化症、肾硬化、肾淀粉样变性、黏液性水肿、巨球蛋白血症等。

6. 机械性因素　如肾静脉血栓形成、肾动脉下载、下腔静脉阻塞、充血性心力衰竭、慢性缩窄性心包炎、妊娠性肾病等。

7. 肿瘤　如多发性骨髓瘤、淋巴肉瘤、何杰金石瘤、肾癌、淋巴细胞白血病等。

8. 家族性遗传性因素　如家族性肾病、遗传性肾炎和球形红细胞性贫血等。

三十一、肾病综合征出现“三高一低”的原因是什么？

答：“三高一低”是指高度蛋白尿、高度浮肿、高血胆固醇、低蛋白血症，是肾病综合征的临床特征，出现的原因如下：

1. 高度蛋白尿　肾小球滤过膜的上皮细胞足突肿大、融合及内皮细胞肿胀，基膜变性增厚并出现漏孔，使其对蛋白质的通透性增高，部分血浆蛋白质滤出，故尿中出现大量蛋白。此外，也有人认为尚与肾小管对蛋白质再吸收能力减退、病变的肾小管能分泌出一些蛋白质、血清内蛋白质形状发生变化后较容易通过滤过膜等因素有关。

2. 低蛋白血症 尿中蛋白质的丧失，加之胃肠道也可发生水肿，使食欲减退，消化吸收不良，蛋白质摄入不足，以及体内白蛋白与γ球蛋白分解代谢增强，均造成血浆蛋白减少。

3. 高度浮肿 ①血浆蛋白减少，使血浆胶体渗透压降低，水分渗入组织间隙形成水肿。②血容量的减少不仅使肾小球滤过率下降，促使浮肿，而且通过容量感受器，可发射性地引起肾上腺皮质分泌较多的醛固酮，醛固酮可促进肾小管排钾保钠，钠的潴留又加重了水肿。③垂体后叶产生的抗利尿激素增加。④肾小管的酶活力受干扰，过多的重吸收水与钠，排氢与钾。⑤全身毛细血管对水与蛋白质的通透性增高。

4. 高血胆固醇 除胆固醇增高外，其他脂质如甘油三酯、磷脂等亦可增高。高血胆固醇发生的原因至今尚未完全阐明，一般多认为与蛋白质代谢异常有关。胆固醇是与血浆蛋白结合形成脂蛋白的形式存在，由于血浆蛋白减少，因此，血中游离胆固醇增高。

三十二、肾病综合征容易引起哪些并发症？

答：肾病综合征时可以引起多种并发症。有并发症存在时不但影响疗效，加重病情，甚至直接危害患儿生命。可包括：

1. 并发感染性疾患 肾病综合征患儿有低蛋白血症和全身显著的水肿，因而机体的抵抗力明显降低，故易罹患肺炎双球菌和溶血性链球菌等感染，感染后常使病情恶化，并发症可有原发性腹膜炎、肺炎、急性丹毒、尿路感染、败血症等。

2. 电解质紊乱 以低血钠最为常见。长期忌盐、食欲减退、恶心、呕吐和腹泻等可使血钠降低，尤其是长期大量的应用利尿药往往加剧低钠血症。病人表现为疲乏无力、表情淡漠、食欲进一步减退、恶心和呕吐加重等。应注意在水肿加重时往往可被误认为是利尿剂用量不足，因而继续给以利尿，甚至可造成严重的后果。

3. 一过性高血压及氮质血症 这是由于暂时性有效循环量减少，使肾小球滤过降低所致。因而这种血压偏高、血中非蛋白氮上升等表现，一旦发生利尿即可迅速消失，故不需要处理。

4. 大量肾上腺皮质激素治疗所产生的副作用

5. 低血容量

6. 血液高凝

三十三、为什么肾病综合征患者常易并发低钠血症？

答：肾病综合征患者并发低钠血症（血钠＜120mg/L）的原因很多，如：

1. 长期忌盐。

2. 用双氢克尿噻大量利尿而造成失钠、失钾。

3. 食欲减退、呕吐、腹泻。

4. 停用肾上腺皮质激素后引起继发性肾上腺皮质功能低下。

5. 在失钠情况下又输入大量非电解质溶液等都可以引起缺钠性低钠血症，但由于抗利尿激素的分泌增多，使大量水分被重吸收后所导致的稀释性低钠血症是引起低钠血症更为重要的原因。可见，肾病综合征时可以同时存在缺钠性低钠血症和稀释性低钠血症两种情况。此时，由于水过多而使血浆稀释，血清钠也明显的降低，严重者血清钠可低至 115mg/L。通常血清钠降低的速度比血清钠降低的绝对值更为重要，因为血清钠降低的速度快，症状发生的亦快，如由于急性水中毒使血钠降到 120mg/L 时，即可发生惊厥。血浆碳酸氢根可以显著下降，并使病人通气过甚，因而可造成继发的急性呼吸性碱中毒，应引起重视。但逐渐发生的低血钠，且以稀释性低血钠为主时，虽然血钠降到 115mg/L，而临床症状却不十分明显。

三十四、怎样纠正肾病综合征所并发的低钠血症？

答：**1. 稀释性低钠血症** 应严格限制液体入量。如果没有明显的临床症状，则不用补充钠盐，只要形成水的负平衡和降低体重后即可自然恢复。

2. 由于肾病综合征往往是稀释性低钠血症与缺钠性低钠血症同时存在，故病人表现有衰弱、无力、恶心、呕吐、食欲减退、腱反射减弱或消失、呈明显的指凹陷性水肿等。在急性水中毒时，可有昏迷和晕厥。此时应补充钠盐。

三十五、为什么肾病综合征伴有严重水肿时用肾上腺皮质激素治疗有效？

答：引起肾病综合征水肿的首要原因是由于低蛋白血症所致的血浆胶体渗透压降低，因而使水分外渗造成水肿；引起严重水肿的主要原因却是在于血管内有效循环量降低、肾素-醛固酮-抗利尿激素系统的参与而使大量水、钠潴留之故。因此，必须设法抑制醛固酮和抗利尿激素的分泌，进而切断其恶性循环，才能达到消肿的目的。为此，临床上常用肾上腺皮质激素如泼尼松、泼尼松龙等药物来治疗肾病综合征（如原发性肾小球肾病、轻微病变性肾炎肾病），并取得了良好的治疗效果。肾上腺皮质激素具有以下几种作用：

1. 降低机体的变态反应，改善肾小球基底膜的通透性。

2. 利尿作用：①抑制抗利尿激素的分泌，其作用是通过：抑制下丘脑，使垂体后叶（神经垂体）分泌抗利尿激素减少；直接作用于肾小管上皮细胞，对抗抗利尿激素的作用。②抑制醛固酮的分泌，其作用是通过：抑制下丘脑，使脑垂体前叶（腺垂体）分泌肾上腺素皮质激素减少，间接地使醛固酮分泌减少；抑制肾上腺皮质，使醛固酮分泌减少；激素可直接作用于远端肾小管上皮细胞，对抗醛固酮。当激素发生利尿效应时，则利水作用大于利钠作用，因而对纠正稀释性低钠血症有良好的效果。其结果必将进一步使醛固酮分泌减少，因而切断了恶性循环，可大大的减轻水肿程度。

3. 对肾脏的直接作用：激素有增加肾小球滤过率、减少肾小管对水的重吸收，改善肾小管上皮细胞的代谢作用，从而恢复和加强利尿药的效力。

4. 增加食欲：用激素后可明显的增加食欲，因而可使摄入的蛋白增多，肝脏合成蛋白也增加，致使血浆蛋白逐渐升高，这样就起到了阻断恶性循环的重要作用。

三十六、肾病综合征激素治疗可产生哪些副作用？

答：使用肾上腺皮质激素治疗肾病综合征，在产生良好治疗效果的同时，也会带来种种副作用。副作用出现的多少和程度，不仅与激素种类、用药量及用药持续时间有关，而且也有个体差异。据统计，用药持续 7~30 天者，约 30%出现副作用；用药持续 30～60 天者，80%～90%出现副作用；用药持续 60 天以上者，几乎都出现副作用。常见的有：

1. 类皮质醇增多症 满月脸，向心性肥胖，皮肤有紫纹，色素沉着，痤疮，多毛等。

2. 糖代谢紊乱 血糖增高，尿糖出现。

3. 脂类代谢紊乱 脂肪异常分布及堆积（向心性肥胖），血脂增高，脂肪肝等。

4. 蛋白质代谢紊乱 抑制蛋白质合成，促进蛋白质分解，长期使用可致肌力减退，易疲乏，血管易破损，创伤愈合不良等，因此治疗期间，应给予高蛋白饮食和苯丙酸诺龙等促进蛋白合成的激素。治疗中如出现尿毒症时，应尽可能撤药。

5. 影响生长发育

6. 骨与关节 骨质疏松，自发性骨折，韧带松弛等。

7. 消化系统 食欲改变，胃肠溃疡，肠出血和穿孔，胰腺炎等。

8. 中枢神经系统 失眠，兴奋，个性改变，假性脑瘤，血压上升等。

9. 电解质紊乱 水、钠潴留，低血钾，浮肿等。

10. 诱发和加重感染 包括细菌、真菌、病毒及原虫感染等。治疗中要当心继发感染。感染不仅使肾病综合征病情恶化，而且激素可能掩盖感染的症状而延误诊断，以致发生休克等严重情况。一旦疑有细菌感染，应及时应用抗菌药物，但激素可使白细胞数和嗜中性粒细胞增多，要加以区别，不要误以为有细菌感染。此外，治疗中应避免接触水痘病人。

11. 肾上腺皮质功能不全 长期应用激素的病例，在减撤激素时应注意“皮质类固醇撤停综合征”的发生，八味地黄汤可防治或减轻这类症状。其他：如眼压增高，激素过敏反应等。

三十七、临床应用激素治疗肾病综合征有哪些注意事项？

答：**1.** 使用激素指征明确。

2. 如激素治疗不满意，应仔细检查有无感染病灶存在，如不控制感染病灶则疗效不佳。

3. 激素治疗不敏感的病例，没有必要再长期大量单独应用，可与中药、免疫抑制剂等联合应用。

4. 同时应用免疫抑制剂时，皮质激素升高白细胞的作用可能掩盖免疫抑制剂对骨髓的抑制作用，应予注意。

三十八、判断肾病综合征的治愈和缓解的标准是什么？

答：肾病综合征痊愈是指停药 3 年后仍然完全缓解者。肾病综合征缓解分近期（治疗后 6 个月内）及远期（治疗后 2 年以上）缓解两种。

1. 近期缓解 包括：①完全缓解：如水肿消退；尿常规正常；血胆固醇＜200mg/L；肾功能正常。②基本缓解：如水肿消退；尿常规接近正常（尿蛋白阴性，偶可呈+）；24 小时尿蛋白定量＜1.0g；血胆固醇＜300mg/L；肾功能正常或基本正常。③部分缓解：如水肿消退；临床表现与实验室检验中一项或多项指标改善，但未得到基本缓解的指标；肾功能可有改善，但仍不正常。④无效：临床症状及实验室检查在治疗前后均无变化。⑤恶化：激素等治疗后，肾功能反有明显减退，甚至发生尿毒症。

2. 远期疗效 如在 2 年以上未复发者为远期缓解。在 2 年后复发，但经过治疗仍可达到完全缓解、基本缓解和部分缓解者亦成为远期缓解（其评定指标与近期缓解者相同）。

临床上常可出现以下几种情况：近期疗效完全缓解，1～2 年后很快复发；近期疗效未能达到完全缓解，但 2 年后能够达到完全缓解；个别病人可在痊愈 10 年后又有复发。因此，可说明痊愈的标准并不是绝对的。

三十九、护理上如何做好肾病患儿及家属的感染预防工作？

答：**1.** 首先向患儿及家属解释预防感染的重要性，肾病患儿由于免疫力低下易发生继发感染，而感染又可导致病情加重或复发，严重感染甚至可危及患儿生命。

2. 肾病患儿避免与感染性疾病患儿在同病室，病房每日进行消毒，减少探视人数。

3. 加强皮肤护理。由于高低压是高度水肿皮肤张力增加，循环不良，加之营养不良及使用激素等，皮肤容易受损及继发感染，应注意保持皮肤清洁、干燥，及时更换内衣；保持床铺清洁，被褥松软，经常翻身；水肿严重时，臀部和四肢等受压部位垫棉圈，或用气垫床；水肿的阴囊可有吊带托起。

4. 严重水肿者应尽量避免肌肉注射，以防药液外渗，导致局部潮湿、糜烂或感染。

四十、肾病综合征患儿常伴随哪些心理问题？

答：由于治疗的长期性、疾病的不断反复，长期服用激素所带来的痛苦和外观的改变，抵抗力低下所致的感染与耐药，疾病所致的活动受限与休学等易引起患儿的心理问题，尤其以多次住院和年龄较大的患儿心理问题较多。主要为以下几个方面：

1. 情绪障碍 由于口服激素带来的外观改变，保护性隔离所致的活动受限与不快，治疗带来的痛苦等，导致患儿容易出现紧张、易激惹、悲观感等情绪不稳定，进而导致其个性发生变化。这类患儿往往伴有内向、不稳定、精神质、敏感多疑、性格孤僻等个性倾向。

2. 行为异常 肾病综合征患儿存在较严重的行为异常，其病程越长往往越明显，而与目前病情严重程度则关系不大。主要表现为注意力不集中、活动过度、攻击行为、自我为中心、依赖性强、强迫行为、社会退缩等。

3. 社交障碍 由于父母的过分保护、水肿及长期口服激素带来的外观改变所导致的自卑，限制了患儿的独立性，使得患儿对父母过分依赖，产生胆小、社交退缩等行为。

四十一、如何做好肾病综合征患儿的心理护理？

答：**1.** 要求护理人员掌握科学的心理学知识，能够采用观察法、晤谈法、心理测试及心理生理等心理评估方法，及时发现患儿的心理问题，以便采取针对性措施。

2. 实施心理干预：应认识到良好的社会支持的重要性，采用认知干预等方法，进行以家庭为中心及其整个家庭系统的健康教育，主要包括疾病管理、患儿行为矫正、父母情绪管理、优化家庭环境和父母教养方式等，创造和谐的家庭氛围，有效地预防和减少患儿心理问题的发生。

四十二、什么是过敏性紫癜性肾炎？

答：过敏性紫癜性肾炎是过敏性紫癜的一种并发症，是与免疫有关的全身性小血管炎的一部分。发病年龄以5～10岁为多，发病前1～4周可有猩红热、扁桃体炎、脓疱疮等链球菌感染病史；亦可有病毒或其他微生物感染史。临床主要表现为皮肤紫癜、腹痛、关节肿痛、血尿及肾炎表现。

四十三、慢性肾脏疾病为什么容易引起贫血？

答：①长期血尿而失血。②长期的蛋白尿，使大量血浆蛋白丧失，以致生成红细胞的原料不足。③肾功能损害，氮质代谢产物潴留体内，引起红细胞寿命缩短、铁代谢障碍、出血倾向等，并抑制骨髓造血功能。④肾脏主要有两个因子与造血有关，即肾脏造血因子与红细胞生成抑制因子。在慢性肾脏疾患时，常因肾脏组织萎缩，引起肾脏造血因子减少或缺乏，而红细胞生成抑制因子增加或淤积，结果体内造血因子恒定性被破坏，引起贫血。

四十四、急性肾功能衰竭的原因有哪些？

答：通常引起急性肾功能衰竭的原因分为三类：肾前性、肾性和肾后性。

1. 肾前性　任何原因引起的有效循环量不足、低血压均可使肾小球滤过率减少而导致肾功能衰竭，是儿科临床上最常见的急性肾功能衰竭的原因。可见于脱水、失血、休克、烧伤、低蛋白血症、糖尿病酸中毒、心力衰竭等。此种肾衰为功能性，是肾脏对血流量不足的一种生理反应，如能及时改善循环、增加肾血流量，肾功能可迅速恢复，但如长时间得不到纠正，也可造成肾脏损害，成为不可恢复的肾性肾功能衰竭。

2. 肾性　为真性肾功能衰竭，多由血容量不足、严重肾缺血或肾毒性物质导致肾实质损害，而发生急性肾衰竭。常见于：血管运动性肾病、肾小球疾病、肾血管疾病、急性间质性肾炎。

3. 肾后性　任何原因所致的由肾盏以下泌尿系的急性尿路梗阻，均可引起肾后性急性肾功能衰竭。常见于结石、感染、畸形、外伤及畸形等。

四十五、急性肾功能衰竭少尿期为何容易出现高钾血症？处理原则是什么？

答：**1.** 肾脏是调节钾平衡的主要器官，肾功能衰竭时，这一功能被破坏，在少尿期要注意可能出现的高钾血症，这是因为：①少尿或无尿时，钾排出受阻。②急性肾功能衰竭时，细胞代谢障碍，钾的主动运输功能受到破坏，而由细胞内向细胞外弥散。此外，疾病使分解代谢加强，组织蛋白和肝糖元的分解，组织细胞的损伤，以及酸中毒，均可促使钾向细胞外转移。③摄入钾过多或输库存较久的血液。

2. 急性肾功能衰竭高血钾症最有效的处理方法是：①限制水量，使中心静脉压维持在6～10cmH_2O。②血液透析。③静脉缓慢注射钙。

四十六、为什么小儿急性肾功能衰竭时多采用腹膜透析法来治疗？

答：急性肾功能衰竭尿闭超过三日以上时，应考虑做腹膜透析、结肠透析或人工肾等来进行治疗。小儿期较多采用腹膜透析法。由于腹膜是体内最大的浆膜，小儿腹膜总面积约为1.2m^2，与两侧肾脏过滤总面积（1.5m^2）相差不多。因此，利用腹膜进行透析，足以代替失去功能的肾脏。腹膜透析的原理是：由于腹膜是一种半透膜，它能使膜两侧溶液内的晶体由高浓度向低浓度渗透，直至达到两侧浓度呈动态平衡为止。所以在急性肾功能衰竭时，通过腹膜透析可以把贮留在血液中的某些代谢产物（非蛋白氮）及电解质（钾）等渗向透析液；反之，透析液中的某些物质（葡萄糖、钠、钙等）则向血液渗入。透析液经常更换便可代替功能衰竭的肾脏，达到降低血 NPN 及降低血钾的目的。

四十七、尿路感染的定义是什么？

答：尿路感染是指细菌或其他致病微生物直接侵袭肾盏、肾盂、输尿管、膀胱和尿道致使局部发生炎症，由于小儿常不易确定部位，故统称为尿路感染。

四十八、小儿尿路感染常见致病菌是什么？

答：小儿尿路感染可由多种细菌引起，以大肠杆菌最常见，占 80%～90%，其次为产气杆菌、变形杆菌、副大肠杆菌、金黄色葡萄球菌、铜绿假单胞菌或溶血性链球菌等。也可由病毒所致。

四十九、小儿尿路感染常见感染途径有哪些？

答：**1. 上行感染**　是尿路感染的主要途径，尤其女孩。小儿时期外阴或尿道口容易被污染。

2. 血行感染　小儿时期血行感染途径较成人更为重要，常发生于上呼吸道感染、脓皮病、肺炎、败血症等过程中，多见于新生儿及小婴儿，这与免疫功能低下，对细菌感染易于扩散有关。

3. 淋巴感染　肠道与肾脏之间有淋巴管相通，肠道感染有时可引起泌尿系感染。有报道新生儿气管炎经淋巴管通路也可致尿路感染。

4. 直接感染　由尿路的邻近器官或组织的感染直接蔓延而成，如腹膜炎、阑尾炎等。

5. 外来诱因　脑虫感染、肾结石、留置导尿管、过度憋尿使膀胱长时间过分充盈及顽固便秘等均可诱发尿路感染。

6. 先天性尿路畸形或尿路梗阻常可诱发尿路感染并使感染迁延不愈。

五十、小儿尿路感染有哪些临床特点？

答：**1.** 小儿泌尿系感染可累及尿道、膀胱、肾盂及肾实质，感染易于扩散，局限于泌尿系统某一部位者较少，且临床上难以定位。

2. 小儿急性泌尿系感染的临床表现与成人不同，全身症状多急剧而严重，而泌尿道症状常不明显，不同年龄组其临床表现可有较大差异。

（1）新生儿时期：表现极不典型，主要症状是生长发育、体重不增、食欲减退、呕吐、腹泻，半数患儿有发热或体温不升，约 1/3 患儿有中枢神经系统症状如烦躁、抽搐、嗜睡、昏迷等。

（2）婴幼儿时期：婴儿期发病率高，约占小儿泌尿系感染的 40%。临床特点是全身中毒症状严重，而尿路局部症状轻微或缺如，患儿突然高热伴有食欲不振、呕吐、腹泻、腹痛、腹胀等消化道症状。也可有精神萎靡甚至惊厥等神经症状。局部刺激症状不明显，可有排尿时哭闹，夜间遗尿等。

（3）年长儿时期临床症状与成人近似，可表现为尿路刺激征。

3. 慢性泌尿系感染：小儿时期先天性泌尿系畸形及膀胱输尿管尿液反流现象较多见。常可引起尿路反复感染，如不及时诊治，预后严重。

五十一、小儿尿路感染的治疗原则是什么？

答：积极控制感染，防止复发、去除诱因、矫正先天性或后天性尿路异常、防止肾功能损害。其中最重要的是应尽早确定病原菌及其对各种抗菌药物的敏感性，采用适当的抗菌药物及给予足够的疗程彻底消灭病原菌，特别应注意除外持续的无症状性菌尿，细菌学的随访至少应持续 2 年。急性尿路感染治疗疗程不应短于 10～14 天。

五十二、病毒感染可以引起哪些泌尿系统疾患？

答：病毒感染引起的泌尿系统疾患较常见的有病毒性肾炎、乙型肝炎相关性肾炎、流行性出血热、泌尿道感染等。

五十三、什么叫肺出血-肾炎综合征？

答：肺出血-肾炎综合征是一种自身免疫性疾病，属于抗肾小球基底膜抗体性肾炎。临床特点为反复肺出血并严重的肾小球肾炎。各年龄组均可发病，以青年男性多见，男性明显多于女性，为（3～10）：1。

五十四、肺出血-肾炎综合征的典型临床表现有哪些？

答：**1. 肺症状** 咳嗽、咯血常为首发症状，咯血量不等，一般呈间歇性发作。严重时有大量的甚至致命的肺出血。在咯血期间，常伴有气急、胸痛、全身不适等。咯血前后病人极度疲乏、软弱及呻吟。少数病人始终无咯血。

2. 肾症状 多数患者隐袭起病。一般先有呼吸道症状，数周至数月后才出现肾炎症状，但也有少数患者肾炎症状显著优于肺部病变。一旦出现肾炎症状后，多数患者病情迅速恶化，最终死于尿毒症。

3. 其他症状 除上述症状外，常有发热、头痛、咽痛、多汗、厌食、呕吐、贫血，衰竭，消瘦、心动过速、发绀及眼底异常等症状。

五十五、什么是 IgA 肾病？

答：IgA 肾病是由于感染及免疫功能紊乱使肾组织系膜区有较多的 IgA 沉积及少量的 IgG、C_3 沉积所致一种肾小球疾病。任何年龄均可发病，但多见于儿童和青年。临床主要表现为反复发作性血尿，多不伴水肿、高血压、大量蛋白尿及肾衰竭。肉眼血尿持续时间一般不长，1～5 天左右消失，镜下血尿可持续较长时间。有的病人无明显肉眼血尿而有持续日久的镜下血尿。一般预后良好，少数预后不良。

五十六、IgA 肾病发病的常见诱因有哪些？

答：IgA 肾病发作前可有诱因，最多见的是上呼吸道感染，其次为皮肤或其他部位的感染、麻疹、水痘等病毒性传染病、剧烈活动等。

五十七、泌尿系结石的好发部位是哪里？

答：泌尿系结石可发生于泌尿系的任何部位，肾脏及膀胱的结石多是原发性的，而输尿管及尿道结石多半是由肾或膀胱结石脱落而来。临床上以膀胱结石最多见，其次是肾结石和输尿管结石，尿道结石较少见。儿童患者以下尿路结石多见，且多数为男性。

五十八、影响泌尿系结石形成因素有哪些？

答：**1. 尿 pH 的影响** 当 pH 偏酸时易形成尿酸盐、草酸盐结石；碱性尿则易形成磷酸钙结石。在摄入过量的钙、磷食物，如牛奶、水果汁或大量碳酸氢钠等，都易形成结石。

2. 泌尿系感染 感染在结石形成中起着重要影响。感染时细菌或坏死脱落组织可成为结石核心。许多细菌如变形杆菌、沙门菌属和葡萄球菌，可将尿素分解为氨，使尿液变成碱性，易引起磷酸钙、碳酸钙结石，感染使肾乳头受损、钙化，尿盐可附着其上而形成原发性肾结石。

3. 尿路梗阻 尿路梗阻，尿液在梗阻之上淤积，容易使尿酸盐沉淀和导致继发感染。

4. 尿路异物 异物可成为晶体沉积的核心，异物常为不吸收的缝线、导尿管、塑料管以及磺胺结晶等。

5. 维生素缺乏 如维生素 A 不足易引起尿路上皮组织变形和上皮表面出现病灶促使晶体沉积。维生素 B_6 不足时，可引起高草酸尿症和肾乳头部草酸钙结石形成。

6. 疾病影响 能引起高血钙症和高尿钙症的疾病均易促使结石，如：甲状旁腺功能亢进、甲状腺功能亢进、特发性婴儿高血钙、维生素 D 中毒、多发性骨髓瘤、转移的恶性肿瘤、白血病、淋巴瘤、黏液水肿等。

7. 地区、气候因素 气候干燥、炎热。出汗多，尿液易浓缩等均是引起结石的因素。硬水容易破坏尿盐的正常溶解状态，亦是结石形成的一个因素。

第十章　内分泌系统疾病

一、什么是生长激素缺乏症？

答：生长激素缺乏症又称垂体性侏儒症，是由于垂体前叶合成和分泌生长激素不足而引起的生长发育障碍性疾病。

二、生长激素缺乏症的临床表现是什么？

答：**1.** 患儿生后 1 年出现生长缓慢，且随年龄增长越加明显，身长落后较体重低更为严重。头颅多为圆形，下颌及颊部发育不良，牙齿萌出及换牙均延迟。四肢及躯干比例均匀，智力正常。

2. 部分患儿可伴有甲状腺、肾上腺皮质及性腺功能低下，表现为自发性低血糖、怕冷、乏力、食欲差，甚至智力迟钝，第二性征发育延迟。

3. 继发性侏儒症出现原发病表现，例如颅内肿瘤的患儿常有头痛、呕吐、嗜睡、视力障碍等症状。

三、生长激素缺乏症可分为几类？

答：**1. 原发性**　又称为特发性，占绝大多数。分为下丘脑-垂体功能障碍和遗传性生长激素缺乏。

2. 继发性　继发性的生长激素缺乏症多为器质性，任何病变侵及下丘脑或垂体前叶时都可引起生长迟缓。如肿瘤、颅内感染、放射性损伤以及头部外伤。

3. 暂时性　体制性青春期生长延迟、社会心理性生长抑制、原发性甲状腺功能低下等均可造成暂时性生长激素分泌功能低下，在外界不良因素消除或原发疾病治疗后即可恢复正常。

四、如何定义小儿身材矮小？

答：小儿身长低于该年龄身长平均值 2 个标准差或在第 3 百分位以下，即为身材矮小；身高增长速度不应小于每年 4cm。

五、小儿身材矮小与各类激素有什么关系？

答：身长的增长是一个受多种因素影响的复杂过程。先天性因素、后天性因素及社会心理因素均可影响身高增长。其中最重要的是内分泌的影响。生长激素促进骨的长度的增长而不影响骨的成熟；反之，甲状腺激素对骨的纵向生长影响不大，而主要促进骨的成熟；性激素则可促进骨的生长并加速骨骺的融合骨化；另外，肾上腺皮质激素，垂体分泌的其他激素也都与身高的生长有关。因此，引起身高短小的最主要原因是内分泌疾患，当然其他因素也影响身高增长。

六、儿童糖尿病有哪些流行病学特点？

答：**1. 发病率**　6 岁以下儿童中糖尿病的发病率为 1/（770～2500）。成人糖尿病有 3.5%～5%起病于 15 岁前。大量统计表明，糖尿病占住院患儿之 0.4%～0.6%。绝大多数为 1 型糖尿病。儿童 1 型糖尿病的发病率在世界范围内分别以 2.8%～5.3%的速度增长，中国是世界上 1 型糖尿病发病率最低的国家，但也呈现逐渐上升的趋势。

2. 年龄分布　有 2 个高峰，5～6 岁和 11～12 岁，3 岁以下少见。5～6 岁发病率增高可能与该年龄组易发生应激状态，感染性疾患增多等因素有关；而 11～13 岁发病增多则与青春期性激素对胰岛素的对抗作用，生长发育较快和精神因素等有关。

3. 发病季节　冬季多，特别是 12 月末和 1 月初为发病高峰。

4. 性别　成人糖尿病中女性明显多于男性，而儿童糖尿病患者性别比例不明显或女略多于男。

七、儿童糖尿病的主要病因是什么？

答：**1. 遗传因素明显**　40%～50%患儿有家族史。发病与儿童糖尿病有一定关系。

2. 自身免疫　在病历上胰岛病变的过程与自身免疫性疾病相似，而且部分病人血液中可有抗β细胞抗体，患儿的家族中自身免疫病的发生率较高。

3. 感染　流行性腮腺炎流行之后，幼年型糖尿病发病率增加；风疹特别是先天性风疹也可能与幼年型糖尿病有关；某些柯萨奇病毒与糖尿病的关系也已被证实。病毒感染诱发糖尿病的机制不明，可能与病毒促成自身免疫有关，也可能是病毒对胰岛细胞的破坏。

4. 生长发育　儿童糖尿病还与生长发育，特别是青春发育期激素失调有关。

八、儿童糖尿病的病理特点是什么？

答：绝大多数小儿糖尿病患儿血液中胰岛素水平极低，甚至不能测出，故系胰岛素的绝对缺乏所致。

九、儿童糖尿病的临床表现有哪些特点？

答：**1.** 起病多较急，1/3 患儿发病前有发热或某种感染史，且不少以酮症酸中毒起病。

2. 消瘦、多饮、多食、多尿症状常更为严重。

3. 容易发生酮症酸中毒，其诱因主要为感染、饮食不当或遗忘注射胰岛素。

4. 久病而未进行正确治疗者可影响生长发育。

十、儿童糖尿病的治疗原则是什么？

答：儿童糖尿病的治疗原则是合理安排饮食与生活制度，遵医嘱恰当使用胰岛素，纠正代谢紊乱，预防和纠正并发症，保证正常的生长发育。

十一、如何进行儿童糖尿病患儿饮食治疗？

答：小儿处于生长发育时期，正确的饮食方案就显得非常重要，不但要调整血糖使之接近或维持在正常范围而且应保证小儿的生长发育需要，因此限制不应过于严格。

1. 热量计算　不宜过低，热卡可按 1000J+（100×年龄）计算。

2. 热量分配　一般可按碳水化合物 50%，蛋白质 20%，脂肪 30%分配。蛋白质应足够，可按 2.5～3g/（kg·d）给予。脂肪应以植物性脂肪为主。碳水化合物以淀粉为主，避免糖类食品。

3. 热量的餐次分配　早餐 30%、午餐 30%、晚餐 20%，其余 20%可作为睡前点心，以免发生低血糖。

十二、儿童糖尿病胰岛素治疗有哪些注意事项？

答：**1.** 每次更换注射部位，注射点之间距离不少于 1cm。

2. 应根据情况及时调整剂量，如年龄、活动量、气候、情绪波动、感染、饮食变更等。

3. 定期检查血糖，作为使用胰岛素的参考指标。

4. 取得家长合作、让家属掌握查尿糖、注射胰岛素、观察病情的方法。用量过大可出现低-高血糖现象即 Somogyi 现象：由于胰岛素用量过大，血糖迅速降低使肾上腺激素、肾上腺皮质激素分泌增加而使血糖很快升高，常误认为胰岛素用量不足。

十三、糖尿病酮症酸中毒常见诱因有哪些？

答：糖尿病酮症酸中毒最常见的诱因有：感染、创伤、情绪波动、饮食突然改变、胰岛素注射剂量错误或遗忘等，抢救不及时可危及患儿生命。

十四、糖尿病痛症酸中毒治疗要点有哪些？

答：**1. 小剂量胰岛素治疗**　方法是首先静注 0.1U/kg，然后用生理盐水稀释后以 0.1U/（kg·h）的速度持续静滴。使用胰岛素过程中，如血糖低于 16.67μmol/L 或尿糖阴性而酮体仍为阳性，应警惕低血糖的发生，可静脉滴注5%葡萄糖溶液。病情稳定后可改为皮下注射胰岛素。

2. 纠正水电解质平衡失调 如有循环衰竭，尿量显著减少，应在1小时内快速滴入生理盐水或2∶1液20ml/kg，然后改为1/2张液，在3～4小时内补充累计损失量。若血糖低于16.67μmol/L时，可用5%葡萄糖溶液。

3. 去除病因 最常见的原因是感染，应注意控制。

十五、小儿低血糖的诊断标准是什么？

答：低血糖的诊断标准：空腹血糖未成熟儿低于1.11μmol/L，足月新生儿低于1.67μmol/L（72小时后低于2.22μmol/L），婴儿和儿童低于2.78μmol/L。

十六、小儿低血糖的原因有哪些？

答：**1. 酮症性低血糖** 是儿童期最多见的低血糖，发病年龄多在18个月～5岁，7～10岁可自然缓解，约可占儿童低血糖病例之一半以上，多在清晨发病，感染、疾病、进食不足、呕吐等可诱发，发作时酮体常为阳性。发病原因不明，患儿多为出生时体重较轻、发育较瘦的小儿，可能是一种先天性代谢缺陷。患儿血液中丙氨酸浓度低，补充丙氨酸可使血糖恢复正常，故认为是内源性糖原异生氨基酸不足而导致低血糖。

2. 胰岛素分泌过多 可见于胰岛β细胞瘤、胰岛β细胞增生、亮氨酸过敏症，糖尿病母亲所生的新生儿也可有胰岛β细胞增生，胰岛素分泌过多。

3. 对抗胰岛素的内分泌激素减少 肾上腺皮质激素、生长激素、促肾上腺皮质激素、促甲状腺素、胰高血糖素等都有对抗胰岛素的作用，使血糖维持于一定水平。如果这些激素减少，如肾上腺皮质功能减退，胰岛α细胞缺乏，垂体功能低下等，均可发生低血糖。

4. 糖摄入不足 饥饿、肠道吸收不良（如腹泻、吸收不良综合征等）、新生儿特别早产儿喂养过晚等造成糖入量不足，均可发生低血糖。

5. 消耗过多 剧烈活动、发热、感染、甲状腺功能亢进等。

6. 先天性代谢紊乱 半乳糖血症、糖原代谢病、果糖不耐受症等。

7. 肝脏疾患 肝脏是糖原代谢的重要场所，肝脏疾病时常有糖原不足、血糖减低，如肝硬化、肝炎、脑病内脏脂肪变性综合征（Reye综合征）、中毒性肝病等。

8. 医源性低血糖 胰岛素或其他降血糖药物使用过量。其他影响糖代谢的药物如磺酰脲类、水杨酸盐类等。

十七、什么是甲状腺功能减退症？

答：甲状腺功能减退症，简称甲减，是指由于甲状腺激素合成及分泌减少，或其生理效应不足所致机体代谢降低的临床综合征。按其病因可分为原发性甲减、继发性甲减及周围性甲减三类。

十八、儿童期甲状旁腺功能减退的原因有哪些？

答：甲状旁腺素的主要作用是通过对骨、肾和肠道等靶器官的作用维持正常的血钙浓度，动员骨钙向血中转移，促进肾对钙的回吸收和增强肠道钙的吸收。儿童期甲状旁腺减退的原因主要有：先天性发育不全或缺如，特发性甲状旁腺功能减退，家族性先天性甲状旁腺功能减退（X连锁隐性遗传）及婴儿暂时性甲状腺功能低下等。成人则以甲状腺手术中切除甲状旁腺或手术造成的甲状旁腺供血不足多见。

十九、儿童期甲状旁腺功能减退的临床表现有哪些？

答：**1. 血钙减低** 神经肌肉兴奋性增高的症状与体征有：①抽搐。②年长儿可诉肢体麻木、肌肉痉挛、肌痛、肌肉强直。③婴儿可有激惹、睡眠不安、惊哭。④陶瑟征、佛斯特征阳性。

2. 脑部损害 头痛、呕吐、颅内压增高、精神改变，智能可有轻度减退。

3. 上皮组织变性表现 皮肤干燥、粗糙、脱屑，毛发脱落，指甲脆而出现横纹，黏膜易感染等。

4. 实验室检查 低血钙，常为 5～7mg/dl；高血磷，可达 7～12mg/dl；碱性磷酸酶正常或减低；低血镁。血中甲状旁腺激素减低。

5. X 线检查 颅骨 X 线片可见基底部钙化，长骨干骺端密度增加。

6. 其他 心电图 Q-T 间期延长，脑电图呈广泛慢波。

二十、儿童期甲状旁腺功能减退的治疗要点是什么？

答：甲状旁腺功能减退的治疗主要包括：①补充钙剂；②大剂量维生素 D，可根据血钙进行调整；③低磷饮食。

二十一、常见低磷食品有哪些？哪些是高磷食品？

答：甲状腺功能减退患儿应尽量选择低磷食物，减少高磷食物的摄入。

1. 常见的低磷食品 ①水果：苹果、雪梨、黄桃、芒果、葡萄、李子杏、白瓜、李子、杏、木瓜、乌梅等；②蔬菜：白花菜、嫩姜、冬瓜、木耳、云耳、胡萝卜、海带；③其他：地瓜粉、藕粉、小豆粥、花生油、蜂蜜、粉丝、鸡蛋白等。

2. 常见的高磷食品 包括牛奶、奶酪、各类奶制品、冰淇淋、麦片、豆制品、花生、杏仁（大）、巧克力和葡萄干等。

二十二、为什么要尽早诊断先天性甲状腺功能减低？

答：先天性甲状腺功能减低又称克汀病，是小儿时期常见的内分泌疾患，是碘缺乏最严重的危害之一，可造成 0～2 岁婴幼儿神经系统损害缺点造成的大脑发育障碍，这种损害不可逆，但可以预防。本病的预后与治疗早晚有直接关系。因此，早期诊断成为治疗成败的关键。如果在新生儿期做出诊断并开始治疗，则患儿的体格和智能发育可完全正常；3～4 个月开始治疗，生长发育及智力仍可基本正常。但也有材料表明，3 个月以后开始治疗者，将有明显的神经系统损害。已有明显临床表现和发育落后的小儿，即使恰当治疗，效果亦甚差。

二十三、克汀病的主要临床表现是哪些？

答：**1. 发病年龄与性别** 症状出现的早晚及轻重与病因有关。先天性甲状腺完全缺如者常在新生儿期发病；尚有残存的甲状腺组织者发病可稍晚，与残有组织的多少有关，偶可见 4～5 岁才出现症状者。本病女多于男，约为 3∶1。

2. 生理功能低下的表现 ①新生儿期：嗜睡、少动、少哭、吸吮力差、吃奶量少、喂养困难、体重不增、末梢循环不良、四肢发冷、生理性黄疸深而消退延迟、肌张力低、腹胀、便秘等均为本病之征象；②婴幼儿期：动作迟缓、精神迟钝、安静少动、哭声低而嘶哑、睡眠多、食量少、喂养困难、体温低、怕冷。腹胀、便秘、脐疝、心音低钝、心率慢、血压低、心电图上常有低电压、P-R 间期延长、T 波低平。

3. 特殊面容 头较大、眼睑浮肿、眼裂小、眼距宽、鼻梁低平、鼻翼肥大、舌大而宽厚，常伸出口外。皮肤粗糙、干燥、毛发干燥稀少。

4. 生长发育落后 侏儒状态，上部量长而四肢短小，前囟关闭延迟，出牙晚，运动功能发育落后，性发育延迟。

5. 少数病儿可有甲状腺肿大 由于甲状腺合成障碍而腺体组织受促甲状腺素刺激而增大所致。

二十四、儿童期甲状腺肿大的原因有哪些？

答：儿童期甲状腺肿大为常见症状之一，其原因与成人有不同之处。可见于地方性甲状腺肿、青春期甲状腺肿、甲状腺功能亢进症、甲状腺肿瘤、甲状腺炎、有甲状腺肿大的甲状腺功能减退、药物引起的甲状腺肿大、长期摄入过多的碘等。

二十五、什么是青春期甲状腺肿?

答：青春发育期，代谢旺盛，甲状腺激素需要量增加，碘的摄入相对不足而发生甲状腺代偿性肿大。女性小儿由于雌激素可使甲状腺含碘量减少，更易发生青春期甲状腺肿。甲状腺呈弥漫性均匀肿大。I^{131}吸收率可稍增高，其他检查大多正常。

二十六、什么是地方性甲状腺肿?

答：地方性甲状腺肿是指饮食中碘缺乏，甲状腺激素减少，垂体促甲状腺分泌增加而造成的甲状腺组织增生。肿大呈弥漫性或结节性或二者兼而有之（混合型），即在弥漫性肿大基础上又有结节性肿大。一般无明显症状，肿大严重者可有压迫症状，如气喘、声嘶、吞咽困难、颈部不适感。病程久者可有甲状腺功能减退症状。甲状腺吸碘率一般正常，也可增高。血清蛋白结合碘、基础代谢正常或略低，T_3、T_4正常或偏低。

二十七、小儿甲状腺功能亢进的主要临床特点是什么?

答：甲状腺功能亢进患者中，1%～5%为儿童，青春期发病率最高，女性明显多于男性。小儿甲状腺功能亢进与成人病例相比，有以下几个特点：

1. 起病缓急不一，大多较缓。最初表现为情绪异常、不安、多动、学习成绩下降，常在发病后数月方作出诊断。心悸感、心动过速、肌无力常较成人明显，特别急性起病者。均有不同程度的甲状腺肿大。

2. 幼年患儿常有发育加速现象，身高体重高于同龄儿，骨龄提前。

3. 新生儿的先天性甲状腺功能亢进见于有甲状腺功能亢进的母亲所生新生儿，多数为早产儿，无性别差异。乃因母亲的甲状腺刺激球蛋白通过胎盘进入胎儿体内所致。患儿表现为极度躁动不安、哭闹、眼裂大、突眼、心动过速、可发生心功能不全，体重减少、黄疸、肝脏增大、多有甲状腺肿大。如不及时治疗可致死。血中长作用甲状腺刺激素（LAST）增加，T_4显著增高。及时治疗多在3个月内缓解。

4. 儿童期甲状腺功能亢进的治疗以内科治疗为主。

二十八、什么是尿崩症?

答：尿崩症可发生于生后数月到少年时期的任何年龄，是指由于下丘脑-神经垂体病变引起精氨酸加压素（又称抗利尿激素）不同程度的缺乏，或由于多种病变引起肾脏对精氨酸加压素敏感性缺陷，导致肾小管重吸收水的功能障碍的一组临床综合征。前者为中枢性尿崩症，后者为肾性尿崩症。

二十九、中枢性尿崩症可分为哪两类?

答：中枢性尿崩症分为原发性和继发性两类，原发性尿崩症是由于下丘脑的室上核或室旁核的激素合成缺陷；继发性尿崩症是由于颅脑外伤、颅内感染或颅内肿瘤及手术等引起的垂体加压素分泌不足。

三十、尿崩症的主要临床表现有哪些?

答：尿崩症以尿量增多为首发症状。婴幼儿常出现遗尿、夜尿增多。年长儿常骤然起病，尿量增多且清淡，夜尿增多。随着病情发展，婴幼儿可有慢性脱水、发热、烦躁、呕吐。年长儿则有明显烦渴多饮。病程长者多有消瘦、睡眠及饮食不佳，严重者可有生长发育迟缓。继发性尿崩症可伴有头痛、视力障碍等原发病的表现。

三十一、如何做禁水试验?

答：禁水试验主要用于与精神性烦渴鉴别。晨起测体重、尿量、尿比重、尿渗透压。查血钠、血浆渗透压。令患者自由饮水后禁水8～12小时。每小时排尿1次，测尿量、尿比重，测体重及血压。如禁水后尿量明显减少，尿比重最高达1.015以上，尿渗透压达300mOsm/L以上，则可排除尿崩症的可能。

三十二、尿崩症如何与精神性烦渴相鉴别?

答：精神性烦渴又称强迫性多饮，发病年龄偏大，常在某种原因之后出现多饮、多尿。为低渗性多尿，如发病时间较短，做高渗盐水试验、禁水试验可鉴别。如病程长、病情重、垂体加压素长期受抑制，上述实验不能与尿崩症鉴别。可试验性限水加镇静剂或试用垂体加压素治疗 1～2 周后，再以盐水代替垂体加压素试验性治疗，如真性尿崩症会又出现多饮多尿，而精神性烦渴则不再出现症状。

三十三、什么是性早熟?

答：男性 10 岁以前、女性 8 岁以前出现性发育即为性早熟。如具备生育能力，为真性性早熟；如果仅出现某些第二性征而无生育能力，为假性性早熟。

三十四、性早熟的原因有哪些?

答：**1. 真性性早熟**　多由于垂体前叶促性腺激素分泌释放过早，而使性发育提前。

（1）特发性性早熟：为最常见的性早熟，以女性多见，为男性的 4～8 倍。病因不明，少数患儿有家族史，提示可能与遗传有关。有人认为，此类病人可能有某些难于识别的脑部病变。

（2）中枢神经系统疾病：第三脑室附近的肿瘤，下丘脑病变，外伤，可引起松果体损害的肿瘤，脑炎、脑膜炎后，脑积水，结节性硬化，多发性神经纤维瘤病，少数智能低下小儿，癫痫患者等。

（3）其他原因引起的促性腺激素增多：成肝细胞瘤可引起男性性早熟；多发性骨纤维结构不良可伴有性早熟，主要见于女性；先天性或后天性甲状腺功能低下病儿有时可见性早熟，可能与垂体分泌促甲状腺激素增多的同时也有促性腺激素的增多。

2. 假性性早熟　由于性激素分泌过多或某种原因使其作用增强。

（1）肾上腺皮质增生或肿瘤：分泌过多的性激素。

（2）性腺肿瘤：如卵巢颗粒细胞瘤，睾丸间质细胞瘤等。

（3）产生促性腺激素的肿瘤：绒毛膜上皮癌，卵巢、睾丸或纵隔等部位的畸胎瘤，肝癌等。

（4）肝功能损害：雌激素不能正常代谢，可有女性假性性早熟。

（5）医源性：使用雌激素、雄激素等。

（6）其他：单纯乳房发育过早，阴毛出现过早可能与局部组织雌激素效应增强有关。

综上所述，引起性早熟的原因很多，对出现性早熟表现的小儿，应从多方面寻找病因进行治疗。特发性性早熟患儿应加强教育，使其对疾病有正确理解，大多数病例可正常发育。

三十五、如何定义儿童期肥胖的原因有哪些?

答：肥胖是指身体内脂肪的过度堆积，脂肪细胞的数量增多或体积增大或两者兼而有之。关于肥胖的标准尚有不同意见，一般认为，体重超过同龄小儿平均体重 2 个标准差或 20%以上可认为是肥胖。

三十六、儿童期肥胖的常见原因有哪些?

答：**1. 单纯性肥胖**　可发生于任何年龄，以 1 岁内，5～6 岁和青春前期更为多见。可见于遗传因素即体质性肥胖、过食、运动少。

2. 病理性肥胖　①中枢神经系统病变：主要见于间脑损害如外伤、肿瘤、炎症等损伤间脑，引起间脑综合征：食欲异常、肥胖、血压、脉搏不稳定，普遍性肥胖和性功能减退等。②内分泌紊乱：肥胖性生殖无能症、垂体疾患、肾上腺皮质功能亢进（库欣综合征）、胰腺疾患及性腺疾患等。

3. 其他原因　如青春期肥胖、脂肪代谢障碍等。

第十一章　免疫缺陷和风湿系统疾病

一、小儿时期的免疫功能有哪些特点？

答：小儿时期虽然各种免疫功能发育不平衡，但总的特点是免疫功能不成熟。

1. 非特异性免疫

（1）补体系统：出生时新生儿各种补体成分仅为母体的 50%，生后第 4 周约为成人的 86%，6 个月时基本上达到成人水平。

（2）生理屏障：皮肤薄嫩，脂肪酸含量少，杀菌力弱。胃酸低，细菌容易在上消化增生而造成感染。肠黏膜薄，肠道内病原体易进入血液导致全身感染，毒素吸收可引起严重中毒症状。血脑屏障功能差，病原微生物易侵入中枢神经系统造成感染，同时药物能较好地进入脑脊液和脑组织，对中枢神经系统感染的治疗是有利的，但某些药物则可过多地进入脑组织而造成损害。

2. 特异性免疫

（1）免疫球蛋白：小儿时期免疫球蛋白的水平低于成人。

1）IgM：为胎儿最早合成的免疫球蛋白，但合成能力很差，胎儿体内的浓度很低。且由于分子量大，母体不能通过胎盘进入胎儿体内。生后 4～7 天，IgM 水平迅速升高，6 个月时，IgM 可达成人的 50%左右或稍多，1 岁时基本接近成人水平。

2）IgG：可通过胎盘，新生儿的 IgG 与母体相似或稍高于母体，但早产儿、小样儿和过期产儿低于母体水平。生后 IgG 迅速下降，3 个月时最低，仅为成人的 35%，6 个月后开始回升，4～6 岁时为成人的 80%，13 岁时达成人水平。生后 IgG 下降阶段即所谓生理性低丙种球蛋白血症期。

3）IgA：也不能通过胎盘而胎儿自身合成能力很差，故脐带血中含量极微。出生后 IgA 缓慢增加，1 岁末为成人的 13%，2 岁时为 75%，12 岁时达成人水平。小儿时期分泌型 IgA 水平也很低，1 岁时仅为成人的 3%，12 岁时可达成人水平。血清型和分泌型的 IgA 缺乏与小儿时期易患呼吸道和消化道感染有关。初乳中分泌性 IgA 很高，有预防肠道和其他感染的作用。

（2）细胞免疫：小儿时期淋巴细胞的数量可高于成人，T 细胞比例低，但其绝对值并不低。小儿特别是婴儿细胞免疫功能较差。新生儿期植物血凝素皮肤试验反应极弱。各种细胞免疫检查 2 个月后方可有较明显的反应。

二、什么是免疫缺陷病？如何分型？常见原因是什么？

答：免疫缺陷病是指一种或几种免疫机制障碍，致使体液免疫和（或）细胞免疫功能缺陷。其原因可以是先天性免疫机制发育不全（原发性），也可以是药物、射线或疾病所造成（继发性）。

三、免疫缺陷病患者有哪些共同特点？

答：免疫缺陷患者的共同特点是：①对感染的高度易感性；②容易发生自身免疫性疾病；③肿瘤的发病率高于正常人。

四、免疫缺陷病的常见类型及病因有哪些？

答：免疫缺陷病的类型及原因见表 11-1。在原发性免疫缺陷病中，体液免疫缺陷最多见，约占 50%～75%，细胞免疫缺陷占 5%～10%，联合免疫缺陷占 10%～25%。粒细胞免疫缺陷占 1%～2%而补体缺陷患者占 10%以下。

表 11-1　免疫缺陷病的类型及原因

类型	原发性	继发性
体液免疫缺陷	先天性低丙种球蛋白血症，婴儿暂时性低丙种球蛋白血症，选择性免疫球蛋白缺乏症	多发性骨髓瘤，蛋白丢失（肾病综合征，蛋白丢失性肠道病等），免疫抑制剂，放射治疗

续表

类型	原发性	继发性
细胞免疫缺陷	先天性胸腺发育不全，胸腺发育不全伴免疫球蛋白合成障碍	何杰金氏病，结节病，免疫抑制剂，放射治疗
联合免疫缺陷病	严重联合，免疫缺陷，伴有血小板减少和湿疹的免疫缺陷，共济失调毛细血管扩张症，合并造血功能障碍的免疫缺陷	胸腺瘤，淋巴细胞型白血病
粒细胞缺陷	慢性肉芽肿，周期性与慢性粒细胞缺乏病	
补体缺陷	C_1缺乏，C_2缺乏，C_3缺乏，C_5异常	

五、免疫缺陷患儿可以进行预防接种吗?

答：过去常常过分强调了免疫缺陷病进行预防接种的危险性，不主张进行预防接种。但并非所有的免疫缺陷患者接种各类疫苗都有危险。常用的疫苗中包括减毒活疫苗和灭活疫苗两种，前者如麻疹减毒活疫苗、卡介苗、流行性乙型脑炎疫苗、脊髓灰质炎疫苗等；后者如白喉菌苗等。另外，还有类毒素如破伤风类毒素、白喉类毒素等。灭活疫苗不能在体内增殖但具有抗原性，可刺激机体产生抗体，因此有免疫缺陷的小儿接种后，不论其抗体生成如何，并不能造成严重危害。类毒素也不会造成危害。但活疫苗则不同，由于机体缺乏足够的防御能力，可能在体内增殖造成全身感染而导致严重后果，因此，有免疫缺陷者，特别是有细胞免疫缺陷者，不能使用活疫苗进行接种。

六、原发性免疫缺陷病治疗要点有哪些?

答：**1. 一般治疗**　①预防感染：注意居室的清洁卫生，有条件者应对严重免疫缺陷患者的居室进行定期消毒。注意传染病的隔离和预防。②改善一般情况：加强营养，应供给足够的蛋白质。恰当的锻炼身体。贫血、低蛋白血症者可适当输全血、血浆。③有感染者选用有效抗生素来控制感染。④对症治疗：如先天性胸腺发育不全患儿使用钙剂和大剂量维生素 D 控制抽搐。

2. 丙种球蛋白制剂　体液免疫缺陷者可使用丙种球蛋白制剂，以补充其免疫球蛋白的不足，减少感染。

3. 血浆　每 3～4 周静脉滴注一次，每次 10～15ml/kg。除还有 IgG 外，血浆中 IgA 和 IgM 含量较多，故可用于 IgA 和 IgM 减低的病人。

4. 免疫机制的重建措施　移植具有免疫功能的器官或组织于病人体内，刺激机体的免疫机制或在体内存活发挥其免疫功能。可有胸腺素肌注、骨髓移植、胚胎肝脏移植、胎儿胸腺移植、转移因子注射、左旋咪唑口服等。

七、免疫缺陷患儿必须输入血液或血制品时应注意哪些问题?

答：1. IgA 缺乏者，输入 IgA 后可导致抗体产生而发生严重反应。如丙种球蛋白制品中，约 95%为 IgG、IgA、IgM 含量甚少，故仅可用于 IgG 缺乏者，对 IgA 缺乏的病人应属禁忌。

2. 细胞免疫缺乏者可发生移植物抗宿主反应。必须输血者可使用库存 2～3 周或经 X 线照射后的血液，以杀死其中的淋巴细胞。

八、什么叫自身免疫性疾病?

答：自身免疫性疾病是指机体的正常结构成分被自身的抗体或免疫细胞损伤而造成器质性破坏和功能障碍。其发生可能与下列因素有关。

1. 自身组织的抗原性发生了改变，导致抗体产生而造成自身免疫损伤。组织抗原发生改变的原因可能为感染、物理和化学因素。

2. 外源性抗原与机体组织抗原之间有交叉抗原性，外源性抗原引起的免疫反应同时也损伤了与之有交叉抗原性的机体组织。

3. “异种”抗原（隐蔽抗原）的释放：正常情况下，有些机体成分不能与免疫系统接触，不产生免疫反应，可视为自体中的“异种”抗原，但某种原因（如感染、外伤等）使这些抗原得以释放时，便会导致免疫反应的发生而造成这些组织的免疫损伤。这些隔离抗原有晶状体、甲状腺、精子、肾上腺、脑或外周神经的髓鞘等。

4. 外源性抗原或半抗原与机体组织成分结合为复合抗原而造成免疫损伤。

5. 免疫活性细胞：T 细胞与 B 细胞发生了改变或相互关系平衡失调，失去识别自身组织的能力或 T 细胞抑制功能降低，B 细胞抗体产生异常。

6. 自身稳定功能的失调，如胸腺病变时可使免疫稳定发生紊乱，产生自身抗原。

九、自身免疫性疾病治疗原则有哪些？

答：自身免疫性疾病种类繁多，表现各异，受累的组织和器官不同，治疗方法也不同，其基本原则有以下几点。

1. 去除病因　有些自身免疫性疾病有诱发因素，应予以去除，去除病因之后可终止免疫反应的过程。药物引起的自身免疫性血小板减少常在停用药物后痊愈。

2. 抑制机体的免疫反应　①肾上腺皮质激素：可抑制抗体生成和抗原抗体反应，溶解淋巴细胞特别 T 细胞，抑制免疫细胞，稳定白细胞溶酶体，减少组织损害。另外还可抑制血管活性物质的释放，减低血管通透性，抑制胶原组织的增生。②抗代谢药物和烷化剂：抗代谢药物常用的有抗嘌呤剂 6-巯基嘌呤（6-MP），巯唑嘌呤及苯丁酸氮芥等，可干扰脱氧核糖核酸代谢而使淋巴细胞的分化增殖受阻，从而抑制机体的免疫反应。常用的烷化剂为环磷酰胺，通过破坏脱氧核糖核酸而杀死免疫活性细胞。③手术切除免疫器官，削弱机体的免疫反应：免疫抑制剂效果不好的患者可考虑脾切除。重症肌无力患者可切除胸腺。④射线照射免疫器官，杀死免疫细胞或使功能减退。胸腺的 X 线照射可用于治疗自身免疫性溶血性贫血、特发性血小板减少、重症肌无力者。

3. 抗感染治疗　减轻炎症反应故可延缓症状，常用的有阿司匹林等水杨酸盐类药物、吲哚美辛、抗炎灵等。

4. 免疫增强剂　自身免疫性疾病的发生可能与免疫稳定机制失调有关，由于 T 细胞抑制能力减弱，B 细胞产生抗自身组织的抗体，试用免疫增强剂使机体免疫功能恢复正常治疗自身免疫性疾病取得一定效果。常用的有左旋咪唑、转移因子、胸腺素等。

5. 其他药物　抗组胺药物、氯喹、金制剂、D-青霉胺等。

6. 中药　根据疾病不同辨证施治，对许多自身免疫病取得良好效果。

十、幼年型类风湿病可分为哪几类？

答：幼年型类风湿病是小儿时期一种常见的结缔组织病，以慢性关节炎为其主要特点，并伴有全身多系统的受累，包括关节、皮、肌、肝、脾、淋巴结。年龄较小的患儿往往先有持续性不规则发热，其全身症状较关节症状更为显著。本病的分型尚未完全统一，我国分为三型：急性发热型或称全身型即变应性亚败血症、多发性关节型和少发性关节型。但也有人认为变应性亚败血症应属于一种独立的疾病而不应属于幼年型类风湿病。国外有人将本病分为五型，即把多发性关节型又分为类风湿因子阳性和阴性两种类型，根据临床特点将少发关节型分为Ⅰ型和Ⅱ型。

十一、幼年型类风湿病的主要临床特点有哪些？

答：**1. 急性发热型（全身型）即反应性亚败血症**　①发热：为本病的主要症状，热弛张，但中毒症状多不严重。持续数周到数月后自然缓解，常反复发作。②皮疹：为特征性表现之一。多于高热时出现，历时不长，常随体温下降而消退，时隐时现，偶可持续存在较长时间。皮疹形态多样：斑疹、斑丘疹或丘疹，数量多少不等，可遍及全身、胸腹部密集多见，也可仅有少量皮疹。③关节症状：初期常不明显，仅发热时有关节酸痛。以后可出现多关节炎，以大关节为主。少数病儿无关节症状。④其他全身症状：肝、脾、淋巴结肿大，肝功能异常，偶见黄疸、胸膜炎、心包炎。

2. 多发性关节型　此型的特点是多数关节，特别是趾、指等小关节对称性受累，脊柱关节也可受累。全身症状多不严重，可有厌食、乏力、低热及轻度肝、脾和淋巴结肿大。可残留关节畸形。

3. 少发性关节型　受累关节一般不超过 4 个，以大关节为主。如发病半年受累关节仍不超过 4 个，一般不会再发展为多关节炎。引起永久性关节畸形机会较少，但虹膜睫状体炎多见，可引起失明。

十二、幼年性风湿性关节炎护理要点有哪些？

答：**1. 健康教育**　对患儿家属进行健康教育。患儿家属由于不了解疾病的基本知识及预后，唯恐留下后遗症表现为紧张不安，易导致年长儿焦虑。通过图片对家属进行有关该疾病治疗及预后的健康教育，避免患儿受到家属不良情绪的影响，增强战胜疾病的信心。

2. 心理护理　很多患儿和父母会担心疾病影响学习、面容等，针对这种情况，应与患者建立良好的护患关系，多给以关心、理解，向他们解释疾病痊愈后不会留下后遗症。给患儿定时开放电视、图书馆，丰富其业余生活，缓解心理压力。帮助患儿保持与学校联系，告知老师会替他们补课，减轻患儿的心理负担，安心接受治疗和护理。

3. 饮食护理　宜给予清淡、易消化、足量的蛋白质、高维生素、营养丰富的饮食，忌辛辣、刺激性食物。

4. 严密观察病情变化　①高热护理：每 1～2 小时测体温 1 次并做好记录。发热时机体代谢率高，耗氧量增大，应及时给予物理降温，必要时药物降温。降温后出汗较多，及时更换衣被，注意病情变化，防止虚脱。②晨僵护理：鼓励患儿起床后行温水浴，或用热水浸泡僵硬的关节，而后活动关节。夜间睡眠戴弹力手套保暖。

5. 预防和减少关节疼痛　急性期，卧床休息。保持关节的功能位，必要时夹板固定。避免疼痛部位受压，可用支架支起床上盖被。急性期后，鼓励患儿进行被动和主动全关节活动锻炼。为患儿创造适宜的环境，避免过于杂乱、吵闹，或过于清静。适时的给予看电视、讲故事等，分散注意力。根据病情使用理疗（热水袋、推拿、按摩）缓解患儿疼痛。

6. 皮肤受伤的护理　避免阳光直接照射裸露皮肤，忌日光浴。保持床单、衣被的整洁、干燥。定时翻身，避免长期受压。更换衣服时动作轻柔、避免用力过大，造成皮肤损伤。

7. 保护性隔离　患儿长期应用激素治疗，入院后予单间与非感染性患儿同室。保持床铺的清洁、干燥、舒适。护理人员每接触一患儿后都要洗手。保持房间空气新鲜、定时开窗通风，室内用紫外线灯照射，每天 1 次，减少一切可能感染的机会。

十三、类风湿病的治疗方法有哪些？

答：**1. 一般治疗**　①休息：急性期有发热，严重关节肿痛时需卧床休息，恢复期应逐渐恢复活动。注意关节的功能锻炼、防止畸形和肌肉萎缩。慢性期可进行医疗体育、理疗、按摩等促进关节功能的恢复。②预防感染：有感染者应及时治疗，临床上类风湿病病儿在感染后复发活动，有病灶者应予清除，注意营养。

2. 常用药物　水杨酸盐类药物、肾上腺皮质激素、抗炎药物、免疫抑制剂等。

十四、儿童期风湿热有哪些特点？

答：**1. 发病率高**　风湿热最常见于儿童期，特别是 5～15 岁小儿，6～8 岁最多。成人风湿热少见，老年人极少发生风湿热。

2. 受累组织和器官　成人的风湿热以关节炎多见，而幼年患者则易发生心脏损害。舞蹈病主要见于学龄期女性患者，腹痛也为儿童期表现。

3. 病情进展较急　可为急性起病，如急起高热、多个关节受损。也可突然出现心脏损害，胸痛、气促、心力衰竭。成人期的风湿性心脏瓣膜病大多为儿童期风湿热的结果，部分病人并无明显的发热和关节炎症状，甚至不能回忆起急性风湿热历史却已遗留下永久性心瓣膜损害。

4. 儿童期风湿热容易复发

十五、风湿热的治疗要点有哪些？

答：**1. 急性期应卧床休息，有心肌炎者更应严格** 一般病例可卧床休息到症状消失，血沉正常，然后组间增加活动量。证据表明，严格休息有利于心肌炎的恢复，对心脏受累患儿卧床应严格而且时间应延长。

2. 阿司匹林 无心脏损害者可首选阿司匹林治疗。100mg/（kg·d），分 4 次口服，症状缓解后可减量，总疗程 8～12 周。

3. 肾上腺皮质激素 有心肌炎者可使用肾上腺皮质激素，能迅速改善症状。但大量观察表明，皮质素对防止瓣膜永久性损害的发生无明显效果。有严重心肌炎，特别有心力衰竭、心律紊乱者开始治疗时可静脉给药。

4. 对症治疗 舞蹈症可用适当的镇静剂如丙戊酸钠、苯巴比妥、地西泮等及口服维生素 B_6 等。心力衰竭者应及时使用强心苷类药物、利尿剂、限制水、盐摄入等。有心律不齐者可使用抗心律失常药。

十六、如何预防风湿热？

答：**1. 预防** 链球菌感染应及时治疗，临床常使用青霉素 7～10 天，对青霉素过敏者可使用红霉素，磺胺药或先锋霉素等。

2. 复发的预防 儿童期风湿热易复发，应采取措施预防复发，目前多用长效青霉素，每月肌注 120wU（注射前需皮试）。预防期限尚不统一。因 5 年内复发率最高，故有人主张预防到初次发病后 5 年；复发随年龄增加而减少，故也有人主张预防到 12 岁或 18 岁。

3. 有病灶者应予清除，如龋齿、扁桃体炎、中耳炎等。病灶清除一般应在病情控制之后进行，手术前后使用青霉素。

十七、什么是过敏性紫癜？

答：过敏性紫癜又称许兰-亨诺综合征，是以小血管炎为主要病变的变态反应性疾患。临床特点为血小板不减少性紫癜，除皮肤紫癜外，有关节肿痛、腹痛、便血和血尿、蛋白尿。主要见于学龄儿，一年四季均可发病，但春、冬多见。

十八、过敏性紫癜的治疗方法有哪些？

答：本病尚无特效疗法，主要采取对症和支持治疗。治疗措施可有：

1. 去除病因 应尽可能找出发病诱因加以去除或治疗。最常见的诱因是感染，特别是链球菌感染，故应积极找出感染病灶进行治疗。食物、药物引起的过敏性紫癜也可常见到。另外，如环境中的某些物质、肠道寄生虫等也可诱发。怀疑寄生虫诱发者，可在肠道出血停止后进行驱虫治疗。

2. 肾上腺皮质激素 对各部位的出血均有效，主要用于有消化道出血者；对关节损害，皮质素可迅速缓解症状；仅有皮肤紫癜者不一定使用皮质素。但皮质素对预防复发并无显著效果，也不能减少肾脏损害的发生率。常用的药物主要是泼尼松和地塞米松。

3. 抗过敏药 如苯海拉明、氯苯那敏等。

4. 对症治疗 关节疼痛可用水杨酸盐类药物，腹痛可用镇静药、解痉药，出血量大者应输血并禁食。

5. 免疫抑制剂 皮质激素无效者，特别是有肾脏损害者可用环磷酰胺、苯丁酸氮芥等免疫抑制剂。

6. 中药 过敏性紫癜在祖国医学属热毒伤血发斑，多用清热解毒、凉血化瘀方法治疗，常用犀角地黄汤加减。

十九、过敏性紫癜的护理要点有哪些？

答：**1. 环境** 因过敏性紫癜多由上呼吸道感染而引起，因此环境卫生尤为重要。保持病房安静，环境适宜，室温在 18～20℃，湿度 50%～60%。定时通风，保持室内空气新鲜，每日紫外线消毒一次，1%的施康液拖地两次以减少空气中的细菌，减少交叉感染的机会。

2. 卧床休息 发病初期均应卧床休息，避免过早或过多的行走性活动。

3. 饮食护理 给予高营养、易消化清淡少刺激的饮食。避免过敏性食物的摄入，如鱼、虾、蟹、鸡蛋、海鲜等。消化道出血者给予无渣的半流或流质饮食。呕血严重及便血的暂时禁食。出现肾损害时给予低盐饮食。

4. 皮肤护理 首先保持皮肤清洁，清洗时勿过分用力，避免摩擦、碰伤、撞伤。有破损及时处理。衣着给予宽松柔软的棉布衣服。保持床单位的平整、清洁干燥，防止紫癜受压破损。护理操作时动作轻柔，尽量减少肌注，静脉注射时，尽量做到一针见血，止血带切勿太紧，避免用力揉搓、拍打。拔针后延长进针部位压迫的时间。

5. 关节肿痛的护理 向病人及家属解释肿痛的原因，以配合治疗。减少活动，帮助病人采取舒适的体位，尽可能保持患肢的功能位置，注意保暖。采取非药物止痛措施，如松弛术、皮肤刺激疗法、分散注意力。按医嘱给予止痛药物的使用．观察其疗效及不良反应。

6. 胃肠道反应的护理 有消化道出血者让其卧床休息，给予舒适的体位，出血严重的给予禁食。呕吐者给予保持呼吸道的通畅，防止窒息的发生。呕吐后及时清洁口腔，保持口腔清洁，并及时更换衣服。注意观察呕吐及出血的次数、性状，量、颜色并记录，及时留取大便标本。监测血压、心率、尿量，根据医嘱给予静脉补液和输血，并观察其疗效。本组病人因治疗及时，护理得当，病情得到控制。

7. 肾损害的护理 注意尿量、尿色的变化，准确记录 24 小时出入量，晨起定时测空腹体重、监测血压各一次。

8. 发热的护理 体温高者给予物理降温，如冰袋敷前额及大血管处，禁用乙醇溶液擦浴。根据医嘱给予降温药物的使用及液体的补入。并指导病人摄入足够的水分。观察体温的变化，注意病人降温后的反应，防止虚脱。出汗时及时更换衣服，防止受凉。

9. 病情观察 注意观察紫癜的分布，有无消退及增多。腹痛及呕吐情况，有便血者注意出血的量。观察尿色、尿量及尿比重的变化。观察有无头痛、胸闷、心悸等情况。

10. 心理护理 由于过敏性紫癜易反复，病程长，容易让患儿及家长对治疗预后丧失信心。应仔细观察患儿的个性，针对其心理特点和患儿沟通减少距离感，如讲小英雄的故事让其树立战胜疾病的信心。在生活上关心和爱护患儿，让精湛的业务技术、丰富的理论知识、和蔼的举止赢得患儿和家长的信任感。

11. 健康教育 向家长介绍过敏性紫癜的有关知识，让其配合治疗。注意防寒保暖，预防感冒。根据医嘱按时、按量、按疗程给药，不可自行减量或停药，以免加重病情。药物应在饭后服用，以减少不良反应。按时复诊，定期复查。

二十、什么是小儿系统性红斑狼疮？有何特点？

答：系统性红斑狼疮是一种累及多系统的慢性自身免疫性结缔组织病，临床表现多种多样，儿童系统性红斑狼疮很多方面与成人系统性红斑狼疮相似，如临床表现、免疫学等，但有其独特性：

1. 发病率、年龄和性别 小儿时期系统性红斑狼疮的发病率较成人低，约占所有患者的 15%～20%。8 岁以前少见，青春期明显增多，且性别差别不如成人显著。

2. 遗传倾向明显。

3. 受累脏器 小儿系统性红斑狼疮的易损脏器与成人不同。儿童患者中肾脏、肝、脾和淋巴结损害显著多于成人患者，而肺脏损害者显著少于成人病例。

4. 实验室检查 儿科病例中贫血、白细胞减少、血小板减少、Coombs 试验阳性更为多见，与成人相比有显著差异。

5. 预后 病情进展较成人急剧，预后较成人差。存活期短于成人患者，特别有神经系统和心脏损害者。

二十一、小儿系统性红斑狼疮的护理要点有哪些？

答：**1. 休息与活动** 一般患者可适当活动，大量心包积液、心力衰竭患者应卧床休息，有呼吸困难时，宜半卧位，并给予吸氧。

2. 病情观察 密切观察血压、脉搏、呼吸变化，有紧急情况立即通知医师处理。

3. 关节肿痛护理 系统性红斑狼疮患儿，关节疼痛肿胀时，注意关节肿胀疼痛情况，并认真记录。协助患儿舒适体位以减轻疼痛，做好日常生活护理，每周协助患儿洗澡、洗头，注意休息，遵医嘱给肾上腺糖皮质激素，对缓解关节疼痛效果好。

4. 饮食护理 给予高蛋白、高维生素饮食、同时补充钙、磷，适当控制糖及脂肪的摄入，忌食辛辣刺激食物，忌食有增强光敏的食物如无花果、芹菜、蘑菇海鲜等食物，狼疮性肾炎有肾损害时，水肿应给低盐饮食，并补充优质蛋白。患儿皮肤紫癜如有破溃、出血和感染，有痒感者遵医嘱给肾上腺糖皮质激素治疗。

5. 用药护理 利用抗心衰药物时，要严密观察病情，在给药前要听心率和节律变化。用药时注意病人有无食欲不振、恶心、呕吐、腹泻、头痛、头晕及视物不清、黄视、绿视等改变，如有反应，应暂时停药并通知医师。

二十二、什么是皮肤黏膜淋巴结综合征？

答：皮肤黏膜淋巴结综合征是一种以全身中、小动脉炎为主要病变的急性发热出疹性疾病，因该病由川崎富作于 1962 年首次完成描述和报道，故又称川崎病。以婴幼儿多见，男孩多于女孩。

二十三、川崎病有哪些临床特点？

答：**1. 发病年龄和季节** 发病年龄可见于 2 个月～8 岁，80%为 4 岁以下小儿。3～8 月份发病最多。

2. 主要表现 为发热、皮肤黏膜病变和颈部淋巴结肿大，可累及多个器官，即：

（1）发热：为最早出现的症状，多在 38～40℃，呈稽留热或弛张热，一般持续 1～2 周或更久，抗生素治疗无效。

（2）黏膜病变：结膜充血，口腔黏膜充血，草莓样舌，口唇常呈鲜红色。

（3）多形性皮疹：如多形性红斑、猩红热样皮疹、斑疹等，可出现于起病后 1～5 天。以往接种卡介苗的瘢痕处出现红斑。

（4）手足病变：常具特征性，病初为坚实性浮肿，手掌、足底潮红，2～3 周后出现膜状脱屑。

（5）淋巴结肿大：出现于发病时或发病后 3 天内。颈部、耳后、枕部单侧或双侧淋巴结肿大，可有触痛，但无化脓性倾向。

（6）心脏表现：是川崎病最严重的表现，于病后 1～6 周可出现心律失常、心肌炎、心包炎和心内膜炎等；冠状动脉瘤可在病程的 2～4 周发生，心肌梗死和冠状动脉瘤破裂可致心源性休克甚至猝死。

（7）其他：如无菌性脑膜炎、关节肿痛、肝脏受损（黄疸、转氨酶增高等）。

二十四、川崎病的诊断要点有哪些？

答：本病的诊断主要靠临床表现，具备下列主要症状的 5 项即可诊断本病：

1. 发热 5 天以上。

2. 急性期四肢末端非凹陷性浮肿，掌、趾及肢端红斑，恢复期皮肤的膜样脱皮。

3. 多形性皮疹，躯干部较多，无水疱及痂皮。

4. 两眼球结膜充血。

5. 口唇鲜红，草莓样舌，口咽部黏膜弥漫性充血。

6. 非化脓性淋巴结炎。

二十五、川崎病的治疗要点是什么？预后如何？

答：本病病程常为自限性，死亡率仅1%～2%，死亡的主要原因是心脏损害。临床上暂无特异性治疗，主要根据病情给予对症和支持治疗。尽早使用阿司匹林和丙种球蛋白控制炎症，预防和减轻冠状动脉病变发生，病情严重者可使用皮质激素。血小板显著增高或冠状动脉病变、血栓形成者加用双嘧达莫。

二十六、川崎病患儿高热期如何护理？

答：**1. 饮食护理** 患儿机体能量消耗较大，应予以高热量、高蛋白、高维生素的流质或半流质饮食，如鸡蛋糕、果汁饮料、豆浆等。避免食用生、硬、过热、辛辣的刺激性食物。急性发作期以少量流质、多餐为主。

2. 病情观察与护理 高热期注意让患儿卧床休息，以减少机体能量的消耗。密切监测体温变化，观察热型及伴随症状。每4小时测量1次体温并记录。体温＞38.5℃者给予头部冷敷、温水擦浴等物理降温措施。必要时使用药物降温，以防高热惊厥。出汗较多者及时更换内衣裤，以免受凉。同时鼓励患儿多饮水，观察有无脱水征象，及时汇报医生，视患儿情况遵医嘱予静脉补液。

二十七、川崎病患儿的皮肤黏膜护理要点有哪些？

答：**1. 口腔黏膜** 可用生理盐水清洗口腔2次/天。口唇干裂者给予甘油涂擦保护，口腔黏膜糜烂患儿可涂蒙托石粉加甘油予以保护。患儿常因害怕疼痛拒绝口腔护理，因此操作时动作一定要轻柔。并加强与患儿之间的沟通，分散注意力。鼓励患儿多饮水。饮食清淡，保持口腔清洁，促使创面愈合。

2. 全身皮肤 患儿皮肤出现皮疹、硬性水肿时，要及时修剪指甲，告之勿搔抓皮肤。每日清洁皮肤2次。便后用温水洗净并擦干，衣裤应柔软，每日更换，保持床单元清洁、平整、干燥。患儿指趾末端脱屑时。应让其自然脱落，告知患儿及家属不要用手撕拉脱屑。以免出血或继发感染。

3. 眼部护理 对于眼部症状重、结膜充血时间长的川崎病患儿，需注意合并前葡萄膜炎的可能性。密切观察有无视物模糊、视力下降、畏光流泪等症状，及时对症处理。

二十八、川崎病患儿的用药观察与护理要点有哪些？

答：阿司匹林应在饭后服用，并服用制酸剂或胃黏膜保护剂。以减少胃黏膜损害。服药期间要特别观察有无胃肠道反应和消化道出血现象。静脉输注丙种球蛋白护理：严格执行查对制度。并告知家属接受过丙种球蛋白治疗的患儿9个月内不宜做麻、腮、风等预防接种。

二十九、川崎病患儿的出院指导要点有哪些？

答：1. 嘱继续按医嘱服药至完全康复，不可随意停药、减量。

2. 告知家长防止心血管系统并发症的重要性，要定期复查血常规。

3. 嘱患儿作息生活规律，制定活动及休息计划，避免剧烈运动。

4. 有心脏损害的患儿出院后1年应每3～6个月做心电图及超声心动图检查。

三十、什么是排斥反应？

答：排斥反应是发生在同种异体组织或器官移植过程中的一种免疫现象。组织或器官移植于受体之后，由于异体组织抗原性不同，刺激机体产生特异性免疫反应，使移植物受到损伤，只能存活较短的时间，即排斥反应。细胞免疫和体液免疫都参与排斥反应。

三十一、排斥反应分为哪几种类型？

答：排斥反应有三种类型：超急排斥反应、急性排斥反应和慢性排斥反应。

1. 超急排斥反应 常在移植后数小时或1～2天内突然发生。这种反应的发生是由于受体中已有移植物组织抗原的抗体或ABO血型不符。抗体的产生可能与以往的多次输血、妊娠、感染或器官移植有关。移植器官常很快坏死，应将其摘除。

2. 急性排斥反应 最为常见，一般发生于移植后数天到数周内，主要是由于细胞免疫所致，反应晚期抗体亦可参与。病人发热乏力，白细胞增高，血小板减少，补体降低，细胞免疫功能检查显示细胞免疫增强。

3. 慢性排斥反应 一般在移植后一年至数年后发生，系细胞和体液共同作用的结果，移植器官的功能逐渐消失。

三十二、防止排斥反应的方法有哪些?

答：**1.** 进行供受体的组织相容抗原配型。

2. 使用免疫抑制剂。

3. 免疫促进：用供体抗原给受体进行免疫（主动免疫促进）或把接受过供体抗原的动物的血清注入受体（被动免疫促进）。

4. 破坏受体的免疫器官，如用放射线照射或手术摘除胸腺、淋巴结、脾脏等。

5. 使用抗淋巴细胞免疫球蛋白，使受体的免疫功能受损。

第十二章　遗传代谢系统疾病

一、什么是遗传？

答：各种生物都能通过生殖产生子代，子代和亲代之间，不论在形态结构和生理功能的特点上都很相似，这种现象称为遗传。

二、遗传病的遗传方式有哪些？

答：**1.** 单基因遗传病。

2. 多基因遗传。

3. 线粒体基因的遗传。

4. 非经典孟德尔遗传。

5. X 染色体失活。

三、常见遗传性疾病的临床症状与体征有哪些？

答：临床症状：

1. 全身情况　发育迟缓，身高、体重、生长过程中主要的“里程碑”是否出现和出现的时间以及智力发育障碍的情况。

2. 头面部

（1）头颅和面部：小头、大头、舟状头、方颅、枕骨扁平、窄前额、中面部发育不良等；

（2）发迹：过高和过低；

（3）眼：眼巨宽、眼球内陷或凹凸、内眦赘皮、小眼睛、眼角上斜或下斜、眼睑下垂、虹膜缺如、角膜环、蓝巩膜、角膜浑浊、白内障、各种屈光不正、斜视、眼球震颤；

（4）耳：低位耳、小耳或大耳、耳郭畸形，附耳、耳道鼻塞和耳聋；

（5）鼻：鼻梁低平、鼻根宽大、鼻孔前倾、后鼻孔鼻塞；

（6）口：唇腭裂、高腭弓、鲤鱼嘴、小口、齿龈畸形等。

3. 颈部　颈短、颈蹼。

4. 躯干　鸡胸、漏斗胸、盾状胸、脊柱裂、脊柱侧弯和前凸、乳间距宽、乳头发育异常、内脏畸形和异位、疝等。

5. 四肢和关节　短肢、肘内外翻、多指（趾）、并指（趾）、短指、蜘蛛指（趾）、摇椅样足底、指趾弯曲、关节运动受限、脱臼、过度伸展等。

6. 皮肤　色素过多、过少和色素斑、角质化过度、鱼鳞癣、皮肤菲薄、光敏感、弹性异常、多毛、早秃、念珠发、易碎发、浅色发、无汗和皮肤纹理改变。

7. 生殖器官　两性畸形外观或发育不全、男性隐睾和小阴茎、尿道下裂、无肛畸形。

四、遗传咨询包括哪些内容？

答：遗传咨询是帮助人们理解和适应遗传因素对疾病的作用以及遗传对医学、心理和家庭影响的一个过程。这个过程主要包括以下内容：

1. 通过分析家族史来解释和评估疾病发生和再发风险率。

2. 进行有关遗传病的遗传方式、实验室检查方法、诊断、治疗及预防的教育，并提供与疾病有关的各种可能得到帮助的方式与渠道。

3. 辅导促进知情选择、对所患疾病再发风险的逐步认知和接受以及采取最适当的决策。

五、遗传咨询的主要目的是什么？

答：目的是使咨询者（患者和家属）了解与他们有关的遗传病的本质、预后、随诊及处理方法；

了解所患遗传病的遗传方式和再发风险；了解防止所患遗传病发生或再发的各种可以选择的方法，如产前诊断、辅助生殖、避孕等；采取咨询者或家属认为最可行的措施；设法改变或调节他们的生活和健康。

六、遗传咨询的主要指征包括哪些？

答：应当进行遗传咨询的指征包括：

1. 遗传筛查阳性者。

2. 高龄孕妇，孕妇≥35 周岁。

3. 曾怀孕过有遗传病或畸形的胎儿及生育过有遗传病或畸形的患儿。

4. 父母或一方自身患有遗传病。

5. 有反复发生的自发性流产、胎死宫内、不孕不育等病史的夫妇。

6. 染色体平衡易位、倒位的携带者。

7. 父母是遗传病基因携带者。

8. 夫妇之一有遗传病家族史。

9. 近亲婚配。

10. 有外环境致畸物接触史。

七、什么是遗传代谢病？

答：遗传代谢病属于单基因遗传病的一部分，基因突变使合成的酶、受体、载体等蛋白功能缺陷，导致体内生化物质的合成、代谢、转运和储存等方面出现各种异常，产生一系列临床症状的一大类疾病，因有可测定的代谢异常，称为遗传代谢病。

八、什么是遗传性果糖不耐症？

答：遗传性果糖不耐症又称果糖血症，因果糖-1-磷酸醛缩酶 B（醛缩酶 B）缺乏所致，发病率不详。

九、遗传性果糖不耐症的临床表现有哪些？

答：临床表现与摄食、年龄有关、且年龄越小，症状越严重。出生后即给予人工喂养的新生患儿常在 2～3 天内出现呕吐、腹泻、脱水、休克、出血倾向和急性肝衰竭症状。母乳喂养儿在给予含蔗糖或果糖的辅食后 30 分钟内即发生呕吐、腹痛、出汗直至惊厥等症状。若不及时终止这类食物，患儿出现食欲缺乏、腹泻、体重不增、肝大、黄疸、水肿和腹水以及代谢性酸中毒等临床表现。大部分患儿因屡次发生的不适症状而自动拒食，未及时诊疗可因进行性肝衰竭死亡。

十、遗传性果糖不耐症治疗有哪些？

答：**1. 饮食治疗**　一旦确定诊断，立即终止一切含果糖、蔗糖或山梨醇成分的食物和药物，以防止低血糖发生。

2. 药物治疗　当出现低血糖时，静脉注射葡萄糖即可缓解。纠正电解质紊乱，有出血倾向者可给予成分输血。对急性肝功能衰竭患儿应予支持治疗。

十一、什么是先天性乳糖酶缺乏？

答：先天性乳糖酶缺乏症，因乳糖酶缺乏，不能消化和代谢母乳中的乳糖，导致发生非感染性腹泻。

十二、先天性乳糖酶缺乏的临床表现有哪些？

答：生后喂给奶类，数小时至数日后即可发生严重腹泻和脱水，伴腹胀、肠鸣音亢进。大便有酸味；还原糖定性试验可能呈阳性。改用无乳糖牛奶或黄豆配方奶后腹泻能在 2～3 天内好转。

十三、什么是葡萄糖-半乳糖吸收不良症？

答：葡萄糖-半乳糖吸收不良症是由于小肠黏膜上皮细胞膜上表达的钠/糖转运体家族5基因缺陷所造成，临床罕见。

十四、葡萄糖-半乳糖吸收不良症的临床表现有哪些？

答：患儿多在出生后一周内发病，表现为严重腹泻、腹胀和脱水常可致命，但若给予果糖类饮食，腹泻可迅速好转。

十五、什么是苯丙酮尿症？

答：苯丙酮尿症（phenylketonuria，PKU）是因苯丙氨酸羟化酶基因突变导致的一种可造成儿童智力损害的常染色体隐性遗传病。

十六、苯丙酮尿症的临床表现有哪些？

答：患儿出生时正常，通常在3～6个月时开始出现症状，1岁时症状明显，表现为：

1. 智力发育落后最为突出，智商低于正常，有行为异常，如兴奋不安、忧郁、多动、孤僻等。有可能癫痫发作，少数呈现肌张力增高和腱反射亢进。

2. 出生数月后因黑色素合成不足，头发由黑变黄，皮肤白皙。皮肤湿疹较常见。

3. 由于尿和汗液中排出较多苯乙酸，可有明显鼠尿臭味体味。

十七、苯丙酮尿症的治疗要点有哪些？

答：**1. 低苯丙氨酸饮食**　主要适用于典型的PKU，以及血苯丙氨酸持续高于1.22mmol/L的患儿。苯丙氨酸需要量，一般生后2个月内约需50～70mg/（kg·d），3～6个月约40mg/（kg·d），2岁约为25～30mg/（kg·d），4岁以上10～30mg/（kg·d），以能维持血中苯丙氨酸浓度在0.12～0.6mmol/L（2～10mg/dl）为宜。

2. BH4、5-羟色氨酸和L-DOPA治疗　对非典型病例除饮食控制外，需给予此类药物。

十八、苯丙酮尿症有哪些护理措施？

答：饮食控制：低苯丙氨酸饮食，其原则是使摄入苯丙氨酸的量既能保证生长发育和体内代谢的最低需要又能使血中苯丙氨酸浓度维持在0.12～0.16mmol/L（2～10mg/dl）。饮食治疗成功与否直接影响到患儿智力及体格发育，因此必须制定周密计划。应尽早在3个月以前开始治疗。超过1岁以后开始治疗，虽可改善抽搐症状，但智力低下是不可逆转的。对婴儿可喂特制的低丙苯胺酸奶粉，对幼儿添加辅食时应以淀粉类、蔬菜和水果等低蛋白食物为主，忌用肉、蛋、豆类含蛋白质高的食物。治疗时应根据年龄定期随访血中苯丙氨酸浓度，同时注意生长发育情况。饮食控制应至少持续到青春期以后。终生治疗后对患者更有益。

十九、什么是甲基丙二酸血症？

答：甲基丙二酸血症又称甲基丙二酸尿症，是先天性有机代谢异常中最常见的疾患，为常染色体隐性遗传病。据调查美国发病率为1/29 000，加拿大为1/61 000，我国发病情况不详。近年来，随着临床于实验室研究的发展，国内外在诊断、治疗、分子生物学研究、筛查方面逐步积累了经验。

二十、甲基丙二酸血症有哪些临床表现？

答：患者个体差异较大，重症患儿可于新生儿期发病，mut^{o}型半数于生后1周内发病，起病急骤，死亡率极高。婴幼儿期起病的患儿初发症状多为喂养困难、发育落后、惊厥、肌张力低下，常因发热、饥饿、高蛋白饮食、感染等诱发代谢性酸中毒急性发作，出现呕吐、呼吸困难、意识障碍，若不能及时诊断、合理治疗，猝死率很高。存活者常遗留癫痫、智力低下等严重神经系统损害。

二十一、什么是黑酸尿症？

答：黑酸尿症因尿黑酸氧化酶的基因HGD突变所致，为常染色体隐性遗传病，患病率在

1/250 000 到 1/1 000 000 之间，斯洛伐克人群中患病率较高，约为 1 ∶ 19 000。

二十二、黑酸尿症有哪些临床表现？

答：婴儿时期即可因尿液呈黑色而诊断，但临床症状多在成年时期出现。主要表现：

1. 尿中尿黑酸增高 由于缺乏尿黑酸氧化酶，尿黑酸不能氧化而自尿中排出，尿液暴露于空气后变黑。

2. 褐黄病 通常在 30 岁以后发生，表现为巩膜及耳软骨等组织的浅灰色样变。

3. 关节炎 多于 30～40 岁之间出现，主要累及脊柱和大关节。临床过程以发作性急性加重及进行性关节功能障碍为特征。其他症状包括色素沉积、主动脉瓣或二尖瓣钙化、反流，亦见肾及前列腺结石。

二十三、什么是戈谢病？

答：戈谢病是溶酶体贮积病中相对常见的疾病之一，为常染色体隐性遗传病。

二十四、戈谢病有哪些临床表现？

答：常表现为多脏器受累，患者轻重不同，差异较大。根据神经系统是否受累，将戈谢病主要分为三型：Ⅰ型：非神经病变型，为最常见的亚型，患者无原发性中枢神经系统受累表现，残存酶活性为正常人的 18%～40%。2/3 患者在儿童期发病，但各年龄段均可发病。症状轻重差异很大，发病越早，症状越重。Ⅰ型患者以肝脾和骨骼损害为主，肝脾肿大，尤以脾肿大显著，可伴有脾功能亢进，甚至出现脾梗死、脾破裂等。患者可有面色苍白、疲乏无力、皮肤及牙龈出血，月经量增多，甚至有危及生命的出血现象。多数患者有骨骼受侵，轻重不一患者常有急性或慢性骨痛，严重者出现骨危险（严重骨痛急性发作，伴发热及白细胞增高、血沉加快）。X 线表现为股骨远端的烧瓶样畸形、骨质减少、骨质疏松，重者出现骨的局部溶解、骨梗死、病理性骨折、关节受损等，骨骼病变可影响日常活动，并可致残。儿童患者可有生长发育迟缓。部分患者可有肺部受累主要表现为间质性肺病、肺实变、肺动脉高压等。Ⅱ型和Ⅲ型：患者除有与Ⅰ型相似的肝脾肿大、贫血、血小板减少等表现外，均有神经系统受损。Ⅱ型为急性神经病变型婴儿期发病，有迅速进展的癫痫、角弓反张等急性神经系统受损表现，精神运动发育落后，2～4 岁前死亡。Ⅲ型为慢性（或称亚急性）神经病变型，早期表现与Ⅰ型相似，逐渐出现神经系统表现，病情进展缓慢，寿命可较长。患者常有动眼神经受侵、眼球运动障碍，并有共济失调、头后仰、癫痫、肌阵挛、伴发育迟缓、智力落后。患者的脑电图、脑干听觉诱发电位、头颅磁共振检查可见异常改变。

二十五、戈谢病的治疗有哪些？

答：**1. 非特异性治疗** 根据患者的临床表现给予对症治疗。贫血患者可补充维生素及铁剂，必要时输血纠正贫血或血小板减少。骨骼病变的处理包括止痛、理疗、处理骨折、人工关节置换等，并可辅助钙剂及双磷酸盐治疗骨质疏松。

2. 特异性治疗 酶替代治疗以补充体内缺乏的葡萄糖脑苷脂酶为目的，为Ⅰ型戈谢病治疗的标准方法，需终生用药。以基因重组方法研制的注射用伊米苷酶，是目前国内唯一可获得的特异性治疗药物。

3. 探索性治疗 其他治疗方法如底物减少疗法、分子伴侣疗法、干细胞移植治疗及基因治疗等正在研究阶段。

二十六、什么是尼曼-皮克病？

答：尼曼-皮克病是一组鞘磷脂沉积导致的溶酶体脂质贮积病，为罕见的常染色体隐性遗传病。

二十七、尼曼-皮克病的临床表现有哪些？

答：以肝脾肿大和神经系统损害为主要特点。A 型：临床表现严重，早期即可出现中枢神经系统退行性变。患者临床表现比较一致，在宫内及娩出时正常，少数在新生儿期有黄疸迁延，出生后数周内即可因肌张力低下而发生喂养困难及体重不增，常伴有反复呕吐、腹泻等，3～6 个月时出现肝脾增大和淋巴结肿大。病情进展迅速，除肝脾极度增大外，神经系统症状出现较早，6 个月时即可呈现精神运动发育衰竭征象，表情淡漠、动作发育迟缓、听视力逐渐丧失、惊厥发作等为常见症状。皮肤有棕黄色沉着。约半数患儿可见眼底黄斑部樱红斑。患儿最终极度消瘦呈恶病质状态，大多在 3 岁左右死亡。B 型：慢性进展，内脏受累严重，较少累及中枢神经系统。患儿发病较 A 型晚，常见脾脏增大，然后出现肝增大。病情进展缓慢，不侵犯神经系统，肝功能受损情况亦少见。患儿身材矮小，肺部因弥漫性浸润而容易发生感染。一般不影响寿命。中间型：临床表现介于 A、B 型之间。

二十八、什么是高铁血红蛋白血症？

答：高铁血红蛋白血症是一组比较少见的疾病，其特点为红细胞中高铁血红蛋白的含量超过正常导致发绀的发生。正常氧和与脱氧血红蛋白含二价铁才能起到转运氧的作用，若血红蛋白中的二价铁氧化成三价铁，则失去转运氧的作用，血液成巧克力颜色。正常健康人的红细胞中有很少部分血红蛋白（不超过血红蛋白总量的 2%）氧化成高铁血红蛋白，当高铁血红蛋白增高时，体内有维生素 C、谷胱甘肽、三磷酸吡啶核苷黄递酶和二磷酸吡啶核苷黄递酶四种还原物质将其还原为正常的血红蛋白。若高铁血红蛋白含量超过 15%以上，临床即出现青紫。在分光镜波长 632nm 处高铁血红蛋白呈黑色吸收光带，加 2～3 滴氰化钾后，光带即消失。

二十九、什么肾性尿崩症？

答：肾性或肾源性尿崩症是一种少见的遗传病，由于肾脏集合管对抗利尿激素不起反应而致尿浓缩障碍，出现多饮、多尿和尿比重降低。

三十、肾性尿崩症的临床表现有哪些？

答：出生后即发病，但多数在数月后方得到确诊，主要表现为烦渴、多尿、便秘、反复出现脱水和生长发育障碍。兄弟中常见有同样症状的患者。皮肤弹性差，多伴有厌食和间断呕吐和找不到原因发热。由于高渗性脱水，可出现惊厥，延误诊断的病例可因长期高渗脱水而智力发育障碍。

三十一、什么是范科尼综合征？

答：范科尼综合征是一种先天代谢病，由于肾近球小管功能多发性障碍，在正常人中应被近球小管回吸收的物质如葡萄糖、氨基酸、尿酸、磷酸盐、重碳酸盐（钠、钾及钙盐），都在尿中大量排出，出现骨骼变化、骨龄减低和生长缓慢。

三十二、范科尼综合征有哪些临床表现？

答：婴儿出生后 4～6 个月开始发病。患儿生长缓慢，软弱无力，食欲差，常有呕吐、多尿、烦渴、便秘亦常见。多数患者因营养不良、反复发热、脱水及酸中毒而住院。较大儿童虽经维生素 D 常用量治疗，仍显活动性低磷性佝偻病，可见体格矮小及骨骼畸形。部分病儿出现畏光现象但无神经系统损伤。

三十三、什么是特发性高钙血症？

答：当血清钙＞2.7mmol/L 或游离钙＞1.4mmol/L 是称为高钙血症。

三十四、造成高钙血症的原因有哪些？

答：造成高钙血症的原因很多，儿童常见的原因有以下几种：

1. 特发性婴儿高钙血症或 Williams 综合征。

2. 家族性低尿钙高血症。

3. 维生素 D 中毒。

4. 原发性甲状旁腺功能亢进症。

5. 长期卧床致骨废用，骨钙盐脱出所致高钙血症。

6. 恶性肿瘤转移到骨，骨溶解致高钙血症。

三十五、特发性高钙血症的临床表现有哪些？

答：无论何种原因所造成的高钙血症，其临床表现相同。全身不适、乏力、生长缓慢、多饮多尿、食欲减退、恶心、呕吐、便秘和上腹部不适、腹痛、肌张力减低、神经肌肉应激性下降。若出现高尿钙症，可形成肾结石，严重者影响肾功能，造成肾功能不全。有时间出现心律失常，心动过速，心电图表现 Q-T 缩短。特发性婴儿高钙血症或 Williams 综合征较为罕见。常在生后 3 个月内发病，原因不清。本症患儿有特殊面容：小下颌，前额宽向前突，鼻梁宽平，人中长，上唇厚，牙齿常有错位咬合，生后第一年常有喂养困难。生长发育障碍和智力发育不全，智商在 50～70。常伴有主动脉狭窄，肺动脉狭窄，心房和（或）心室间隔缺损等心血管系统畸形。X 线表现为颅底、长骨干骺端、骨骼及脊柱骨骨密度增高。实验室检查：血钙增高，血磷正常，尿钙增高。

三十六、什么是磷酸酶过少症？

答：磷酸酶过少症是一种少见的常染色体隐性遗传性疾病，少数为显性遗传。多发生于小儿，其特点是血液、肝脏、骨骼和肾脏等组织中的碱性磷酸酶活性低下或消失，骨化不全，易骨折和尿液中磷酸乙醇氨排出量增加。

三十七、磷酸酶过少症有哪些临床表现？

答：根据临床症状出现的早晚分为新生儿型又称为先天性致死型、婴儿型、儿童型和青少年型。新生儿型于出生后即出现颅骨软化、肢体短粗、弯曲畸形及骨折，常伴有肢体表面皮肤的环形深凹切迹，有些病例可见蓝色巩膜、惊厥、青紫等症状，严重者出生时即为死胎，因胸廓软弱无力和呼吸困难易导致死亡。婴儿型常于出生后 1～6 个月发病，表现为体重不增、生长缓慢及头围增长亦缓慢，颅骨软化、颅骨缝增宽、囟门突出，头皮静脉怒张、胸廓畸形和四肢弯曲。当高钙血症和肾功能损伤时，可出现厌食、呕吐、便秘、发热、多饮多尿、肌张力低下、惊厥、蛋白尿或脓尿。有些患儿可见皮肤色素沉着。当病变自然好转，延续到 2 岁以后，可见儿童型症状，如走路较晚、步态不稳，肢体疼痛、弯曲畸形，牙齿发育不良等。龋齿和乳牙早脱亦属常见。因颅缝早闭，常发生继发性颅压增高或神经系统症状。发病年龄越大，临床症状越不典型，病变亦较轻。成人型常只诉骨疼，容易骨折以及小儿时期病变所遗留的轻重不等的骨畸形。少数患者在关节、肌腱和椎间韧带周围发生钙化。个别患儿仅表现为乳牙早脱、骨骼病变不明显。X 线检查：轻症病例的骨骼表现与重症佝偻病相似，重者全身骨骼的骨化不全，长骨干骺端呈锯齿状凹凸不平，骨化不均匀，常见未骨化的透亮区，骨干弯曲成角，更甚者一些骨骼完全不骨化。婴儿时期多见颅盖骨菲薄，骨化不全或仅见不规则的骨化中心，颅缝于囟门增宽。儿童时期可见病变修复，重新骨化或遗留骨畸形及骨折，由于颅缝早闭可出现头颅狭小和颅压增高的 X 线征象。成人期多见骨质疏松或骨折。

三十八、什么是高磷酸酶血症？

答：高磷酸酶血症是常染色体隐性遗传病，极为少见。大多数认为本症为骨组织代谢紊乱性疾病，主要表现为过多的溶骨和成骨过程，使骨化不全。受累部位常见于颅骨、胫骨、股骨、脊柱等。其特点血清碱性磷酸酶明显增高，血清钙、磷正常。

三十九、高磷酸酶血症有哪些临床表现？

答：生长缓慢，一般在 2～3 岁发病。骨疼为最常见的症状。由于疼痛造成肢体行走困难，如跛行或步态不稳等，有时发生骨折。四肢骨骼畸形，如："X" 形腿或 "O" 行腿，以及其他不规则畸形。可出现自发性或因轻微外伤引起骨折。当颅骨受累时，颅骨变厚，头围不断增大，颅骨变形，常伴有头痛。病变侵犯脊柱可发生脊柱后突或侧弯畸形。暂时性高磷酸血症，常在 2 个月和 2 岁期间发生，除了轻微胃肠道症状外，没有更多的临床表现。通常在体检筛查时才发现，肝脏和骨骼的同工酶部分增高，但临床上没有肝脏和骨骼的障碍，一般 4～6 个月消失。

四十、高磷酸酶血症的治疗有哪些?

答：因原因不明，无特效治疗，对症治疗。

1. 止痛　抑酸制剂，如除阿司匹林外，还可应用双磷酸盐，用量10～20mg/kg每日1次，持续数周。降钙素，用量10～20MRCU/kg，静脉输入，每日2次，持续几周可缓解症状。

2. 合并骨折时　制动患肢。同时注意健侧肢体的运动和患肢的适当的功能锻炼。防止骨骼进一步钙化。

四十一、什么是早老症?

答：早老症是一种极罕见的以代谢异常、生长发育障碍，伴有骨骼、牙齿、指（趾）甲、毛发及脂肪等发育不全，以童年表现老人面貌和动脉硬化为其特征的先天性疾病。

四十二、早老症的临床表现有哪些?

答：患儿生后数月内一般表现大致正常。但如回溯初生的情况，多有硬肿、轻度面部发绀、鼻较尖等现象。生长发育落后在生后第1年即出现。从第二年起明显缓慢，并逐渐出现典型的面容、脱发、皮下脂肪消失、异常的姿势、关节僵直、皮肤和骨骼的变化等，但智力及运动功能发育尚正常。特征性变化是：身长体重明显低于正常，10岁左右仍如4～5岁小儿的身长，相对的体重比身长减少更明显；皮下脂肪逐渐变薄，面颊的脂肪也消失，只剩下耻骨上部的皮下脂肪，全身瘦削，皮肤薄而干燥，有皱纹，并出现棕色老人斑；由于颜面骨及下颌骨特别小，头颅与前额相对大眼眶较小使两眼突出，鼻尖突出尖；耳廓常有畸形，两耳廓向前竖起，缺乏耳垂；嘴唇较薄，近似鸟脸；脱发由枕部开始，至3～5岁时几乎全部脱光，眉毛与睫毛也可脱落；头皮静脉怒张；乳齿和恒齿均发育延迟，牙齿畸形，并很早脱落；四肢与躯干比例正常，锁骨发育不全，比正常短小，关节相对粗大并僵直，手指屈曲，指、趾甲常萎缩，末节指骨很短；下腹部、大腿近端和臀部硬肿；四肢浅表血管粗厚而显露，尤以桡动脉和手背静脉最为明显。语音尖而细。性腺不发育或性发育明显延迟。血压于5岁以后明显上升，心脏逐渐扩大，有时出现心绞痛、心肌梗死或脑血管意外。也可发生肾结石而致急腹症。步态如老人，走路时脚拖在地上，不能太高。

四十三、什么是遗传性疾病?

答：遗传性疾病是指由遗传物质发生改变而引起的或者是由致病基因所控制的疾病，具有先天性、终生性和家族性的特征。

四十四、遗传性疾病有哪些分类?

答：**1.** 染色体病。

2. 单基因遗传性疾病。

3. 多基因遗传性疾病。

4. 线粒体病。

5. 基因组印记。

四十五、什么是染色体病?

答：染色体病是由于各种原因引起的染色体数目和（或）结构异常的疾病，通常累及数个甚至上百个基因。常造成机体多发畸形、智力低下、生长发育迟缓和多系统功能障碍，故又称为染色体畸变综合征。染色体疾病在新生儿中的总发生率约为0.6%，根据畸变涉及的染色体可分为常染色体病和性染色体病两大类。其中性染色体异常占0.22%，常染色体异常占0.40%。染色体畸变往往发生在亲代生殖细胞形成过程中。

四十六、染色体病的临床特征有哪些?

答：**1. 常染色体病**　即常染色体数目异常或结构异常所产生的综合征，其共同的特征为：①生长发育迟缓；②智能发育落后；③多发性先天性畸形；内脏畸形、骨骼畸形、特殊畸形、特殊面容、皮肤纹理改变。最常见的是唐氏综合征，其次是 18-三体综合征、13-三体综合征及 5P 综合征等。

2. 性染色体病 即性染色体 X 或 Y 数目异常或结构的畸变。一般没有常染色体病严重，常伴有性征发育障碍或异常，最常见的是 Turner 综合征、Klinelter 综合征，其次尚有 XYY、多 X 等综合征。

四十七、什么是唐氏综合征？

答：唐氏综合征，又称 21-三体综合征，以前也称先愚型，是人类最早被确定的染色体病，在活产婴儿中发生率约为 1∶1000～1∶600，母亲年龄越大，发生率越高。

四十八、唐氏综合征的临床表现有哪些？

答：本病主要特征为智能落后、特殊面容和生长发育迟缓，并可伴有多种畸形。临床表现的严重程度随异常细胞核型所占百分比而异。

1. 特殊面容 出生时即有明显的特殊面容，表情呆滞。眼裂小、眼距宽、双眼外眦上斜，可有内眦赘皮，鼻梁低平，外耳小、硬腭窄小，常张口伸舌，流涎多，头小而圆、前囟大且关闭延迟，颈短而宽，常呈嗜睡和喂养困难。

2. 智能落后 这是本病最突出、最严重的临床表现。绝大部分患儿都有不同程度的智能发育障碍，随年龄的增长日益明显。嵌合体型患儿临床表现因嵌合比例以及 21 号染色体三体细胞在中枢神经中的分布不同而有很大差异。其行为动作倾向于定型比，抽象思维能力受损最大。

3. 生长发育迟缓 患儿出生的身长和体重均较正常儿低，生后体格发育、动作发育均迟缓身材矮小，骨龄落后于实际年龄，出牙迟且顺序异常；四肢短，韧带松弛，关节可过度弯曲；肌张力低下，腹膨隆，可伴有脐疝；手指粗短，小指尤短，中间指骨短宽，且向内弯曲。

4. 伴发畸形 部分男孩可有隐睾，成年后大多无生育能力，女孩无月经，仅少数可有生育能力。约 50%的患儿传闻有先天性心脏病，其次是消化道畸形。先天性甲状腺功能减退症和急性淋巴细胞白血病的发生率明显高于正常人群，免疫功能低下，易患感染性疾病。如存活至成人期，则常在 30 岁以后即出现老年性痴呆症状。

5. 皮纹特点 手掌出现猿线（俗称通贯手），轴三角的 atd 角度一般大于 45°，第 4、5 指桡箕增多。

四十九、什么是遗传携带者？

答：是指具有隐性致病基因（杂合子）或平衡易位染色体，且能传递给后代的外表正常的个体。及时检出携带者，并在检出后积极进行婚育指导或产前诊断，对预防和减轻遗传病患儿的出生具有重要的现实意义。

五十、医学遗传咨询对象主要包括哪些？

答：是由医学遗传工作者与遗传病患者或其亲属，就某种遗传病在一个家庭中的发生、再发风险和防治上所面临的全面问题进行一系列的交谈和讨论，以帮助家庭预防遗传病患儿的出生。主要咨询对象包括：

1. 已确诊可怀疑为遗传病的患者及其亲属。

2. 连续发生不明原因疾病的家庭成员。

3. 疑与遗传有关的先天畸形、原发性低智者。

4. 易位染色体或致病基因携带者。

5. 不明原因的反复流产、死胎、死产及不孕（育）夫妇。

6. 性发育异常者。

7. 孕早期接触放射线、化学毒物、致畸药物或病原生物感染者。

8. 有遗传病家族史并拟结婚或生育者。

五十一、什么叫先天性睾丸发育不全综合征？

答：先天性睾丸发育不全综合征，是一种发病率较高的性染色体疾病，由于性染色体异常，导致睾丸发育不全和不育。是男性不育的常见原因之一。

五十二、先天性睾丸发育不全临床表现有哪些？

答：男性表型，体格较瘦长，身材较高，指间距大于身高。乳房女性化约占 40%。青春期发育常延缓，由于无精子，一般不能生育（偶有例外）。体检发现男性第二性征不明显，无胡须，无喉结，皮肤白皙，睾丸小，阴茎亦小，阴毛发育差。智商水平处于正常范围内，能够正常学习并且适应社会工作，但是患者人群的平均智商较正常人群低 10～15 分左右。

五十三、先天性睾丸发育不全综合征的治疗有哪些？

答：本病患者一般因青春期不发动而被诊断，也有部分患者因婚后不育而被确诊。如能早期发现，患者自 11～12 岁开始应进行雄激素治疗。一般可采用长效睾酮制剂，如庚酸睾酮治疗，开始每次肌内注射 50mg，每 3 周 1 次，每隔 6～9 个月增加剂量 50mg，直至达到成人剂量（每 3 周 200mg）。

五十四、什么是肝豆状核变性？

答：肝豆状核变性又称 Wilson 病，是一种常染色体隐性遗传性疾病，因 P 型 ATP7B 基因异常，导致铜在体内贮积。临床上以肝硬化、眼角膜 K-F 环和锥体外系三大表现为特殊。发病率约为 1∶30 000。

五十五、肝豆状核变性的临床表现有哪些？

答：从出生开始到发病前为无症状期，随着体内铜沉积量的增加，患儿逐渐出现器官受损症状，以 5～12 岁发病最多见，少数儿童在入托体检时发现肝功能异常而被诊断。临床表现以肝脏损害最常见，可呈慢性或者急性发病。肝脏表现轻重不一，可表现有肝硬化、慢性活动性肝炎、急性或亚急性肝炎和爆发型肝炎等，有时初诊就发现有肝硬化。严重者出现肝、脾质地坚硬、腹腔积液、食管静脉曲张、脾功能亢进、出血倾向和肝功能不全的表现。神经系统的症状也较为常见，较多在 10 岁以后出现，症状轻时不易发现，疾病已进入中后期时患者可出现程度不等的锥体外系症状，如腱反射亢进、病理反射等，有肌张力改变、精细动作困难、肢体震颤、面无表情、构音及书写困难等。其他伴发的症状可有溶血性贫血、血尿或蛋白尿、精神心理异常等。

五十六、肝豆状核变性的治疗有哪些？

答：**1. 促进铜排泄的药物** 主要有青霉胺从小剂量开始，逐步增加，最大剂量为每日 20mg/kg，每日 2～3 次，饭前半小时口服。首次服用应进行青霉素皮内试验，阴性才能使用，阳性者酌情脱敏试验后服用。青霉胺还可引起维生素 B_6 缺乏，每日应补充维生素 B_6 10～20mg，每日 3 次。服用青霉胺期间应定期检查血、尿常规和 24 小时尿铜等的变化。

2. 减少铜吸收的药物 常用锌制剂，服后大便排铜增加，减少体内铜的蓄积。常用制剂为硫酸锌，儿童用量为每次 0.1～0.2g，每日 2～3 次口服。年长儿可增至每次 0.3g，每日 3 次。服药后 1 小时内禁食以免影响锌的吸收。重症患儿不宜首选锌制剂。青霉胺与锌盐联合治疗可减少青霉胺的用量，青霉胺每日 7～10mg/kg，4～6 个月后可用锌盐维持治疗。轻症者单用锌盐也可改善症状。两药合用时最好间隔 2～3 小时，以免影响疗效。

3. 低铜饮食 避免食有含铜量高的食物，如肝、贝壳类、蘑菇、蚕豆、豌豆、玉米和巧克力。

五十七、什么是糖原贮积病？

答：糖原贮积症是一组由于先天性酶缺陷所造成的糖代谢障碍性疾病。这类疾病的共同生化特征是糖原代谢异常，多数疾病可见到糖原在肝脏、肌肉、肾脏等组织中储积量增加。

五十八、糖原贮积病有哪些临床表现？

答：临床表现轻重不一，重者可表现为新生儿低血糖和乳酸酸中毒；但更多表现为婴儿期肝脏大生长落后、身材矮小、鼻出血、大便次数多，少数可出现低血糖惊厥。智力发育多正常。一些患儿尽管血糖很低，但无明显低血糖症状，往往因肝肿大就诊。患儿大多数有娃娃脸的表现，四肢相对瘦弱，特异性生化改变有低血糖、乳酸酸中毒、高尿酸和高血脂及肝酶升高，B 超常有肝肾增大。由于高乳酸血症，患儿可出现骨质疏松。长期并发症中肝腺瘤和进行性肾功能不全最为突出。

五十九、什么是黏多糖贮积症？

答：黏多糖贮积症是一组因黏多糖降解酶缺乏的疾病，使酸性黏多糖不能完全降解，导致黏多糖积聚在机体不同组织，产生骨骼畸形、智能障碍、肝脾增大等一系列临床症状和体征。

六十、黏多糖贮积症有哪些临床表现？

答：**1. 体格发育障碍** 患儿一般出生时正常，随着年龄增大，临床症状逐渐明显，其共同特征是在出生 1 年后生长落后，主要表现为矮小、面容较丑陋、头大、鼻梁低平、鼻孔大、唇厚、前额和双颧突出、毛发多而发际低、颈短等。有的类型有角膜浑浊。关节进行性畸变、胸廓畸形、脊柱后凸或侧凸、膝外翻、爪形手、早期出现肝脾肿大、耳聋、心脏增大等。

2. 智力发育落后 患儿神经精神发育在周岁后逐渐迟缓，除 I S、Ⅳ型和Ⅵ型外，患儿都伴有智能落后。

六十一、糖原贮积病有哪些护理措施？

答：**1. 合理饮食，防止低血糖** 给予高蛋白，低脂肪、丰富的维生素和无机盐，但总热量不宜过高的食物。各种谷类、瘦肉、蛋、鱼、蔬菜等为常选食物；乳类应根据年龄和病情灵活掌握；糖果、甜点等含糖量高的食品应忌选。平时少量多餐，在两餐之间和夜间应加 1～2 次淀粉类食物，根据不同年龄和血糖浓度及时调整食物种类，保证必须营养物质供给。避免剧烈运动，以防低血糖。

2. 预防酸中毒 低脂肪饮食可减少酮体与血脂的产生，防止酸中毒发生。因患儿有高乳酸血症，故常用碳酸氢钠纠正酸中毒，禁用乳酸钠，用药是应防止外溢，以免引起组织坏死。

3. 预防感染 指导家长给予患儿适时锻炼，增强体质，避免患儿于感染者接触，一旦发现患儿有感染迹象时及时给予治疗，以免诱发低血糖和酸中毒。

4. 心理护理 做好患儿的心理护理，增强其心理承受力，帮助其正确对待生长发育的改变。

5. 注意安全 婴儿应置于安全环境中，避免坠床，会行走患儿应注意避免各种创伤引起的出血。

六十二、什么是甲基丙二酸血症？

答：甲基丙二酸血症（methylmalonic acidemia，MMA）是一种常染色体隐性遗传性疾病，主要是由于甲基丙二酰辅酶 A 变位酶缺陷或其辅助酶钴胺素（维生素 B_{12}）代谢缺陷所致。

六十三、甲基丙二酸血症有哪些临床表现？

答：早发型患儿多于 1 岁内起病，以神经系统症状最为严重，尤其是脑损伤，大多累及双侧苍白球，可表现为惊厥、运动功能障碍以及舞蹈徐动症等，并常伴发血液系统损伤，如巨幼红细胞贫血，部分患儿亦出现肝肾功能损伤。甲基苯二酰辅酶 A 变位缺陷患儿发病早，大部分在出生第 1 周发病，出生时可正常，单迅速进展为嗜睡、呕吐并有脱水，出现代谢性酸中毒、呼吸困难及肌张力低下。迟发型患者多在 4～14 岁出现症状，甚至于成年期起病，常合并脊髓、外周神经、肝、肾、眼、血管及皮肤等多系统损害，儿童或青少年时期表现为急性神经系统症状，如认知能力下降、意识模糊及智力落后等，甚至出现亚急性脊髓退行性变。

六十四、怎样预防甲基丙二酸血症？

答：**1.** 避免近亲结婚。

2. MMA 高危家庭产前诊断是优生的重要措施，对有本病家族史的夫妇及先症者可进行 DNA 分析，并对其胎儿进行产前诊断。突状细胞（抗原呈递细胞）异常增生、临床表现多样、多发生于小儿的疾病，男多于女。

第十三章　血液系统及常见肿瘤疾病

一、什么是贫血？

答：贫血是指外周血中单位容积内的红细胞数或血红蛋白量低于正常。婴儿和儿童的红细胞数和血红蛋白量随年龄不同而有差异。

二、贫血的国内诊断标准是什么？

答：小儿贫血的国内诊断标准新生儿期血红蛋白（Hb）＜145g/L，1～4个月时Hb＜90g/L，4～6个月时 Hb＜100g/L；6个月以上则按世界卫生组织标准；6个月至6岁者＜110g/L，6～14岁Hb＜120g/L为贫血。

三、贫血根据程度分哪类？

答：根据外周血红蛋白的含量或红细胞数分4度：

1. 血红蛋白从正常下限至90g/L者为轻度。

2. 从正常下限至60g/L者为中度。

3. 从正常下限至30g/L为重度。＜30g/L者为极重度。

新生儿Hb为144～120g/L者为轻度；至90g/L者为中度；至60g/L者为重度，＜60g/L者为极重度。

四、贫血时皮肤表现为何容易误诊？

答：贫血一般表现为皮肤黏膜苍白，重度贫血时皮肤往往呈蜡黄色易误诊为轻度黄疸。相反伴有黄疸、青紫或其他皮肤色素改变时可掩盖贫血的表现。

五、贫血的一般表现有哪些？

答：皮肤黏膜苍白为突出表现，贫血时皮肤（面、耳轮、手掌等）、黏膜（眼结膜、口腔黏膜）及甲床呈苍白，缺铁性贫血患儿指甲非常扁平，巨幼红细胞性贫血患儿头发细黄、干稀、无光泽呈绒毛状。

六、什么是营养性缺乏性贫血？

答：缺铁性贫血是由于体内铁缺乏致血红蛋白合成减少而引起的一种贫血。临床上具有小细胞低色素性，血清铁和铁蛋白减少，铁剂治疗有效等特点。以6个月至2岁发病率最高。

七、营养性缺铁性贫血的病因有哪些？

答：铁是构成血红蛋白必需的原料。主要原因：

1. 先天储铁不足。

2. 铁摄入不足。

3. 生长发育快。

4. 铁吸收减少。

5. 铁丢失过多。

八、营养性缺铁性贫血的治疗要点有哪些？

答：**1. 去除病因**　合理喂养，及时添加辅食，纠正不良饮食习惯；积极治疗原发病，如驱虫、手术治疗消化道畸形，控制慢性失血等。

2. 铁剂治疗　是治疗缺铁性贫血的特效药，多采用口服，剂量以元素铁计算，常用的口服制剂有硫酸亚铁、富马酸铁、葡萄糖酸亚铁、琥珀酸亚铁。口服不能耐受或吸收不良者可采用注射铁剂，如右旋糖苷铁。

3. 输血治疗 一般不需要输血，重度贫血或合并感染或急需外科手术者可输注浓缩红细胞，须注意输血的量和速度。

九、营养性缺铁性贫血的常见护理问题有哪些？

答：**1. 活动无耐力** 与贫血致组织器官缺氧有关。

2. 营养失调 低于机体需要量，与铁的供应不足，吸收不良，丢失过多或消耗增加有关。

3. 知识缺乏 家长对合理添加幼儿辅食的营养知识不足，缺乏本病防护知识。

十、营养性缺铁性贫血的护理措施有哪些？

答：**1. 合理安排休息与活动** 患儿为重度缺铁性贫血，需要卧床休息，保证足够的睡眠。根据患儿的活动耐力和精神情况做适度运动，以患儿不感到疲乏为度。

2. 合理安排饮食 指导合理搭配患儿的饮食，告知家长含铁丰富且易吸收的食物，如动物血、精肉、内脏、鱼类、大豆及其制品，维生素 C、果糖等有利于铁的吸收，可与铁剂或含铁的食品同时进食，茶、咖啡、牛奶、蛋类、麦麸、植物纤维、抗酸药物可抑制铁的吸收，应避免与含铁食品同食。鲜牛奶必须加热处理后才可喂养婴儿，以减少因过敏而致肠出血。婴幼儿提倡母乳喂养，指导家长对早产儿和低体重儿自 2 个月左右给予铁剂（元素铁不超过每日 2mg/kg，最大不超过15mg/d）预防。

3. 指导正确应用铁剂 告知家长患儿每日需铁量，让家长掌握服用铁剂的正确剂量和疗程，药物应放在患儿不能触及之处且不能存放过多，以免误服过量中毒。口服铁剂可致肠胃道反应，如恶心、呕吐、腹泻或便秘、厌食、胃部不适及疼痛等。为减少胃肠道反应，宜从小剂量开始，逐渐加至足量。在两餐之间服用。即可减少对胃肠道的刺激，又有利于吸收。液体铁剂可使牙齿染黑，可用吸管或滴管服之。服用铁剂后，粪便变黑或呈柏油样，停药后恢复，应向家长说明原因，消除家长紧张的心理。铁剂可与果汁、维生素 C 等同服，以利于吸收；忌抑制铁剂吸收的食物同服。注射铁剂应深部肌肉注射，每次更换注射部位，减少局部刺激，并观察有无不良反应。

4. 心理护理 安慰家长，减轻其焦急紧张的负面情绪，告知其如何配合医师和护士的工作，使其主动积极配合治疗。

十一、缺铁性贫血口服铁剂应注意什么？（为何服铁剂时需服维生素 C？）

答：缺铁性贫血服铁剂用时服用维生素 C，可增加铁的吸收，牛奶、茶、咖啡的抗酸药与铁剂同服，可影响吸收。

十二、为什么缺铁贫血 6 个月至 2 岁的小儿发病率高？

答：同母体获得的铁能满足 4 个月需要，4 个月后母体获得铁耗尽，加上此期生长发育迅速，造血活跃，因此对其膳食铁需要量增加，而主食牛奶及人奶不能满足，故需及时添加辅食以及补充铁摄入。

十三、如何预防缺铁性贫血？

答：主要预防措施：

1. 提倡母乳喂养，因母乳中铁的吸收利用率高。

2. 做好喂养指导，无论是母乳或人工喂养的婴儿，均应及时添加含铁丰富且铁吸收率高的辅助食品，如瘦肉、血、内脏、鱼等，并注意膳食合理搭配。婴儿如鲜牛奶喂养必须加热以减少牛奶过敏所致的肠道失血。

3. 婴儿食品（谷类制品、牛奶制品等）应加入适量铁剂加以强化。

4. 早产儿尤其低体能的早产儿宜 2 个月左右给予铁剂预防。

十四、如何指导营养性缺铁性贫血患儿的休息与活动？

答：根据患儿的活动耐受情况安排其休息与活动。一般不需要卧床休息。严重贫血者适当限制活动，协助满足其日常生活需要。烦躁、震颤、抽搐者遵医嘱用镇静药，防止外伤，末梢神经炎、四肢麻木无力者，应注意局部保暖、避免受伤。对于贫血严重者，须要特别注意以下几点：

1. 绝对卧床休息，减少氧耗。

2. 予以吸氧，心电监护监测生命体征。

3. 酌情输注浓缩红细胞，一定要注意输血的量和速度。

4. 指导合理喂养及搭配患儿的饮食，协助纠正不良的喂养方式和饮食情况。

5. 指导正确应用铁剂，观察疗效与副作用，强调贫血纠正后仍要坚持正确的饮食习惯和合理安排饮食，不可半途而废。因缺铁贫血而致智力减低成绩下降者，家属应加强教育与训练，减轻患儿的自卑心理，禁忌打骂斥责加重患儿的心理负担。

6. 熟悉各期营养性缺铁性贫血的要点及如何筛查。

十五、什么是地中海贫血？

答：地中海贫血是珠蛋白的先天障碍性贫血，是一种多基因遗传异常的疾病，其共同特点是珠蛋白基因缺陷使一种或几种珠蛋白的肽链合成减少或不能合成，导致血红蛋白的组成成分改变。以地中海沿岸国家或东南亚多国，我国长江以南以广东广西海南四川重庆等省市发病率较高，北方地区较少见。

十六、什么是地中海贫血貌？

答：地中海贫血貌是：长期中度或以上贫血者由于骨髓代偿性增强，将导致骨髓腔增宽，表现为头颅变大、额部隆起、颧高、鼻梁塌陷、两眼距增宽。形成地中海贫血的特殊面容。

十七、地中海贫血如何治疗？

答：轻型地中海贫血无须特殊治疗可活至老年；中间型和重型治疗方法是输血和去铁治疗，造血干细胞移植是根治重型β地中海贫血的方法也是首选方法。若有 HLA 相配的造血干细胞供者，脾切除对中间型地中海贫血治疗较好。

十八、地中海贫血如何预防？

答：开展人群普查和遗传咨询，做好婚前指导以避免地中海贫血基因携带者之间联姻对本疾病预防有重要意义。采取基因分析法进行产前诊断，可在妊娠早期对重型β和 D 地中海贫血至胎儿作出诊断并及时终止妊娠，以避免胎儿水肿综合征的发生和重型β地中海贫血患者出生，是目前预防本病行之有效的方法。

十九、为什么β地中海贫血需要铁剂治疗？

答：因对于β地中海贫血治疗需要从早期治疗给予中、高量的输血以使患儿生长发育接近正常和防止骨骼病变，而长期输注红细胞容易导致含铁血黄素沉着症，故应同时结合去铁螯合剂治疗。

二十、贫血的诊断要点有哪些？

答：贫血是综合征必须查清贫血原因，才能合理有效地治疗，详细的病史全面的体格检查和实验室检查是贫血病因诊断的重要依据。骨髓每片检查可了解骨髓造血干细胞。

二十一、贫血的护理问题有哪些？

答：贫血护理问题：

1. 活动无耐力。

2. 营养失调。

3. 知识缺失。

二十二、何为特发性血小板减少性紫癜有哪些？

答：特发性血小板减少性紫癜（idiopathic thrombocytopenic purpura，ITP），又称自身免疫性血

小板减少性紫癜是小儿最常见的出血性疾病。临床上以皮肤、黏膜自发性出血，血小板减少，出血时间延长，血块收缩不良，肾试验阳性为特征。本病分为急性、慢性两型。

二十三、特发性血小板减少性紫癜急性与慢性的区别有哪些？

答：急性型多见于婴幼儿发病前1～3周，常有急性病毒感染史，起病急伴有发热，以自发性皮肤黏膜出血为突出表现，病程85%～95%患儿在1～6个月内痊愈，约10%转为慢性。慢性型多见于学龄儿童病程超6个月起病较慢，出血症状相对较短，主要为皮肤黏膜持续反复发作出血，约1/3患儿数年后自行缓解。

二十四、特发性血小板减少性紫癜治疗要点有哪些？

答：**1.** 预防创伤出血。

2. 肾上腺皮质激素。

3. 大剂量静脉丙种球蛋白。

4. 输注血小板和红细胞

二十五、特发性血小板减少性紫癜为何忌用阿司匹林？

答：因为阿司匹林抑制血小板功能，故禁用。

二十六、特发性血小板减少性紫癜为何治疗需要大量短程应用肾上腺皮质激素？

答：用肾上腺皮质激素可降低毛细血管通透性，抑制血小板抗体的产生，抑制单核噬细胞吞噬有抗体吸附血小板，故早期大量用肾上腺皮质激素治疗特发性血小板减少性紫癜。

二十七、治疗特发性血小板减少性紫癜常用的肾上腺皮质激素？

答：临床上常用的是地塞米松、甲泼尼龙、泼尼松。

二十八、特发性血小板减少性紫癜主要护理措施有哪些？

答：**1. 止血**

2. 避免损伤

（1）急性期应减少活动，避免受伤；有明显出血时应卧床休息；

（2）尽量减少肌肉注射或深静脉穿刺，必要时延长压迫时间，防止深部血肿；

（3）禁食坚硬、多刺的食物，防止损伤口腔黏膜及牙龈而出血；

（4）保持大便通畅，防止用力大便时腹压增高而诱发颅内出血；

（5）床头、床栏及家具的尖角用软垫子包扎，忌玩锐利玩具，限制剧烈运动，以免碰伤、刺伤或摔伤而出血。

3. 预防感染

4. 密切观察病情 观察出血的情况：

（1）观察皮肤瘀点（斑）变化，监测血小板数量变化，对血小板极低者应严密观察有无其他出血情况发生；

（2）监测生命体征，观察神志、面色，记录出血量。

5. 消除恐惧心理

6. 健康教育

（1）指导预防损伤的措施：不玩尖利的玩具和使用锐利工具，不做剧烈的、有对抗性的运动，常剪指甲，选用软毛牙刷；

（2）指导进行自我保护，忌服用阿司匹林类或含阿司匹林的药物，服药期间不与感染患儿接触，去公共场所时戴口罩，衣着适度尽量避免感冒，以防加重病情或复发；

（3）教会家长识别出血征象和学会压迫止血的方法，一旦发现出血，立即到医院复查或治疗；

（4）脾切除的患儿易患呼吸道和皮肤化脓性感染，且易发展为败血病。在术后2年内，患儿应定期随诊，并遵医嘱应用抗生素和丙种球蛋白，以增强抗感染能力。

二十九、特发性血小板减少性紫癜患儿服用激素有什么注意事项有哪些？

答：患儿服用激素期间，免疫能力低下，应减少探视，病房内定时开窗通风，保持空气新鲜，根据气温变化随时增减衣物，避免感冒。服用激素易导致高血糖、电解质紊乱，注意监测血糖、血压、电解质变化。

三十、特发性血小板减少性紫癜输注血小板有什么注意事项有哪些？

答：**1. 输注前护理** 机采血小板存活期短（5天的有效期），采集日期越早的血小板活性越低。输注血小板前测量患儿体温。若体温≥38.5℃应先给予退热处理。

2. 输注中的护理 血小板输注速度一般60～100d/min，尽量在1小时内输完，血小板输注过程中每15分钟护理人员要到床边摇晃血袋，防止血小板聚集，并加强观察。

3. 输血变态反应的护理 变态反应大都发生在输注血小板后期，多表现为皮肤瘙痒或荨麻疹，常在数小时后消退。护士应在输液中，后期观察患儿反应，根据变态反应的变化给予相应的护理措施。

三十一、什么是营养性巨幼细胞贫血？

答：营养性巨幼细胞贫血（nutritional megaloblastic anemia，NMA）又名营养性大细胞贫血，多见于婴幼儿，尤其是2岁内，主要是由于缺乏维生素B_{12}或叶酸所致。其特点为：各期红细胞大于正常，红细胞比血色素减少更加明显，粒细胞和血小板减少，粒细胞核右移，骨髓出现巨幼细胞等造血特点，经维生素B_{12}及叶酸治疗有效。

三十二、营养性巨幼细胞贫血的病因是什么？

答：**1. 摄入不足** 维生素B_{12}主要存在于动物食品中，肝、肾、肉类较多，奶类含量甚少。叶酸以新鲜绿叶蔬菜、肝、肾含量较多。维生素B_{12}的主要需要量婴儿为每日0.5～1g。叶酸的生理需要量婴儿为每日6～20g。如不及时添加辅食，或年长儿长期偏食，易发生维生素B_{12}或叶酸缺乏。

2. 吸收和利用障碍 慢性腹泻、小肠切除、局限性回肠炎、肠结核等皆可影响维生素B_{12}或叶酸的吸收，肝脏疾病、急性感染、胃酸减少或维生素C缺乏，皆可影响维生素B_{12}与叶酸的代谢或利用。

3. 需要量增加 未成熟儿、新生儿及婴儿期生长发育迅速，造血物质需要相对增加，如摄入不足则易缺乏。反复感染时，维生素B_{12}及叶酸消耗量增加，需要量增加而易导致缺乏。

4. 先天贮存不足 胎儿可通过胎盘获得维生素B_{12}及叶酸贮存在肝脏中，如孕妇患维生素B_{12}或叶酸缺乏时则新生儿贮存少，易发生缺乏。

三十三、营养性巨幼细胞贫血的临床表现是什么？

答：起病缓慢，多见于婴幼儿，尤其是2岁以内小儿。叶酸缺乏者在4～7个月发病，而维生素B_1缺乏者则在6个月以后发病，其中单纯用母乳喂养又不加辅食者占绝大多数。主要临床表现如下：

1. 一般表现 多呈虚胖体形或轻度水肿，毛发稀疏、发黄，偶见皮肤出血点。

2. 贫血表现 轻度或中度贫血占大多数，面色蜡黄、疲乏无力。因贫血而引起骨髓外造血发应，且呈三系减少现象，故常伴有肝、脾、淋巴结肿大。

3. 神经系统症 表现呆滞、嗜睡、对外界反应迟钝、少哭或不哭，智力发育和动作发育落后，甚至倒退，如原来已会认人、会爬等。但病后却都不会，此外尚有不协调和不自主的动作，肢体、头、甚至全身震颤，肌张力增强，腱反射亢进，踝阵挛和Barbinski征阳性，浅反射消失，甚至抽搐。

4. 消化系统症状 有食欲缺乏、舌炎、舌下溃疡、腹泻等症状。

三十四、营养性巨幼细胞贫血的治疗要点有哪些？

答：**1. 一般治疗** 改善饮食。母乳喂养应改善母亲的膳食营养，婴儿还需要添加辅食，按时断奶，纠正偏食习惯，积极预防和治疗呼吸道、消化道疾病。

2. 药物治疗 ①维生素 B_{12}；②叶酸；③输血；④对慢性溶血患儿或长期服用抗癫痫药者应给予叶酸治疗，全胃切除者应每月预防性肌内注射维生素 B_{12}。

3. 对症治疗 发生震颤者应给少量镇静药。如震颤影响呼吸，则应给予氧气吸入。

三十五、营养性巨幼细胞贫血患儿的护理问题有哪些？

答：**1. 活动无耐力** 与贫血致组织器官缺氧有关。

2. 营养失调 低于机体需要量，与维生素 B_{12} 和（或）叶酸摄入不足，吸收不良等有关。

3. 生长发育改变 与营养不足、贫血及维生素 B_{12} 缺乏影响生长发育有关。

4. 知识缺乏 家长对合理添加幼儿辅食的营养知识不足，缺乏本病的防护知识。

三十六、如何指导营养性巨幼细胞贫血患儿的饮食护理？

答：**1.** 改变不良的饮食习惯。

2. 减少食物性叶酸的破坏。

3. 指导喂养，加强营养。

三十七、如何指导营养性巨幼细胞贫血患儿进行药物治疗？

答：遵医嘱正确用药，并注意观察药物疗效及预防不良反应。肌肉注射维生素 B_{12} 偶有过敏反应，甚至休克，要善于观察并及时处理。治疗过程中，由于大量血细胞生成，可使细胞外钾离子内移，从而导致血钾含量突然降低，有心血管疾患、进食量过少者，需遵医嘱预防性补钾和加强观察。此外，还应注意观察用药后患儿的自觉症状、外周常规的变化，以了解药物疗效。一般情况下，有效治疗后 1～2 天，患儿食欲开始好转；2～4 天后网织红细胞增加，一周左右达高峰并开始出现血红蛋白上升，2 周内白细胞和血小板可恢复正常。4～6 周后血红蛋白恢复正常。半年到 1 年后患儿的神经症状得到改善。

三十八、营养性巨幼细胞贫血患儿发生低钾血症的临床表现是什么？

答：**1. 肌肉无力是最早的症状** 轻者四肢软弱无力、肌腱发射减弱或消失；重者可有躯干、呼吸肌无力，甚至可因呼吸肌瘫痪而出现呼吸骤停。

2. 胃肠道症状 腹胀、肠麻痹、肠鸣音减弱或消失。

3. 心血管系统症状 心率加快、心律失常，甚至心室纤颤；心脏扩大、血压下降；心电图异常改变，最早表现为 ST 段压低，T 波压低，增宽，倒置，Q-T 间期延长。

4. 血生化检查 血清钾低于 3.5mmol/L；可有碱中毒；反常性酸性尿。

三十九、什么是血友病？

答：血友病是一组遗传性凝血因子缺乏引起的出血性疾病。

四十、血友病可分为哪几型？

答：分型：**1. 血友病 A** 即因子Ⅷ（又称抗血友病球蛋白，AHG）缺乏症；亦称为血友病甲，是临床上最常见的血友病，占血友病患儿数的 80%～85%，在某些高发地区甚至更高。

2. 血友病 B 即因子Ⅸ（又称血浆凝血活酶成分，PTC）缺乏症，或称 Christmas 病，亦称为血友病乙，临床较血友病 A 少见，约占血友病患儿数的 15%。

3. 血友病 C 即凝血因子Ⅺ（血浆凝血活酶前质，PTA）缺乏症，亦称为血友病丙，国外又称为 Rosenthzl 综合征，在我国极为少见。其共同特点为终身在轻微损伤后发生长时间的出血。

四十一、血友病的临床表现是什么？

答：典型血友病患儿常自幼年发病、自发或轻度外伤后出现凝血功能障碍，出血不能自发停止；

严重者在较剧烈活动后也可自发性出血，特别是出现关节、肌肉等出血，导致严重的关节肿胀及肌肉缺血坏死，长期发作可以影响骨关节的生长发育，导致关节畸形及肌肉萎缩，以致四肢（主要为下肢）活动困难，严重者不能行走。

四十二、血友病的出血特点是什么？

答：**1.** 出血不止，多为轻度外伤、小手术后出现凝血功能障碍。

2. 与生俱来，伴随终身。

3. 常表现为软组织或深部肌肉内血肿。

4. 负重膝、踝关节等反复出血甚为突出，最终可致关节畸形，可伴骨质疏松、关节骨化及相应肌肉萎缩（血友病关节）。

5. 出血的轻重与血友病类型及相关因子缺乏程度有关。

6. 此外，可以出现血肿压迫症状及体征，常见的有：血肿压迫周围神经可致局部疼痛、麻木及肌肉萎缩；压迫血管、输尿管引起症状；压迫胸腹腔等脏器，影响内脏功能。

四十三、血友病 A 的严重程度如何分型？

答：根据血浆凝血因子Ⅷ的活性（即Ⅷ凝血活性，正常人为 100%），可将血友病 A 分为 4 型。详见表 13-1：

表 13-1　血友病 A 的分型

分型	FⅧ：C 水平（%）	临床特点
重型	＜1	自发性反复出血，见于皮肤、关节、肌肉、黏膜、内脏等
中型	1～5	有自发性出血，多在创伤，手术后有严重出血
轻型	＞5～25	无自发性出血，创伤、手术后出血明显，掉牙、拔牙后出血不止
亚临床型	＞25～45	常在创伤、手术后有异常出血

四十四、诊断血友病需要做哪些检查？

答：血友病（常为男性发病），除根据遗传病史及出血症状外，还需要进一步做如下检查。

1. 血常规检查　血小板计数正常，严重出血者血红蛋白减少。

2. 凝血功能检测　凝血酶时间（PT）正常，活化部分凝血活酶时间（APTT）延长，重型明显延长，轻型稍延长，亚临床型正常。

3. 其他检测　临床确诊常需要检测凝血因子Ⅷ活性。对任何程度的血友病患儿，完全确诊可以通过基因检查等手段，如常用 PCR 及基因芯片技术等。此外，尚应排除其他原因导致的凝血因子缺乏症；如灭鼠药物中毒导致的凝血因子缺乏出血，抗凝药物如华法林等引起的出血。

四十五、我国的血友病 A 的诊断标准是什么？

答：**1.** 男性患儿（偶有女性患儿），多有家族史。有家族符合隐性遗传规律，女性纯合子可发病。

2. 关节、肌肉、深部组织或术后出血时。

3. 实验室检查：

（1）凝血时间（CT）延长，轻型或亚临床型者正常；

（2）凝血酶原时间（KPTT）延长，轻型或亚临床型正常；

（3）血小板数、血块收缩正常；

（4）血浆凝固时间（PT）正常；

（5）凝血因子Ⅷ：C 活性减少或极少；

（6）血管性血友病因子抗原（VWF：Ag）正常，Ⅷ：C/VWF：Ag 明显降低。

四十六、血友病的治疗要点有哪些？

答：**1. 一般止血治疗** 使用抗纤溶药物及促进血小板聚集的止血药物等。皮肤表面的出血，局部可采用压迫止血法。鼻黏膜出血，可用凝血酶、巴曲酶及止血海绵等加压或堵塞止血。出血较多的伤口或拔牙后出血不止者，可采用含相关凝血因子的粘贴物覆盖伤口或创面。局部深层组织出血导致的关节及肌肉血肿，可以用绷带加压包扎或者沙袋等局部压迫和冷敷止血，肌肉出血常为自限性，不主张进行血肿穿刺，以防感染。

2. 凝血因子替代疗法

3. 药物治疗 疗效低于凝血因子替代治疗，如使用去氨加压素（desmopressin，DDAVP）、达那唑（danazol）以及糖皮质激素改善血管通透性等。

4. 家庭治疗 血友病患儿的家庭治疗在国外已广泛应用。血友病患儿及其家长应接受相关疾病的病理、生理、诊断及治疗知识的教育，在专业医师的指导下进行家庭治疗。除传授注射技术外，还包括血凝病学、矫形外科、精神、心理学以及获得性免疫缺陷综合征（简称艾滋病）、病毒性肝炎的预防知识等。

5. 外科治疗 有关节出血者应在替代治疗的同时，进行固定及理疗等处理。对反复关节出血而致关节强直及畸形的患儿，可在补充足量凝血因子的前提下，行关节成型或人工关节置换术。

6. 其他治疗 通过不同的基因疗法是患儿体内表达足量的凝血因子等。目前这些方法尚处于临床试验阶段。

四十七、凝血因子替代疗法有哪些方法？

答：凝血因子替代疗法为主要疗法，即补充缺失的凝血因子。

1. 新鲜冰冻血浆（含有人体血液中所有的凝血因子），根据病情每日每次 200～400ml 不等。

2. 血浆冷沉淀物（主要含凝血因子Ⅷ及纤维蛋白原等，其中凝血因子Ⅷ浓度较血浆高 5～10 倍），根据病情，每次每日 200～400ml 不等。

3. 凝血酶原复合物（含凝血因子Ⅹ、凝血因子Ⅸ、凝血因子Ⅶ、凝血因子Ⅱ），为一般的替代治疗。

4. 血液提取的凝血因子Ⅷ浓缩制剂，或基因重组活化的凝血因子Ⅷ制剂（不同厂家，规格不同）。

5. 重组的人活化因子Ⅶ（rFⅦa，活化的Ⅶ因子）：可用于预防或治疗凝血因子Ⅷ或凝血因子Ⅸ缺乏的严重血友病患儿的出血，常用剂量是 90g/kg，每 2～3 小时静脉注射，直至出血停止。

四十八、血友病患儿目前的护理问题有哪些？

答：**1.** 潜在并发症（出血）。

2. 组织完整性受损与凝血因子缺乏致出血有关。

3. 疼痛与关节腔出（积）血及皮下、肌肉血肿有关。

4. 躯体活动障碍与关节腔积血，肿痛、活动受限及关节畸形、功能丧失有关。

5. 自身紊乱与疾病终生性有关。

6. 焦虑与终生性出血倾向、担心丧失劳动能力有关。

7. 恐惧与害怕出血不止，危及生命有关。

四十九、血友病患儿防治出血比治疗更重要，那么该如何预防？

答：**1. 预防出血** 尽量避免外伤。告诉患儿不要过度负担或进行剧烈的接触性运动，如拳击、足球、篮球时，不要穿硬底鞋或赤脚走路；使用刀、剪、锯等工具时，应小心操作，必要时佩戴防护性手套；注意口腔卫生，防龋齿；少食带骨、带刺的食物，以免刺伤口腔或消化道黏膜；遵医嘱用药，避免使用阿司匹林等凝血抑制作用的药物。

2. 尽量避免肌肉注射、深部组织穿刺 必须穿刺时，需选用小针头、拔针后延长按压时间，以免出血和形成深部血肿；禁止使用静脉留置套管针，以免针刺点出血。

3. 尽量避免手术 必须手术时，应在术前、术中、术后补充所缺乏的凝血因子。

五十、血友病患儿的健康指导有哪些内容？

答：**1. 疾病知识教育**

2. 预防出血

3. 自我检测病情

4. 出血的应急措施

五十一、血友病患儿不同时期疼痛的处理对策是什么？

答：对于血友病患儿来说，输注相应适量的凝血因子永远是首选的镇痛方法。对急性出血的患儿更加侧重于凝血因子替代疗法、RIICE原则，在此基础上如疼痛不能控制，考虑镇痛药物治疗和外科穿刺抽吸方法缓解疼痛。慢性期的疼痛控制目标除了解除痛苦外，还包括日常生活活动能力的维持，措施更注重于服用镇痛药物，物理治疗、认知行为治疗等心理治疗。

五十二、血友病患儿慢性出血期疼痛的治疗方法有哪些？

答：往往是滑膜炎期和关节退行性病变化期，可进行的疼痛治疗选择有以下几种。

1. 次级预防治疗 是在有明显靶关节出血或出现关节损伤后才开始实施的预防治疗。近期越来越多的研究报导证实，在生长期后（＞18岁）停止预防，追踪其后的关节出血和关节评分与继续预防治疗者没有差别，说明儿童预防的效果明显优于成人患儿，提示对血友病患儿进行预防治疗对疼痛控制有事半功倍的作用。

2. 物理治疗

3. 镇痛药物治疗

4. 外科矫形手术或滑膜切除手术

5. 心理治疗

6. 其他治疗方法

五十三、什么是急性白血病？

答：白血病是一类造血干细胞的恶性克隆性疾病。

五十四、急性白血病的临床表现有哪些？

答：1. 起病大多较急，早期多表现为精神不振、乏力、食欲低下、面色苍白、鼻或牙龈出血等；少数以发热和类似风湿热的骨关节疼痛为首发症状。

2. 发热 多数患儿起病时即有发热，热型不定，一般不伴寒战，抗生素治疗无效；合并感染时，常持续高热，多为呼吸道感染、齿龈炎、皮肤疖肿、肾盂肾炎和败血症等。

3. 贫血 出现较早，进行性加重。表现为苍白、虚弱无力、活动后气促等。主要是由于骨髓造血干细胞受抑制所致。

4. 出血 以皮肤、黏膜出血多见，表现为紫癜、瘀斑、鼻和牙龈出血，也可见消化道出血和血尿。偶见颅内出血，也是引起死亡的主要原因之一。出血的原因是多方面的，主要是由于白血病细胞浸润骨髓，巨核细胞受抑制使血小板的生成减少。

5. 白血病细胞浸润表现 肝、脾、淋巴结肿大，可有压痛；纵隔淋巴结肿大时可致压迫症状，如呛咳、呼吸困难和静脉回流受阻。骨、关节疼痛多见于急性淋巴细胞白血病，部分患儿为首症状，骨痛主要与骨髓腔内白血病细胞大量增生、压迫和破坏邻近骨质及浸润骨膜有关。白血病细胞侵犯脑实质和（或）脑膜时即导致中枢神经系统白血病（CNSL），出现头痛、呕吐、嗜睡、视盘水肿、惊厥，甚至昏迷、脑膜刺激征等颅内增高的表现，浸润脊髓可致截瘫，脑脊液中可发现白血病细胞。皮肤浸润常见于新生儿白血病，表现为白血病疹（淡红色小丘疹伴瘙痒）、斑丘疹、结节或肿块或剥脱性皮炎。

6. 伴随症状 高尿酸血症及尿酸性肾病最初表现为呕吐、嗜睡，进而出现少尿、昏睡、抽搐等肾功能不全症状或输尿管结石引起腹痛、血尿、尿浊、含黄色沉淀。

五十五、患儿诊断为急性白血病的依据有哪些？

答：患儿不明显原因反复发热近 1 个月，使用抗生素无效，四肢关节、骨骼疼痛，尤以胸骨疼痛为甚，后发现身上多处青紫斑。外周血 RBC 2.1×10^{12}/L，Hb 50g/L，WBC 15.4×10^{9}/L，分类见 60%为原始粒细胞及早幼粒细胞，血小板 30×10^{9}/L，网织红细胞数减少。外周血涂片可见白血病细胞。骨髓象呈增生明显活跃或季度活跃，以原始细胞和幼稚细胞为主，原始细胞占全部骨髓有核细胞的 50%。

五十六、白血病患儿目前的护理问题有哪些？

答：**1. 体温过高** 与大量白细胞细胞浸润、坏死和（或）感染有关。

2. 活动无耐力 与大量、长期治疗，白血病引起代谢增高及贫血致组织缺氧有关。

3. 营养失调 低于机体需要量。与疾病过程中消耗增加，抗肿瘤治疗致恶心、呕吐、食欲下降，摄入不足有关。

4. 疼痛 与白血病细胞浸润有关。

5. 有损伤的危险易出血 与血小板减少、白血病细胞浸润有关。

6. 有感染的危险 与正常粒细胞减少、化疗有关。

7. 潜在并发症 化疗药物不良反应。

8. 恐惧 与病轻重，侵入性治疗、护理技术操作多，预后不良等有关。

9. 预感性悲哀 与白血病久治不愈有关。

五十七、白血病患儿的一般护理措施有哪些？

答：**1. 维持正常体温** 监测体温，观察热型及热度，遵医嘱给降温药，但是忌用安乃近和乙醇擦浴以免降低白细胞和增加出血倾向，观察降温效果，防止感染。

2. 休息 患儿需要卧床休息，但一般不需要绝对卧床。长期卧床者，应常更换体位，预防压疮。

3. 加强营养 给高蛋白、高维生素饮食。注意饮食卫生，鼓励进食，不能进食者，可以静脉补充。食物应清洁、卫生，食具应消毒。

4. 防止感染

（1）保护性隔离：粒细胞数极低和免疫功能明显低下者应住单间，有条件者住空气层流室或无菌单人层流床。限制探视者人数和探视次数；

（2）注意个人卫生：保持口腔清洁，进食前后以温开水或漱口液漱口；宜用软毛牙刷以免损伤口腔黏膜及牙龈导致出血和激发感染；有黏膜真菌感染者，可用氟康唑涂擦患处。保持大便通畅，便后用温水或盐水清洁肛周以防肛周脓肿；肛周溃烂者，每日用高锰酸钾坐浴。勤换衣裤，减少皮肤感染。

5. 提供情感支持和心理疏导，消除心理障碍 热情关心，帮助患儿，让他们和家长树立战胜疾病的信心。进行各项诊疗、护理操作者告知家长和患儿其意义、操作过程、如何配合及可能出现的不适，以减轻和消除其恐惧心理。为新老患儿及家长提供相互交流的机会，如定期召开家长座谈会或病友联谊会，让患儿、家长相互交流成功经验和教训，采取积极的应对措施，提高应对和自护能力，增强治愈的信心。

五十八、白血病患儿的专科护理措施有哪些？

答：**1. 严格执行无菌技术操作** 遵守操作规程，专科护理。

2. 避免预防接种 免疫功能低下者，避免用麻疹、风疹、水痘、流行性腮腺炎等减毒活疫苗和脊髓灰质炎糖丸预防接种，以防发病。

3. 观察感染早期征象　监测生命体征，观察有无牙龈肿痛，咽红、咽痛，皮肤有无破损、红肿，肛周、外阴有无异常。发现感染先兆及时处理，遵医嘱皮下注射集落细胞刺激因子（CSF），使中性粒细胞合成增加，增强机体抵抗力

4. 防治出血　出血是白血病患儿死亡的主要原因之一。对出血患儿给予卧床休息，注意做好防护，避免碰伤、跌伤等意外；在治疗及护理过程中动作要轻柔敏捷，静脉注射时要选择好位置，争取一针穿刺成功，肌肉注射或静脉注射后应压迫针眼5～10分钟，避免局部出血；牙龈出血的患儿不能进食热食及坚硬的食品，齿龈严重出血要用明胶海绵压迫患处，可用凝血酶涂抹患处；鼻腔出血时采用0.1%肾上腺素棉球填塞，填塞时间不超过24小时，防止引起感染；胃肠道出血者要定时测血压、脉搏、呼吸，并详细记录呕血、便血的形状及量。

5. 正确输血　白血病患儿常有贫血、出血，在治疗过程中，常须输血。输注时应严格输血制度，观察疗效及有无输血反应。

6. 应用化疗药物的护理　熟悉各种化疗药物的药理作用和特性，了解化疗方案及给药途径并正确给药。化疗药物多为静脉给药且有较强的刺激性，药液渗漏可致局部疼痛、红肿，甚至坏死。注射前应确认静脉通畅，输液中应密切观察，发现泄漏立即停止输液并做局部处理，观察及处理药物毒性作用。

7. 减轻疼痛　提高诊疗技术，尽量减少因治疗、护理而带来的痛苦。运用适当的非药物性镇痛技术或遵医嘱用镇痛药，以减免疼痛。监测患儿生命体征，注意有无烦躁、易激惹等症状，及时发现镇痛需要及评价镇痛效果。

五十九、对白血病患儿如何进行出院指导?

答：**1.** 定期复诊，定期检查血常规（一周至少1次）和肝肾功能（一个月至少1次）。患儿的血象能反映出患儿的身体状况，而化疗药具有肝肾毒性，因此必须做到定期检查。

2. 保管好所有的门急诊和住院的相关资料，有助于医师观察患儿的病情。

3. 多患儿家长会选择中药辅助治疗，一定要告知医师采用何种中药治疗。

4. 要与医师保持必要的沟通，尽量遵守疗程方案。

5. 保持良好的心态，重视患儿的性格形成。

6. 不宜频繁地更换医院、医师，要正确积极地配合医师治疗。

7. 为了保护好患儿的血管和减少患儿的穿刺痛苦，建议家长选择PICC置管或置入输液管。

六十、什么是再生障碍性贫血？分为哪几型?

答：再生障碍性贫血（aplastic anemia，AA）简称再障，是由多种原因导致造血干细胞数量减少和（或）功能障碍所引起的一类贫血，又称骨髓造血功能衰竭症。临床主要表现为骨髓造血功能低下，进行性贫血、感染、出血和全血细胞减少。可发生于任何年龄段，男性略多于女性。可根据病因不同分为遗传性再障（先天性）和获得性再障（后天性），获得性再障又可分为原发性再障和继发性再障；又可根据起病形式、进展速度、病情轻重、外周血象、骨髓象及预后分为重型再障和非重型再障。

六十一、再生障碍性贫血的临床表现有哪些?

答：国际上，再障分重、轻型，我国相应的分型是急性再障和慢性再障，主要临床表现为贫血、出血及感染。一般没有淋巴结及肝脾肿大。主要表现：

1. 贫血　苍白、乏力、头晕、心悸和气短等症状。急重型者多呈进行性加重，而轻型者呈慢性过程。

2. 感染　以呼吸道感染最为常见，其次有消化道、泌尿生殖道及皮肤感染等。感染菌种以革兰阴性杆菌、葡萄球菌和真菌为主，常合并败血症。急重型者多有发热，体温在39℃以上，个别

患者自发病到死亡均处于难以控制的高热之中。轻型者高热比重型少见，感染相对易控制，很少持续 1 周以上。感染和出血互为因果，使病情日益恶化，多数在一年内死亡。所以再障病人应积极治疗，以免延误病情。

3. 出血 急重型者均有程度不同的皮肤黏膜及内脏出血。皮肤表现为出血点或大片紫斑，口腔黏膜有血泡，有鼻、齿龈、眼结膜出血等。深部脏器可见呕血、咯血、便血、尿血，女性有阴道出血，其次为眼底出血和颅内出血，后者常危及患者生命。轻型者出血倾向较轻，以皮肤黏膜出血为主，内脏出血少见。

六十二、再生障碍性贫血应该做哪些检查？

答：**1.** 血象。

2. 血清学检查。

3. 骨髓象。

4. 骨髓增生程度检查。

5. 细胞培养。

6. 染色体检查。

六十三、再生障碍性贫血患儿目前的护理问题有哪些？

答：**1. 活动无耐力** 与贫血致组织器官缺氧有关。

2. 感染 与粒细胞减少有关。

3. 有损伤的危险 出血，与血小板减少有关。

4. 恐惧 与出血量大和反复出血有关。

六十四、怎样预防再生障碍性贫血患儿感染？

答：**1. 呼吸道感染的预防** 保持室内空气清新、物品清洁，定期用消毒液擦拭室内家具、擦洗地面，并用紫外线或臭氧照射消毒，每周 2～3 次，每次 20～30 分钟，秋冬季节保暖，防止受凉。限制探视人数及次数，避免到人群聚集的地方或上呼吸道感染的患儿接触。严格执行各项无菌操作。粒细胞绝对值≤0.5×10^9/L 者，应给予保护性隔离，并向患儿及家长解释其必要性，使其自觉配合。

2. 口腔感染的预防 由于口腔黏膜和牙龈出血、高热状态下唾液分泌减少以及长期使用广谱抗生素等原因，使细菌易在口腔内滋生、繁殖而继发感染，因此必须加强口腔护理。督促患儿养成进餐前后、睡前、晨起用生理盐水、氯己定或复方硼砂溶液交替漱口的习惯。若口腔黏膜已发生溃疡，可增加漱口次数，并局部用维生素 E 或溃疡膜等涂敷，若并发真菌感染，宜用 2.5%制霉菌素或碳酸氢钠液含漱。

3. 皮肤感染的预防 保持皮肤清洁、干燥，勤沐浴、更衣和更换床上用品。勤剪指甲，蚊虫叮咬时应正确处理，避免抓伤皮肤。肌肉、静脉内各种损伤性穿刺时，局部要严格消毒。女患儿尤其注意会阴部的清洁卫生，适当增加局部皮肤的清洗。

4. 肛周感染的预防 睡前、便后用 1∶5000 高锰酸钾溶液坐浴，每次 15～20 分钟。保持大便通畅，避免用力排便而诱发肛裂，从而增加局部感染的概率。

六十五、如何给再生障碍性贫血患儿加强营养支持？

答：鼓励再生障碍性贫血患儿多进食高蛋白、高热量、富含维生素的清谈食物，必要时遵医嘱静脉补充营养素，以满足机体需要，提高患儿的抗病能力，应鼓励其多饮水，补充机体丢失的水分和有助于增加细菌霉素的排出。

六十六、如何预防和护理再生障碍性贫血患儿皮肤出血？

答：重点在于避免人为的损伤而导致或加重出血。保持床单平整，被褥衣裤轻软；避免肢体的碰撞或外伤。沐浴或清洗时避免水温过高和过于用力擦洗皮肤；勤剪指甲，以免抓伤皮肤。高热患儿禁用乙醇擦浴降温。各项护理操作动作轻柔；尽可能减少注射次数；静脉穿刺时，应避免用力拍打及揉擦，扎压脉带不宜过紧和时间过长；注射或穿刺部位拔针后需适当延长按压时间，必要时局部加压包扎。此外，注射或穿刺部位应交替使用，以防局部血肿形成。

六十七、如何预防和护理再生障碍性贫血患儿鼻出血？

答：**1. 防止鼻黏膜干燥而出血** 保持室内相对湿度在 50%～60%，秋冬季节可局部使用液体石蜡或抗生素软膏。

2. 避免人为诱发出血 指导患儿勿用力擤鼻，以防止鼻腔内压力增大而导致毛细血管破裂出血或渗血，避免用手扣鼻痂和外力撞击鼻部。

3. 少量出血时，可用棉球或明胶海绵填塞，无效者可用 0.1%肾上腺素棉球或凝血棉球填塞，并局部冷敷。出血严重时，尤其后鼻腔出血，可用凡士林油纱布行后鼻腔填塞术，术后定时用无菌液体石蜡滴入，以保持黏膜湿润，3 天后可轻轻取出油纱布，若仍出血，须更换油纱布再予重新填塞。由于行后鼻腔填塞术后，患儿常被迫张口呼吸，应加强口腔护理，保持口腔湿润，增加患儿舒适感，并可避免局部感染。

六十八、如何预防和护理再生障碍性贫血患儿的口腔、牙龈出血？

答：为防止牙龈和口腔黏膜损伤而导致或加重局部出血，应指导患儿用软毛牙刷刷牙，忌用牙签剔牙；尽量避免食用煎炸、带刺或含骨头的食物、带壳的坚果类食品以及质硬的水果（如甘蔗）等；进食时要细嚼慢咽，避免口腔黏膜损伤，牙龈渗血时，可用凝血酶或 0.1%肾上腺棉球、明胶海绵片帖敷牙龈或局部压迫止血，并及时用生理盐水或 1%过氧化氢清除口腔内陈旧血块，以免引起口臭而影响患儿的食欲和情绪。

六十九、如何预防和护理再生障碍性贫血患儿的其他部位出血？

答：减少活动量，避免过度负重和易致创伤的运动。一旦发生出血，应立即停止活动，卧床休息；关节腔出血者宜抬高患肢并固定于功能位，深部组织出血者要注意测量血肿范围，局部可用冰袋冷敷，以减少出血，同时可采取局部压迫止血。当出血停止时，应改为热敷，以利于淤血消散。

七十、再生障碍性贫血患儿如发生内脏出血，须如何护理？

答：**1.** 上消化道大出血时患儿应取平卧位并将下肢略抬高，以保证脑部供血。

2. 呕吐时头偏向一侧，防止窒息或误吸；必要时用负压吸引器清除气道内的分泌物、血液或呕吐物，保持呼吸道通畅；给予吸氧。

3. 立即建立静脉通道，配合医师迅速、准确地实施输血、输液、各种止血治疗及用药等措施，并观察治疗效果及不良反应。

4. 急性大出血伴恶心、呕吐者应禁食。少量出血无呕吐者，可进温凉、清谈流质。出血停止后改为营养丰富、易消化、无刺激半流质、软食，少量多餐，逐步过渡到正常饮食。

5. 观察患儿有无紧张、恐惧或悲观、沮丧等心理反应，经常巡逻。观察并记录患儿的生命体征、意识状态、观察皮肤和甲床色泽、准确记录出入量、观察呕吐物和粪便的性质和颜色、监测血清电解质和血气分析的变化等，做好重病交接班。

七十一、如再生障碍性贫血患儿发生眼底及颅内出血有哪些临床表现？该如何护理？

答：保证充足睡眠，避免情绪激动、剧烈咳嗽和过度用力排便等；伴有高血压者须监测血压。若突发视野缺损或视力下降，常提示眼底出血。应尽量让患儿卧床休息，减少活动，避免揉擦眼球，以免加重出血。若患儿突然出现头疼、视物模糊、呼吸急促、喷射性呕吐甚至昏迷，双侧瞳孔变形不等大、对光反应迟钝，则提示有颅内出血。

（1）颅内出血是血液病患儿死亡的主要原因之一，一旦发生，应及时与医师联系，并做好相关急救工作的配合。

（2）及时吸出呕吐物，保持呼吸道通畅。

（3）吸氧。

（4）迅速建立两条静脉通道，按医嘱快速静滴或静注 20%甘露醇、50%葡萄糖液、地塞米松、呋塞米等，以降低颅内压，同时进行输血或成分输血。

（5）留置尿管。

（6）观察并记录患儿生命体征、意识状态以及瞳孔尿量的变化，做好重病交接班。

（7）输血或成分输血的护理：出血明显者，遵医嘱给予新鲜全血、浓缩血小板悬液、新鲜血浆或抗血友病球蛋白浓缩液等。输血前认真核对；血小板取回后应尽快输入；新鲜血浆于采集后 6 小时内输完；抗血友病球蛋白浓缩液剂用生理盐水稀释时，沿瓶壁缓缓注入生理盐水，勿剧烈冲击或震荡，以免泡沫形成而影响注射。观察有无输血反应，如溶血反应、过敏反应等。

七十二、如何估计再生障碍性贫血患儿内脏出血量以及如何判断继续或再次出血？

答：**1. 出血量的估计** 详细询问呕血和（或）黑粪的发生时间、次数、量及形状，以便估计出血量和速度：

（1）粪潜血试验阳性提示每天出血量 5～10ml 以上。

（2）出现黑粪表明出血量在 50～70ml 以上，1 次出血后黑粪持续时间取决于患儿排便次数，如每天排便 1 次，粪便色泽约在 3 天后恢复正常。

（3）胃内积血量达 250～300ml 时可引起呕血。

（4）1 次出血量在 400ml 以下时，可因组织液与脾贮血补充血容量而不出现全身症状。

（5）出血量超过 400～500ml，可出现头晕、心悸、乏力等症状。

（6）出血量超过 1000ml，临床即出现急性周围循环衰竭的表现，严重者引起失血性休克。

呕血与黑粪的频度与数量虽有助于估计出血量，但因呕血与黑粪分别混有胃内容物及粪便，且出血停止后仍有部分血液贮留在胃肠道内，故不能据此准确判断出血量。

2. 继续或再次出血的判断 观察中出现下列迹象，提示有活动性出血或再次出血：

（1）反复呕血，甚至呕吐物由咖啡色转为鲜红色。

（2）黑粪次数增多且粪质稀薄，色泽转为暗红色，伴肠鸣音亢进。

（3）周围循环衰竭的表现经补液、输血而未改善，或好转后又恶化，血压波动，中心静脉压不稳定。

（4）红细胞计数、血细胞比容、血红蛋白测定不断下降，网织红细胞计数持续增高。

（5）在补液足够、尿量正常的情况下，血尿素氮持续或再次增高。

（6）门静脉高压的患儿原有脾大，出血后常暂时缩小，如不见脾恢复肿大亦提示出血不止。

七十三、再生障碍性贫血时输血护理有哪些注意事项？

答：再生障碍性贫血患儿输注红细胞和血小板对于维持细胞计数是必需的。

1. 建议存在血小板消耗危险因素者（感染、出血、使用抗生素或抗胸腺细胞免疫球蛋白/抗淋巴细胞免疫球蛋白（ATG/ALG）等）或急性期的重型再障者预防性输注点为 20×10^9/L，而病情稳定者预防性输注点为 10×10^9/L。活动性出血可能发展为大出血，应输注浓缩血小板。已发生严重出血，内脏如胃肠道出血、血尿，或伴有头痛、呕吐、颅压增高的症状；颅内出血时，应即刻输注单采或浓缩血小板。

2. 应尽量减少输血，延长输血间期，避免发生输血性血色病。为减少同种异体免疫、输血传播性疾病的风险，建议输注去除白细胞的红细胞和血小板。避免产生抗血小板抗体，导致无效输注者应输注 HLA 配型相合的血小板，家庭成员之间直接供应血及血小板也会使受血者被风险显著增高。但患儿产生多种 HLA 抗体而又急需血小板，而某个家庭成员能够提供最相合的血小板，可以作为例外情况紧急输注用。

3. 骨髓移植者及受者的巨细胞病毒（CMV）均为阴性，则应继续予患儿输注 CMV 阴性的血液制品。

4. ATG 治疗期间及治疗后是否一定要输注辐照血制品尚缺乏循证医学证据。

5. 对于粒细胞缺乏患儿危及生命者可以输注白细胞，粒细胞输注辅助抗生素治疗可取得较好的疗效，粒细胞输注的治疗量为最少 1 次，1×10^{10}/次粒细胞输注的指征为：中性粒细胞持续$<0.5\times10^{9}$/L，不能控制的细菌和真菌感染或伴感染征象患儿经广谱抗生素及抗真菌等治疗 48 小时以上仍无疗效，骨髓髓系细胞低增生。粒细胞半衰期短（6～8 小时），须连续输注，一般为 5～7 天。输注粒细胞越多，在感染灶内分布亦越多，效果越好，故应保证数量足够。白细胞输注相关并发症如发热、HLA 同种异体免疫反应和输血相关性肺损伤等应被确切关注和预防。

七十四、再生障碍性贫血的保护性护理有哪些注意事项？

答：预防感染应注意饮食及环境卫生，重型再障保护性隔离，避免出血，防止外伤及剧烈活动，杜绝接触危险因素，包括对骨髓有损伤作用和抑制血小板功能的药物及必要的心理护理。

1. 重型再障患儿住院应被单独隔离，有条件者可使用层流病房。定期口腔护理，如用氯己定清洁口轻。患儿没有预防性应用抗生素的标准方案，可以使用头孢菌素。再障患儿应预防曲霉素在内真菌感染的，选择有足够血药浓度和抗菌活动的药物，如伊曲康唑口服液。

2. 移植的再障患儿及 ATG 治疗者应予以预防性抗病毒治疗，如阿昔洛韦。骨髓移植后须预防性抗肺囊虫治疗，如复方磺胺甲噁唑（SMZCO），但 ATG 治疗者不必常规应用。

3. 与再障患儿积极沟通，以及和其家人、朋友一起为其提供心理方面的支持。由于再障是慢性经过，且对治疗反应慢易在疾病早期给患儿造成压力。病情恢复超过 6 个月以上，应向患儿及家长说明有时恢复可以是一年或更长，延迟恢复并不少见，鼓励患儿坚持治疗，不能放弃或改用其他不适合的方法/药物。

七十五、什么是溶血性贫血？

答：溶血性贫血（hemolytic anemia，HA）是指红细胞寿命缩短、破坏加速，而骨髓造血功能代偿不足时发生的一类贫血。临床主要表现为贫血、黄疸、脾大、网织红细胞增高及骨髓中红系造血细胞代偿性增生。骨髓有相当于正常造血能力 6～8 倍的代偿潜力。当红细胞破坏增加而骨髓造血功能足以代偿时，可以不出现贫血，称为溶血性疾病。

七十六、溶血性贫血患儿有哪些护理问题？

答：**1. 活动无耐力**　与贫血引起全身组织缺氧有关。

2. 潜在并发症　急性肾功能衰竭、休克。

3. 疼痛　与急性溶血及慢性溶血引起的肝、脾肿大不适有关。

4. 知识缺乏　缺乏疾病有关诱因的防护知识。

七十七、溶血性患儿预防和护理急性肾功能衰竭的要点有哪些？

答：**1. 病情监测**　密切观察患儿的生命体征，甚至自觉症状的变化，注意贫血、黄疸有无加重，尿量、尿色有无改变，记录 24 小时出入量。及时了解实验室的结果，如血红蛋白浓度、网织红细胞计数、血清胆红素浓度等。一旦出现少尿甚至无尿，要及时通知医师，并做好相应的救治准备与配合。

2. 饮食指导　避免进食一切可能加重溶血的食物或药物，鼓励患儿多喝水、勤排尿，促进溶血后所产生的毒性物质排泄，同时也有助于减轻药物引起的不良反应，如环磷酰胺引起的出血性膀胱炎。

3. 用药护理　遵医嘱正确用药，并注意观察与预防药物不良反应，如应用糖皮质激素应注意预防感染；应用环孢素应定期检查肝、肾功能等。

4. 输液和输血的护理　遵医嘱静脉输液，以稀释血液中因溶血而产生的毒素，增加尿量，促使毒物迅速排出体外。若需输血，血液取回后应立即输注，不宜久置或加温输入，因血液温度超过

37℃会造成红细胞变形、破坏而致溶血。输血前，应认真核对配血单床号、姓名、血型、Rh 因子、血量及血液种类；严密观察病情，及时发现种不良反应，并协助医师处理。

七十八、给溶血性贫血患儿的健康指导包括哪些内容？

答：**1.** 疾病知识教育。

2. 预防溶血的发作或加重。

3. 生活指导。

4. 自我监测病情。

5. 疾病预防指导。

七十九、溶血性贫血患儿的预后如何？

答：由于许多溶血性贫血的病因未明或发病机制不清，目前尚无根治的方法。其预后取决于溶血发生的速度、严重程度、救治是否及时、有无并发症、疾病类型。

八十、再生障碍危象是什么？

答：**1.** 再生障碍危象是指在慢性溶血过程中，突然发生短暂的骨髓红细胞系造血抑制，导致一过程严重贫血。

2. 临床表现：

（1）一般症状：乏力、发热、头痛、流涕、咳嗽、腹痛、呕吐等。

（2）血红蛋白急剧下降，网织红细胞降低或缺失。

（3）贫血突然加重，甚至出血，而黄疸不加深。

（4）全血细胞减少，如为纯红再生障碍危象则白细胞和血小板数正常。

（5）HPV 抗体（IgM、IgG）阳性，可达 86%。外周血及骨髓造血细胞中 HPV DNA 可阳性。

（6）骨髓增生降低类似再生障碍性贫血，如为纯红再生障碍危象则仅红细胞系减少或缺乏，7～14 天后恢复，各阶段比例正常。

八十一、溶血危象指的是什么？

答：溶血危象是指某些先天性溶血疾病[如遗传性球形红细胞增多症（HS）、镰状细胞病]或自身免疫性溶血性贫血（AHIA）在病程中因感染（急性或亚急性）、生活过度紧张或劳累诱发红细胞破坏加速而产生的急性溶血。脾对感染的反应性增大也可加速红细胞破坏而加重危象。

八十二、溶血危象临床表现有哪些？

答：**1.** 突然发生寒战、发热、呕吐、腹痛等。

2. 贫血与黄疸加重并行。

3. 血管外溶血尿呈浓茶样，血管内溶血则有血红蛋白尿。

4. 脾大。

5. 外周血织红细胞明显升高，白细胞和血小板数一般正常。

6. 骨髓红细胞系增生旺盛。

八十三、如果发生再生障碍危象和溶血危象，应如何急救？如何预防？

答：**1. 急救**

（1）输出浓缩红细胞：每次 10ml/kg，可提高 Hb 20～30g/L，维持外周血 Hb 60～90g/L，输血时须注意的是免疫性溶血者应严格交叉配血，输血速度 1ml/（kg·h）；避免过多输血，以免越输越溶血。

（2）免疫性溶血发生危象可应用地塞米松或甲泼尼龙等冲击治疗。

（3）防治肾功能衰竭，早期应用呋塞米每次 1～2mg/kg。

（4）弥散性血管内凝血（DIC）时可应用肝素。

（5）积极予以对症处理，如镇静、吸氧、防治严重脑缺氧及心力衰竭。

（6）积极控制感染。

2. 防治感染 慢性溶血患儿应适量应用免疫球蛋白。

八十四、给溶血性贫血患儿的健康指导包括哪些内容？

答：**1. 疾病知识教育** 结合患儿的具体情况，简介疾病的有关知识，如病因、主要表现、治疗与预防的方法等。告知患儿及其家长，许多溶血性贫血病因未期或发病机制不清，尚无根治的方法，故预防发病很重要，使患儿增强预防意识，减少或避免加重溶血的发作。

2. 预防溶血的发作或加重 如已明确为化学物质或药物引起的溶血，应避免再次接触或服用。加强输血管理，预防异性输血后溶血。阵发性睡眠性血红蛋白尿症患儿忌食酸性食物或药物，如维生素 C、阿司匹林、苯巴比妥、磺胺类药等，还避免精神紧张、感染、过劳、妊娠、输血及外科手术等诱发因素。G-6-PD 缺乏者禁食蚕豆及其制品和氧化性药物，如伯氨喹、奎宁、磺胺类、呋喃类、氯霉素、维生素 K 等。对伴有脾功能亢进和白细胞减少者，应注意个人卫生，预防各种感染。

3. 生活指导 适宜的体育锻炼有助于增强体质和抗病能力，但活动量以不感觉疲劳为度，保证充足的休息和睡眠。溶血发作期间应减少活动或卧床休息；注意保暖，避免受凉；多饮水、勤排尿；进食高蛋白、高维生素食物。

4. 自我检测病情 主要是贫血、溶血及其相关症状或体征和药物不良反应的自我检测等，包括头晕、头痛、心悸、气促等症状、生命体征（特别是体温与脉搏），皮肤黏膜苍白与黄染，有无尿量减少和浓茶样或酱油样尿等。嘱出现上述症状或体征或加重，均提示有溶血发作或加重的可能，要留取尿液标本送检，及时向医师护士汇报或到医院就诊。

5. 疾病预防指导 对相关疾病的高发区或好发人群及有相关遗传性疾病家族史者，广泛进行卫生宣传，做好指导预防工作。如在我国 G-6-PD 缺乏症多见于广西、海南、云南傣族和广东的客家人；地中海贫血则以华南与西南地区较为多见，特别是苗、瑶、黎、壮族最为多见，男女双方婚前均应常规进行相关的婚育咨询，以避免或减少死胎及溶血性疾病患儿的出生。

八十五、溶血性贫血患儿的预后如何？

答：由于许多溶血性贫血的病因未明或发病机制不清，目前尚无根治的方法，其预后取决于溶血发生的速度、严重程度、救治是否及时、有无并发症、疾病类型。

八十六、什么是霍奇金淋巴瘤？

答：霍奇金淋巴瘤过去称为霍奇金病，是一种淋巴组织的恶性肿瘤。临床表现以慢性进行性、无痛的淋巴结肿大为主要表现，原发瘤多呈离心性分布，起源于一个或一组淋巴结，以原发于颈淋巴结者为多见，逐渐蔓延至邻近的淋巴结，然后侵犯脾、肝、骨髓和肺组织。

八十七、霍奇金淋巴瘤有哪些临床表现？

答：**1. 全身症状** 可有低热，表现为间断的、反复的发热，间隔数日或数周不定，夜间尤为显著，而且随时间越来越严重。还常有食欲缺乏、恶心、盗汗和体重减轻。

2. 淋巴结受侵犯表现 持续的无痛性颈部或锁骨上淋巴结肿大为最常见的临床表现。受累的淋巴结易于触及，典型为橡皮样、质硬而无触痛。肿大淋巴结可引起局部压迫症状，如纵隔淋巴结肿大压迫气管支气管，引起干咳。无原因的腹痛可由于后腹膜淋巴结肿大所致。

3. 结外淋巴组织及脏器侵犯 结外及内脏器官侵犯多发于疾病晚期，少数患者可以从结外淋巴组织起病。肺原发侵犯表现如间质肺炎，骨骼侵犯表现虫噬样骨破坏或骨缺损，肝脾弥漫性侵犯提示为原发侵犯灶，而多发灶性侵犯则提示转移灶可能性大。

八十八、什么是肾母细胞瘤？

答：肾母细胞瘤又称胚胎瘤、Wilms 瘤，是婴幼儿多见的恶性实体瘤之一，也是应用现代综合治疗最早和效果最好的恶性实体瘤。

八十九、肾母细胞瘤的临床表现有哪些?

答：腹部肿块是最常见的症状，约 75%患者均以腹部肿块或腹胀就诊。肿块在较小时不影响患儿营养健康情况，也无其他症状，多在家长给小儿沐浴更衣时偶然发现。肿块位于上腹季肋部一侧，表面平滑，中等硬度，无压痛，早期可稍具活动性，迅速增大后，少数病例可超越中线。此时虽无远距离转移，但小儿受巨大肿瘤压迫，可有气促、食欲缺乏、消瘦、烦躁不安现象。肉眼血尿少见，但镜下血尿可高达 25%。高血压可见于 25%～63%的患者，一般在肿瘤切除后，血压恢复正常。此外。偶见腹痛及低热，但多不严重。食欲缺乏、体重下降、恶心及呕吐是疾病晚期的信号。肿瘤也可产生红细胞生长素导致红细胞增多症。极少数肾母细胞瘤自发破溃，临床上与急腹症表现相似。

九十、什么是骨肉瘤?

答：骨肉瘤又称成骨肉瘤较常见，是小儿恶性肿瘤中最多见的，约为小儿肿瘤的 5%。从间胚叶细胞发展而来。典型的骨肉瘤来源于骨内，另一种类型来源于骨外膜和附近的结缔组织，于骨皮质并列。

九十一、骨肉瘤有哪些临床表现?

答：肿瘤部位的疼痛是本病突发症状，乃因肿瘤组织侵蚀和溶解骨皮质所致。最初，疼痛为间断性，几周以后发展为持续性。下肢疼痛可出现避痛性跛行。病情发展后，局部可出现肿胀，患处温度增高，对受压很敏感，或有压痛，表现常为怒张的静脉。随着骨化程度的不同，肿物的硬度各异。瘤体增大，造成关节活动受限和失用性肌肉萎缩。

九十二、什么是软骨肉瘤?

答：软骨肉瘤少见。本肿瘤源于软骨母细胞和胶原纤维母细胞。好发于躯干骨和肱骨、股骨上端。小儿的软骨肉瘤几乎均由骨软骨瘤或内生软骨瘤恶性变而来。

九十三、软骨肉瘤的临床表现?

答：发病之初患儿只感钝痛，随后转为持续性疼痛。检查局部有硬性肿物。

九十四、什么是神经母细胞瘤?

答：神经母细胞瘤系一种恶性的圆形细胞瘤，多见于 4～5 岁以下的小儿。原发瘤可见于交感神经系统的任何部位，但以肾上腺髓质最为常见。肿瘤可经淋巴或血运转移至肝、淋巴结或骨骼等部位。骨转移瘤以多发病灶为主，偶有单发病变。

九十五、什么是良性软骨母细胞瘤?

答：良性软骨母细胞瘤罕见，主要发生在青少年，好发于肱骨近端、股骨远端和胫骨近端的骨骺。男性患儿较多。

九十六、良性软骨母细胞瘤的临床表现?

答：症状轻微。病变靠近关节时有肿胀、疼痛，肌肉痉挛致关节活动受限。触诊肿瘤有压痛。发生在下肢的有避痛性跛行。

九十七、什么是横纹肌肉瘤?

答：横纹肌肉瘤是来源于将要分化为横纹肌的未成熟间叶细胞，属于骨骼肌谱系。但也可以起源于没有横纹肌的组织或器官，例如膀胱、子宫等。可全身发生，以头颈部多发，特别是眼眶周围。其次为躯干、臀部、四肢及泌尿生殖器。

九十八、横纹肌肉瘤的临床表现?

答：肿瘤可以发生于身体的任何部位。诊断时约 25%发生远处转移，其中肺是最常见的转移部位，占 40%～45%；其次骨髓转移，占 20%～30%；再次是骨转移，约占 10%。初诊时内脏器官转移很少见，而复发患者中，多转移于内脏器官。在临终前，脑、肝脏转移可占 25%。预后良好部位是指眼眶、非膀胱及前列腺泌尿生殖系统以及非脑膜的头颈部。

九十九、什么是儿童非霍奇金淋巴瘤?

答：儿童非霍奇金淋巴瘤是一组源于淋巴结或结外淋巴组织的高恶性度、高侵袭的恶性肿瘤，占儿童淋巴瘤的 80%左右。其临床特点、治疗方案及预防后都与 NHL 不同的病理类型密切相关。

一百、儿童非霍奇金淋巴瘤的临床表现有哪些?

答：**1. 前体 T 淋巴母细胞淋巴瘤**（T-LBL） 前 T 细胞肿瘤 85%～90%表现为淋巴母细胞淋巴瘤，少数表现为急性淋巴细胞白血病。好发于年长儿，中位发病年龄 12 岁。男性多见，男女之比（2.5～3）：1，典型的临床表现为前纵隔肿物，出现轻重不等的气道压迫症状，伴胸膜侵犯可合并胸腔积液，加重呼吸困难；纵隔肿物压迫食管可引起吞咽困难；压迫上腔静脉可致静脉回流受阻、颈面部和上肢水肿，即“上腔静脉压迫综合征”；侵犯心包，导致恶性的心包积液和心包填塞。

2. 前体 B 淋巴母细胞淋巴瘤（B-LBL） 于前体 T 细胞肿瘤相反，前 B 细胞构成的肿瘤 85%以上表现为急性淋巴细胞白血病（ALL），只有 10%～15%为淋巴母细胞淋巴瘤（LBL）。B-LBL 发病年龄较小，中位年龄小于 6 岁。发病无明显性别特征。常见淋巴结肿大及皮肤、软组织（尤其是头颈部）、骨等结外侵犯，表现为皮肤多发性结节，骨内孤立性肿块。

第十四章　感染性疾病

一、急性感染常见的细菌有哪些？

答：包括革兰阳性菌（G^+）、革兰阴性菌（G^-）、厌氧菌（不包括结核杆菌）。

二、革兰阳性菌感染常见的细菌有哪些？

答：包括葡萄球菌、链球菌、肺炎球菌。

三、什么是葡萄球菌？

答：根据不同色素及生化反应又可分为金黄色葡萄球菌和表皮葡萄球菌，前者产生金黄色色素，凝固酶阳性，致病性强；后者产生柠檬色或白色色素，凝固酶阴性，一般不致病，偶尔成为条件致病菌。

四、金黄色葡萄球菌可引起什么感染？

答：可引起皮肤软组织感染，如疖、痈、蜂窝织炎和淋巴管炎等。

五、金黄色葡萄球菌致皮肤软组织感染的临床表现是什么？

答：局部皮肤可出现红、肿、热、痛。疖肿病变范围较局限，痈及软组织感染范围较广，个别病人有高热，局部淋巴结肿大，患者常有糖尿病等原发病或免疫功能低下。

六、金黄色葡萄球菌所致皮肤软组织感染的实验室检查有何异常？

答：血常规白细胞数可达（10～20）$\times 10^9$/L，脓液培养阳性。

七、金黄色葡萄球菌会引起食物中毒吗？

答：会，在适宜的温度和通风不良的环境下，特别是在米饭、面、奶制品和蛋肉类中，金黄色葡萄球菌繁殖生长，产生肠毒素。肠毒素对热抵抗力强，加热 30 分钟不能完全破坏，食后仍能致病。

八、金黄色葡萄球菌致食物中毒的临床表现是什么？

答：潜伏期很短，一般为 0.5～5 小时，多见于在进食污染食物后 3 小时，起病急骤。主要症状有恶心、呕吐、上腹痛和腹泻，其中以呕吐为显著，腹泻为水样便或稀便。体温正常或稍高。多数患者在发病后数小时至 1～2 天症状消失，很快恢复。严重者可因剧烈呕吐、腹泻导致脱水和循环衰竭。

九、金黄色葡萄球菌致食物中毒的实验室检查有何异常？

答：从污染食物中培养出金黄色葡萄球菌或检测出肠毒素有助诊断。

十、金黄色葡萄球菌会引起肺部感染吗？

答：会。金黄色葡萄球菌引起的急性肺部感染病情较重，多见于儿童或老年有慢性病患者，常伴有化脓性并发症，病死率较高，有时可因皮肤或软组织等处的感染，引起金黄色葡萄球菌败血症经血行播散到肺部发生肺炎，亦有起病就是金黄色葡萄球菌肺炎的。

十一、金黄色葡萄球菌所致肺部感染的临床表现是什么？

答：起病初如上感，有发热、咳嗽、头痛和全身酸痛，数日后突然寒战、高热，咳嗽加重，咳脓痰或痰带血丝，多伴胸痛。严重病例可出现呼吸及循环衰竭，表现烦躁不安、气短、发绀，常合并有脓胸或脓气胸；双肺有湿啰音，或胸腔积液的体征，少数患者可有充血或出血性皮疹。

十二、金黄色葡萄球菌致肺部感染的实验室检查有何异常？

答：血常规白细胞升高，甚至可达（40～50）$\times 10^9$/L，并有中毒颗粒痰、血或胸腔渗液培养有金黄色葡萄球菌。胸片早期有多数圆形片状阴影，病变进展快，短期内病变可呈蜂窝状，并有空洞，常有脓胸或脓气胸发生。

十三、什么是败血症？

答：是指致病菌或条件致病菌侵入血循环，并在血中生长繁殖，产生毒素而发生的急性全身性感染。若侵入血流的细菌被人体防御功能所清除，无明显毒血症症状时则称为菌血症（bacteriemia）。败血症伴有多发性脓肿而病程较长者称为脓毒血症（pyemia）。败血症如未迅速控制，可由原发感染部位向身体其他部位发展，引起转移性脓肿。

十四、金黄色葡萄球菌致败血症的临床表现是什么？

答：常有原发病灶，如疖肿、伤口感染等，少数皮肤病变微小，未能引起注意，而表现似无病灶者。起病急骤，寒战高热，毒血症症状较明显，亦可有充血性或猩红热样皮疹，肝脾肿大和迁移性化脓病灶。最严重的并发症之一是急性细菌性心内膜炎，常见于异常的心瓣膜。检查心脏可听到新出现的杂音，全身皮肤有瘀点，瘀斑和多个脏器发生感染性栓塞的症状，病情危重，病死率很高。

十五、金黄色葡萄球菌致败血症实验室检查有何异常？

答：白细胞升高达（30～40）$\times 10^9$/L，有核左移和中毒颗粒；严重病例白细胞可以明显减低至（0.8～1.2）$\times 10^9$/L，因为金黄色葡萄球菌有杀白细胞毒素，能特异的溶解中性粒细胞和巨噬细胞膜。血培养常阳性（最好在用抗生素前采血），迁移部位脓液培养和血培养相符。

十六、什么是中毒性休克综合征（toxic shock syndrome，TSS）？

答：是由噬菌体Ⅰ型金黄色葡萄球菌产生致病的毒素引起，为葡萄球菌肠毒素F（staphylococcal enterotoxin F，SEF）、致热性外毒素C（pyrogenic exotoxin C，PEC）。近来研究表明这两种毒素的活性和结构是相同的物质。

十七、什么是百日咳？

答：是由百日咳杆菌引起的急性呼吸道传染病，临床表现为阵发性痉挛性咳嗽，以咳嗽终末伴有鸡啼样吸气性吼声和外周血淋巴细胞增多为特征，由于病程长达2～3个月，故名百日咳。

十八、中毒性休克综合征（TSS）的临床表现是什么？

答：潜伏期1～2天，急发病，有畏寒、发热、全身肌肉痛、恶心、呕吐及腹泻等。病程第2天就可出现全身充血性皮疹和低血压。严重病例很快出现多个脏器功能衰竭，表现发绀，呼吸困难，氧分压低，尿少，尿素氮升高及神志昏迷。病情好转，于恢复期皮肤有大片脱皮。病死率5%～10%。

十九、中毒性休克综合征（TSS）的实验室检查有何异常？

答：除血常规白细胞增高外，目前尚无特异的检测方法，有肺、肾、肝等脏器功能衰竭时可测血气及肝、肾功能。如出现出血倾向，血小板急骤下降，需作凝血酶原、3P试验、EDP纤维蛋白降解产物、球蛋白溶解时间等检测来判断是否有DIC发生。

二十、金黄色葡萄球菌感染的治疗方法是什么？

答：加强支持疗法，对原发或迁徙性化脓病灶要及时切开引流，要积极输液、补充血容量，纠正休克，合理应用抗生素，必要时可输血。

二十一、G（+）球菌包括哪些细菌？

答：包括溶血性链球菌和肺炎球菌。

1. 溶血性链球菌根据溶血能力可分甲型溶血性链球菌（又称草绿色链球菌），乙型溶血性链球菌和丙型链球菌。丙型不溶血。Lancefield 根据抗原结构将乙型溶血性链球菌又分为 A～T 18 个族，每个族又因表面抗原不同可分多个不同型，以 A 族对人致病的多，可引起扁桃体炎、猩红热、皮肤感染、肾小球肾炎及风湿热等。

2. 肺炎球菌过去称肺炎双球菌，其外面的多糖荚膜层，可保护细菌免受机体吞噬细胞的吞噬和体液中一些杀菌因素的影响。因此，有荚膜的肺炎球菌有毒力和致病性，失去荚膜则毒力减低或丧失。肺炎球菌可引起肺炎，胸膜炎等。

二十二、什么是急性扁桃体炎？

答：是由溶血性链球菌引起的扁桃体急性感染，亦可由肺炎球菌或葡萄球菌引起。发病以冬、春季多见，易感者为 20 岁以下的青年和儿童。由于病原菌种类多，故常可反复发作。

二十三、急性扁桃体炎的临床表现是什么？

答：发冷、发热、咽痛，吞咽时加重，伴头痛、恶心、全身不适等。查体见双侧扁桃体充血、肿大并有黄白色渗出物，有时在扁桃体表面融合成片易拭去。颈及颌下淋巴结常肿大，有压痛。

二十四、急性扁桃体炎的实验室检查有何异常？

答：血常规白细胞增多，中性粒细胞增高，尿中有少量蛋白及管型；咽拭子培养有溶血性链球菌；抗链球菌溶血素“O”在恢复期较急性期明显升高。

二十五、什么是猩红热？

答：为 A 组溶血性链球菌感染引起的急性呼吸道传染病。中医称之为“烂喉痧”。其临床特征为发热、咽峡炎、全身弥漫性鲜红色皮疹和疹退后明显的脱屑。少数患者患病后由于变态反应而出现心、肾、关节的损害。本病一年四季都有发生，尤以冬春之季发病为多。患者和带菌者是主要传染源，经由空气飞沫传播，也可经由皮肤伤口或产道感染。人群普遍易感，但发病多见于小儿，尤以 5～15 岁居多。

二十六、猩红热的临床表现是什么？

答：起病急，有发热、咽痛、头痛，24 小时后全身皮肤出现充血性皮疹，从颈面部开始延及上胸、四肢。典型的皮疹为充血的基础上有针头大小稍隆起的丘疹，扪之有细砂样感觉。皮肤皱褶处皮疹密集形成帕氏线（Pastia 线），口周皮肤苍白。出疹后 2～3 天，有草莓样舌，颈及颌下淋巴结肿大有压痛。经 3～4 天皮疹出齐后开始退热。一周后先于面颈部皮肤脱屑，皮疹严重处有大片脱皮。

二十七、猩红热的实验室检查有何异常？

答：血常规白细胞及中性粒细胞增多，尿中有少量蛋白、红细胞及管型；咽拭子培养及涂片可见革兰阳性链球菌。

二十八、肺炎常见的细菌有哪些？

答：常见的是由肺炎球菌。该菌外面有一高分子多糖聚合体荚膜，有特异性及抗原性。荚膜保护细菌不被吞噬，又能促使细菌在体内繁殖致病。约 30%～70%的健康人鼻咽部带此菌。机体受病毒感染引起上感或受寒、疲劳、饥饿、酒后全身抵抗力减弱，使白细胞吞噬作用和免疫反应削弱，肺炎球菌乘机侵入肺泡导致发病。自青霉素问世以来，典型的大叶性肺炎已少见。

二十九、肺炎球菌性肺炎的临床表现有哪些？

答：起病急，常见寒战、高热、咳嗽、胸痛、咳血痰或铁锈色痰，体温呈弛张热或稽留热，伴头痛、全身肌肉酸痛，呼吸急促。如病变范围广，可有缺氧发绀的表现，有时炎症在右下肺，涉及横膈，可表现右上腹痛。体检见口唇周围有单纯疱疹，肺部可听诊浊音，语颤增强，支气管呼吸音及湿啰音，偶有合并胸膜炎、胸腔积液的体征。

三十、肺炎球菌性肺炎的实验室检查有何异常？

答：血白细胞和中性粒细胞显著增加，痰涂片革兰染色可见阳性球菌，痰或血培养阳性，有肺炎球菌。胸透或胸片可见肺野片状阴影或伴有胸腔积液。

三十一、化脓性脑膜炎的常见细菌是什么？

答：以肺炎球菌多见，亦有金葡菌、流感杆菌、脑膜炎球菌等引起，多数有败血症、细菌由原发病灶经血循环侵入脑膜，颅外伤时可由创伤或鼻咽部骨折处侵入脑膜。常见继发于肺炎、中耳炎及颅脑外伤。

三十二、化脓性脑膜炎的临床表现是什么？

答：毒血症症状明显，除寒战、高热外，头痛显著，伴恶心、喷射样呕吐，神志模糊或谵妄昏迷。体检脑膜刺激征阳性。为明确诊断需做腰椎穿刺，如临床头痛剧烈，估计颅内压很高时，为避免腰穿过程中出现脑疝，宜先用20%甘露醇250ml静注（30分钟内注完）脱水后再穿刺。

三十三、化脓性脑膜炎的实验室检查有何异常？

答：白细胞和中性粒细胞升高明显，可有核左移及中毒性颗粒。脑脊液混浊，白细胞明显增多，以多核白细胞为主；脑脊液生化检查糖明显降低，氯化物稍低，蛋白增高；涂片可见白细胞内、外均有革兰阳性球菌，脑脊液培养可发现肺炎球菌。

三十四、溶血性链球菌和肺炎球菌感染的治疗方法有哪些？

答：除了卧床休息和进行呼吸道隔离外，有脓肿亦要切开引流；要输液，纠正酸中毒、电解质紊乱等；应给予吸氧；用湿化法帮助排痰等。抗生素治疗仍以青霉素为治疗溶血性链球菌及肺炎球菌的首选。

三十五、什么是白喉杆菌？

答：白喉杆菌（*Corynebacterium diphtheriae*）是引起小儿白喉的病原菌，属于棒状杆菌属（Corynebacterium）。棒状杆菌种类较多，包括白喉杆菌和类白喉杆菌。类白喉杆菌为非致病菌，常见的有假白喉杆菌，结膜干燥杆菌、溃疡杆菌和痤疮杆菌等。

三十六、白喉杆菌致病的临床表现是什么？

答：细菌感染机体后，在鼻、咽黏膜上繁殖并分泌外毒素。局部由于细菌和毒素的作用，渗出的纤维素和白细胞及坏死组织凝固在一起，形成灰白色膜状物，称为假膜。由于咽、喉、气管黏膜水肿及假膜脱落，可引起呼吸道阻塞，甚至造成窒息死亡。细菌一般不入血，只是细菌产生的外毒素入血，并与易感组织细胞如心肌、肝、肾上腺或支配咽、腭肌等的外周神经结合，可引起细胞变性、坏死、内脏出血和神经麻痹。

三十七、白喉杆菌的实验室检查有何异常？

答：白细胞可达（10～20）$\times 10^9$/L，咽拭子涂片可找到白喉杆菌。

三十八、革兰阴性菌感染常见的细菌有哪些？

答：常见有脑膜炎球菌，痢疾、伤寒、副伤寒、沙门、肉毒杆菌等，医院内感染中常见的有大肠杆菌、克雷伯杆菌、变形杆菌、铜绿假单胞菌以及其他少见的军团病菌和淋球菌等。

三十九、什么是流行性脑脊液髓膜炎？

答：简称流脑，本病的病原菌是脑膜炎球菌，呈肾形，常成对排列。人是唯一传染源，特别是鼻咽部带菌者，通过飞沫传播，人群中带菌率高低和本病流行有密切关系。脑膜炎球菌进入鼻咽部后在局部繁殖，当人抵抗力降低时病原菌就侵入血液发生败血症，部分病菌入脑膜引起发病。

四十、流脑的临床症状有哪些?

答:潜伏期一般为 2～3 天,以冬、春季多见。起病急骤,主要是寒战、高热、头痛、恶心、呕吐。体检:皮肤黏膜可见瘀点或瘀斑,可见明显的脑膜刺激征。重症病人,病情凶险,除有抽搐、神志不清、昏迷外,皮肤黏膜瘀斑融合成片,血压下降,多见死于脑疝或弥散性血管内凝血。

四十一、流脑的实验室检查有何异常?

答:外周血白细胞及中性粒细胞明显升高,有核左移及中毒颗粒。脑脊液压力增高,白细胞增多,以多核为主,糖降低,蛋白明显增高。血及脑脊液培养可获脑膜炎球菌。但该菌对外界抵抗力弱,容易死亡,所以急诊腰穿后立即送脑脊液做培养,在做脑脊液常规检查的同时亦应涂片作革兰染色找细菌。目前已有血清学检测抗原的方法,如免疫荧光法、乳胶凝集法、血凝抑制法及酶联免疫吸附法等,还有检测血清中特异抗体的方法。但这些均不能取代细菌培养的结果。

四十二、什么是细菌性痢疾?

答:简称菌痢,亦称为志贺菌病(shigellosis),是志贺菌属(痢疾杆菌)引起的肠道传染病。志贺菌经消化道感染人体后,引起结肠黏膜的炎症和溃疡,并释放毒素入血。临床表现主要有发热、腹痛、腹泻、里急后重、黏液脓血便,同时伴有全身毒血症症状,严重者可引发感染性休克和(或)中毒性脑病。菌痢常年散发,夏秋多见,是我国的常见病、多发病。儿童和青壮年是高发人群。本病有有效的抗菌药治疗,治愈率高。

四十三、细菌性痢疾的临床表现是什么?

答:潜伏期为数小时至 2 天,一般起病急,有发热、腹痛、恶心、呕吐。典型痢疾有里急后重、排脓血便。腹泻次数多,量大者,往往中毒症状轻,而无腹泻者,症状较重,有时可合并感染性休克等。体检腹软,仅左下腹有轻压痛,肠鸣活跃;重症者有休克,四肢湿冷,皮肤花斑,呼吸急促,唇发绀或神志不清等。

四十四、细菌性痢疾的实验室检查有何异常?

答:白细胞和中性粒细胞明显升高,大便常规红、白细胞满视野,且白细胞多于红细胞,出现吞噬细胞对诊断有一定的意义,大便培养有痢疾杆菌。乙状结肠镜检查可见黏膜充血、水肿,有大量脓性渗出物及多个浅表小溃疡。

四十五、什么是霍乱?

答:是由霍乱弧菌所引起的烈性肠道传染病,发病急、传播快,是亚洲、非洲大部分地区腹泻的重要原因,属国际检疫传染病。在我国属于甲类传染病。典型患者由于剧烈的腹泻和呕吐,可引起脱水、肌肉痉挛,严重者导致外周循环衰竭和急性肾衰竭。一般以轻症多见,带菌者亦较多,但重症及典型患者治疗不及时可致死亡。

四十六、霍乱的临床症状有哪些?

答:潜伏期 1～3 天,无症状的隐性感染占 75%。典型病例可分三期:

1. 吐泻期 绝大多数病人急起病,有剧烈呕吐及腹泻,大便呈米泔水样,亦有呈洗肉水样。

2. 脱水期 由于频繁的吐、泻短期内丢失大量水和电解质,病人表现口渴唇干,眼窝内陷,皮肤失去弹性,血压下降,尿少或无尿。

3. 恢复期 经积极输液及补电解质,病人吐、泻停止,症状逐渐消失而恢复正常;亦有在恢复期反出现发热等,历 2～3 天自行好转。并发症以肾功能衰弱较多见。

四十七、霍乱的实验室检查方法是什么?

答:取大便做悬滴法检查,如见到快速运动的细菌,可被特异抗血清所抑制,一般在 2～5 分钟内即可作出诊断,但确诊仍需做粪便培养。周围血白细胞及血色素可因脱水血浓缩而升高。

四十八、霍乱的主要治疗方法是什么?

答：**1.** 主要是输液及补充电解质。轻及中度病人可口服补液（每 1000ml 内含葡萄糖 20g，NaCl 3.5g，$NaHCO_3$ 2.5g 和 KCl 1.5g），少量多次服用，补液速度可根据吐泻丢失量来计算。严重者需内静脉补液，这类病人血管常不易找到，可经股静脉或锁骨下静脉插管输液，速度依病人脱水的情况而定，每分钟可输入 50～100ml。至血压上升，脉搏有力再减慢速度。

2. 抗生素可口服四环素 0.5g，4 次/天，连用 3 天。

四十九、什么是伤寒与副伤寒?

答：由伤寒杆菌及副伤寒甲、乙、丙四种沙门菌所致的急性传染病。以伤寒杆菌发病率较高，副伤寒甲次之。伤寒与副伤寒的病理变化和临床症状很相似，难以鉴别，主要靠细菌培养及血清学来区别之。病人和带菌者是传染源。含伤寒杆菌的粪便污染水源或食物，可以造成流行。细菌经口进入人体，部分未被胃酸杀死者进入小肠，在肠黏膜和肠系膜淋巴结内生长繁殖。伤寒杆菌（或副伤寒杆菌）及其毒素经淋巴管侵入血循环，引起第一次短暂的菌血症，病人出现临床症状。其后细菌被肝、脾、骨髓、淋巴结内网状内皮细胞吞噬，并在其内繁殖后再次侵入血循环，造成第二次较长的菌血症。

五十、伤寒与副伤寒的临床症状有哪些?

答：潜伏期 7～14 天，症状可分四期：

1. 初期 起病缓慢，主要有发热、头痛、乏力、体温逐渐升高，可见玫瑰疹，脾大和相对缓脉。

2. 极期 在发病第 2 周体温呈稽留热或弛张热，有神志淡漠、听力减退、嗜睡或谵妄，检查舌苔厚腻、腹胀、肝脾肿大，和相对缓脉。

3. 缓解期 为病程第 3～4 周，少数中毒症状重，继续高热，出现肠出血或肠穿孔。大部分患者体温逐渐下降，症状好转。

4. 恢复期 体温正常，出汗多，食欲亦渐好转。目前我国伤寒常不典型，临床表现中毒症状轻，相对缓脉和玫瑰疹亦少见，可能和病初期用抗生素有关。

五十一、伤寒与副伤寒的实验室检查有何异常?

答：血常规白细胞正常或降低，嗜酸粒细胞减少或消失，尿检有少许蛋白及管型。血培养在第 1 周末阳性率最高，最好在用抗生素前取血送培养，尿及粪的培养以病程第 3～4 周阳性机会多。血清特异性抗体阳性，肥达反应菌体“O”抗体≥1∶80，“H”抗体≥1∶160（微滴法），如恢复期效价增高 4 倍以上则更有意义。因预防接种后，“H”抗体凝集效价明显上升，可持续数年之久；或在高发区，许多正常人因既往感染亦可有较高滴度，此时应根据双份血清效价增高 4 倍以上为标准。

五十二、伤寒与副伤寒的饮食指导有哪些?

答：发热期间，应给予高热量、高营养、易消化的食物，包括足量碳水化合物、蛋白质及各种维生素，以补充发热期的消耗，促进恢复。发热期间宜进流质饮食或细软无渣饮食，少量多餐，腹胀、腹泻时忌食豆、奶制品。退热后，食欲增加，可逐渐进食稀饭、软饭，忌吃坚硬多渣食物，以免发生肠穿孔和肠出血，一般退热后 2 周可恢复正常饮食。

五十三、伤寒与副伤寒的预防要点是什么?

答：病人的粪便要用 20%漂白粉消毒处理后再倒入化粪池。接触病人后要注意双手的消毒，可在 0.2%过氧乙酸中浸泡 1 分钟。对从事饮食行业人员要定期作粪便培养，以早期检出带菌者。对外出旅行或去有伤寒发病的疫区，最好接种疫苗 3 次（0.5，1.0，1.0ml 皮下），每次间隔 7～10 天，以后每隔 2～3 年加强一次。

五十四、什么是沙门菌感染？

答：是指非伤寒杆菌的沙门菌感染，如鼠伤寒沙门菌、肠炎杆菌和猪霍乱杆菌等。主要传染源是家畜、家禽及鼠，也存在蛋类。由于沙门菌在含盐量高达10%～15%的肉类中仍能生存数月之久，故进食腌制的污染肉类也能得病。此外，水源污染可造成流行。共进同一污染食物并非都发病，取决于机体情况，免疫力差的，感染量多的易发病。沙门菌在食物中繁殖产生大量内毒素是致病的重要条件。

五十五、沙门菌感染分几种类型？

答：分两个类型：

1. 急性胃肠炎型 潜伏期可短至进食后数小时，亦称食物中毒型。起病急，有发冷、发热、头痛、全身酸痛、呕吐、腹泻。大便次数多为水样便，有时出现脱水及电解质紊乱，轻的病例病程2～4天，重者可持续1周以上。

2. 伤寒型 潜伏期长同伤寒，其他发热、腹胀、肝脾肿大、相对缓脉和白细胞低等均类似伤寒。

五十六、沙门菌感染的实验室检查有何异常？

答：血白细胞低，血、便、呕吐物细菌培养可发现沙门菌。

五十七、什么是军团菌病（Legionella）？

答：主要由嗜肺军团杆菌引起，主要临床表现：庞提阿克热潜伏期为1～2天，有发热、头痛、肌痛、腹泻及呕吐等。军团病菌肺炎潜伏期为2～10天，有发热、气短、呼吸困难、咳嗽，肺部有湿啰音，胸片肺有实变。有时很像流感、胃肠炎或脑膜脑炎等。个别严重者可有休克、昏迷。

五十八、军团菌病的实验室检查有何异常？

答：血常规白细胞正常或升高，以中性粒细胞为主。尿中可有少量蛋白质和红细胞。血清间接荧光抗体的检测恢复期较病初期抗体滴度增加≥4倍，亦可用酶免疫吸附法检测抗体。亦可从痰涂片用直接荧光检查抗原，或从气管吸出物培养分离出军团病菌。

五十九、什么是肉毒杆菌中毒？

答：肉毒杆菌是一种厌氧的革兰阴性杆菌，生存在自然界的土壤中或家畜的粪便中，共分7型（A，B，C，D，E，F，G）。我国以A型和B型为主，多见于新疆、西藏和青海地区。致病主要是其外毒素。在污染的腊肠、罐头、腌鱼中，细菌在厌氧环境中繁殖，产生大量外毒素。

六十、肉毒杆菌中毒的临床表现有哪些？

答：潜伏期18～36小时，长者8～14天。和进入毒素量成反比。典型的症状是头痛、乏力、头晕、视力障碍。发病1～2天内出现神经系统瘫痪现象，首先出现眼睑瘫痪，视力模糊，也有眼睑下垂，吞咽困难，饮水呛咳等。个别有胃肠炎症状，表现有恶心、呕吐和腹泻。

六十一、肉毒杆菌中毒的实验室检查方法有哪些？

答：病人呕吐物或粪便在厌氧的条件下培养分离出肉毒杆菌，亦可从呕吐物、污染的食物或伤口分泌物中检测毒素。

六十二、什么是革兰阴性杆菌败血症？

答：以大肠杆菌、克雷伯杆菌、变形杆菌和铜绿假单胞菌多见，常发生在机体免疫功能低下的、住院日期长的患者，在医院内感染中病死率较高。美国每年平均有4千万人住院，院内感染占5%～10%，平均200万～400万病人。

六十三、什么是医院内感染？

答：医院内感染又称医院获得性感染或医院感染，其定义是发生在医院内的一切感染。医院内感染为患者在住院期间发生的感染，住院前获得的感染、住院时正值潜伏期或于住院后发病者不能作为医院内感染；反之，住院期内获得的感染，出院后才发病者，应为医院内感染。

六十四、革兰阴性杆菌败血症的临床症状有哪些？

答：常以发冷、发热为主要症状，肺炎患者可伴有咳嗽、咳痰、呼吸困难等，体检双肺有散在细湿啰音，胸片有小片或大片状阴影，血白细胞从轻度到显著升高，危重病人有时血白细胞正常或偏低。

1. 泌尿道感染 常有保留导尿管史，导尿管留置的时间愈长，发生感染的机会愈多。主要症状除发热外可有尿频、尿急、尿痛及尿混浊或脓尿、腰痛等。尿常规检查见满视野白细胞，周围血白细胞亦明显升高，尿培养有大肠、克雷伯或变形杆菌。

2. 腹膜炎 多数在血白蛋白低、有腹水的病人，不一定有腹痛、腹肌紧张，因为腹水多时腹膜刺激症状可以不明显。应作诊断性腹腔穿刺，腹水常为渗出液，腹水中白细胞在 0.5×10^9/L 以上，多核为主。腹水培养有大肠杆菌生长。

3. 败血症 可在肺部、泌尿道感染，亦可突发寒战高热。体检见唇及指甲发绀，呼吸困难，神志模糊或昏迷，严重者出现尿少，血压下降，心率加快，皮肤花斑或有瘀点、瘀斑。合并 DIC 后，最初为高凝状态，以后出血不止呈低凝状态。

六十五、无芽孢厌氧菌包括哪些？

答：常见有拟杆菌、消化球菌、消化链球菌、产气荚膜杆菌。正常人口腔、肠道、阴道有拟杆菌、梭形杆菌和厌氧链球菌，口腔唾液中厌氧菌约 10^8/ml，需氧菌约 10^7/ml。肠道内近年来发现96%～99%为厌氧菌，需氧菌只有 1%～4%，如以脆弱拟杆菌和大肠杆菌相比为 1000：1。健康妇女阴道和宫颈培养 70%有厌氧菌。厌氧菌感染的首要条件是缺氧，局部缺血为专性厌氧菌感染发展创造条件。

六十六、脑脓肿原因？

答：以拟杆菌多见，可由败血症或中耳、鼻窦、脑外伤手术引起。

六十七、脑脓肿的临床表现和实验室检查有哪些？

答：发冷、发热、头痛、呕吐甚至昏迷，有颅内感染和占位性病变的症状。体检可以有脑膜刺激征。化验周围血白细胞升高；脑脊液中白细胞正常或轻度升高，蛋白质升高明显，颅内压高；脑超声中线移位；CT 可见脑脓肿。

六十八、什么是肺脓肿？

答：起病慢，大多有吸入性肺炎史，以消化球菌或消化链球菌多见。

六十九、肺脓肿的临床表现及实验室检查有何异常？

答：咳嗽，咳痰量多，且有恶臭。胸片可见大片阴影，其中有透亮区或液平。痰培养有时可帮助发现病原菌。

七十、腹腔感染或盆腔感染是什么菌？

答：多数由拟杆菌、产气荚膜杆菌或消化链球菌引起，常由多种细菌混合感染。

七十一、腹腔感染或盆腔感染的实验室检查有何异常？

答：周围血白细胞升高，腹腔、盆腔或肝脓肿抽出脓液培养常为复合菌，血培养和脓培养细菌一致。

七十二、什么是难辨芽孢杆菌肠炎？

答：难辨梭状芽孢杆菌肠炎又称假膜性肠炎，主要见于用阿莫西林、克林霉素或第 2、第 3 代头孢菌素治疗之后。感染后无明显危害，仅伴有轻度腹泻，有些患者未经治疗可自行痊愈。

七十三、什么是流行性感冒?

答：流行性感冒（简称流感）是流感病毒引起的急性呼吸道感染，也是一种传染性强、传播速度快的疾病。其主要通过空气中的飞沫、人与人之间的接触或与被污染物品的接触传播。典型的临床症状是：急起高热、全身疼痛、显著乏力和轻度呼吸道症状。一般秋冬季节是其高发期，所引起的并发症和死亡现象非常严重。

七十四、流行性感冒的症状有哪些?

答：流感流行的特点是突发迅速蔓延，短期内在一地区出现很多病例。潜伏期短，1～3 天。主要症状是起病急，有发热、头痛、乏力、全身酸痛等，2～3 天热退后出现鼻塞、流涕、咽痛、干咳等，部分患者有食欲减退、恶心等。症状好转后体力恢复很慢。有时流感伴发肺炎，可有气急、发绀、咳痰、带血。更有重者伴中枢神经系统症状，有昏迷抽搐。体检有咽充血，双肺有湿啰音，或脑膜刺激征。除年老、儿童和并发肺炎者，一般经 7～10 天逐渐恢复。

七十五、流行性感冒的实验室检查是什么?

答：血常规白细胞正常或偏低，淋巴细胞相对增高。在急性期，病人咽部嗽液接种于鸡胚羊膜腔中，可分离出病毒。

七十六、流行性感冒的主要预防措施有哪些?

答：包括以下 7 方面：

1. 保持室内空气流通，流行高峰期避免去人群聚集场所。

2. 咳嗽、打喷嚏时应使用纸巾等，避免飞沫传播。

3. 经常彻底洗手，避免脏手接触口、眼、鼻。

4. 流行期间如出现流感样症状及时就医，并减少接触他人，尽量居家休息。

5. 流感患者应呼吸道隔离 1 周或至主要症状消失。

6. 患者用具及分泌物要彻底消毒。

7. 加强户外体育锻炼，提高免疫力。

七十七、什么是虫媒病毒?

答：虫媒病毒为一群节肢动物媒介病毒，分别归类于披膜病毒科，黄病毒科，布尼亚病毒科和沙粒病毒科的某些成员病毒。归类于披膜病毒科甲病毒属的主要虫媒病毒有东部马脑炎病毒，西部马脑炎病毒和委内瑞拉脑炎病毒，主要分布在非洲和美洲。

七十八、什么是流行性乙型脑炎?

答：简称乙脑（epidemic encephalitis B），是由乙脑病毒引起以脑实质炎症为主要病变的中枢神经系统急性传染病。为病毒性脑炎中病情最重且预后较差的一种脑炎，病死率高，后遗症多。临床上以高热、意识障碍、抽搐、脑膜刺激征及病理反射为特征。

七十九、流行性乙型脑炎的临床症状有哪些?

答：潜伏期 10～15 天，大多数人感染后并不出现症状，呈隐性感染。少数患者，发病急，出现高热、意识障碍、抽搐、恶心、呕吐及脑膜刺激征症状。严重脑干型者，可因脑疝突然出现呼吸停止。体检双瞳孔大小不等，对光反应迟钝或消失，颈强直，提睾及腹壁反射消失，病理锥体束征阳性。经 4～6 天体温逐渐下降，反射重新出现，听力、视觉及思维顺序恢复，以思维逻辑和远事记忆恢复较慢。

八十、流行性乙型脑炎的实验室检查有何异常?

答：血常规白细胞偏高，在（10～20）$\times 10^9$/L。脑脊液检查，压力正常或稍高；白细胞增加，在（0.05～0.5）$\times 10^9$/L，病初以多核为主，后期以单核细胞为主；糖、氯化物正常，蛋白增高。

血清的抗乙脑抗体的恢复期较发病早期要增加 4 倍以上才有诊断意义。常用的补体结合试验，中和试验和血凝抑制试验中，以中和试验特异性较高。

八十一、流行性乙型脑炎的流行病学特征是什么？

答：**1. 传染源**　乙脑是动物源性传染病，人畜都可患病，成为传染源。动物猪、马、狗等的感染率高，血中病毒含量多，传染性强，特别是猪（幼猪）感染率高达 100%，是主要传染源；人感染病毒后病毒血症期短（≤5 天），血中病毒含量少，所以人不是主要传染源。

2. 传播途径　蚊子不仅是乙脑的主要传播媒介，且是病毒的长期储存宿主。国内传播乙脑病毒的蚊种有库蚊、伊蚊和按蚊，三带喙库蚊是主要传播媒介。人被带病毒的蚊虫叮咬后，在机体免疫力低下时，病毒侵入中枢神经系统引起发病。

3. 易感人群　普遍易感，病人与隐性感染者之比为 1：1000～2000，感染后可获得持久免疫力。乙脑患者多为 10 岁以下儿童，以 2～6 岁儿童发病率最高。近年由于儿童和青少年广泛接种乙脑疫苗，成人与老年人的发病率相对增加，但总的发病率仍有较大幅度下降。

4. 流行特征　乙脑发生有明显的地区和季节性，主要分布于亚洲，我国除东北北部、青海、新疆、西藏外，均有流行。热带地区全年均可发病，80%～90%集中在 7、8、9 月。呈高度散发性。

八十二、乙脑各型临床特点有哪些？

答：见表 14-1。

表 14-1　乙脑各型的临床特点

症状	轻型	普通型	重型	极重型
体温（℃）	38～39	39～40	40～41	＞41
神志	清楚或嗜睡	嗜睡或浅昏迷	昏迷	深昏迷
抽搐	无	偶有	反复	频繁
呼吸衰竭	无	无	可有	常有
脑疝	无	无	可有	常有
后遗症	无	无	部分有	大部分有
病程（天）	5～7	7～10	10～14	＞14

八十三、流行性乙型脑炎的护理措施有哪些？

答：**1. 维持正常体温**　采用药物与物理降温相结合的方法，控制体温在 39℃为宜，以减少氧的消耗和惊厥的发生。

2. 控制惊厥　高热伴惊厥者用亚冬眠疗法，常用氯丙嗪和异丙嗪每次各 0.5～1mg/kg 每 4～6 小时一次，连用 3～5 天，注意用药过程中密切观察体温、脉搏、血压、呼吸，保持呼吸道通畅，及时吸痰、给氧。

3. 防治呼吸衰竭　及时评估发生呼吸衰竭的原因，给予相应处理，呼吸道分泌物多者应将患儿头偏向一侧，吸痰，痰液黏稠或伴有支气管痉挛者可行超声雾化吸入，持续给氧，必要时人工呼吸。

4. 做好家属和清醒病人的疾病解释工作　利于配合治疗。需要做腰穿的病人，应作好术前、术中、术后护理，并及时将脑脊液标本送检。

八十四、流行性乙型脑炎的健康指导有哪些？

答：1. 开展卫生宣传教育工作，防蚊灭蚊。

2. 普及乙脑灭活疫苗的接种。

3. 一旦有可疑病例发生，立即就诊。

4. 做好后遗症病儿的康复护理指导。

八十五、什么是水痘？

答：病原体是水痘-带状疱疹病毒，是双链 DNA 病毒，仅对人有传染性，病人是唯一的传染源。自发病前 1～2 天至皮疹干燥结痂为止，均有传染性。主要通过呼吸道飞沫和接触传染。本病传染性很强，学龄前儿童和婴幼儿发病较多，一次感染后，可获持久免疫，再次犯病者极少。

八十六、水痘的临床表现有哪些？

答：潜伏期一般 13～17 天，小儿全身症状很轻，有些低热，成人症状较重，可有高热，全身不适等。一般发病第 1 天就出现皮疹，开始为充血性，针头大小的斑疹，从躯干开始延及头面部，最后达四肢。皮疹呈向心性分布，以躯干为多。经数小时由斑疹→丘疹→水疱，水疱基部有一红晕，皮疹常分批出现，故同一时期可见皮肤有斑、丘、疱和结痂各期皮疹。水痘初含清高疱液，以后稍呈混浊，疱壁较薄易破，数日后，由中心开始干结，最后成痂。

八十七、水痘的实验室检查方法有哪些？

答：取新鲜疱疹内液体作电子显微镜检查，可见到水痘-带状疱疹病毒颗粒。

八十八、什么是带状疱疹？

答：带状疱疹是由水痘-带状疱疹病毒引起的急性感染性皮肤病。对此病毒无免疫力的儿童被感染后，发生水痘。部分患者被感染后成为带病毒者而不发生症状。由于病毒具有亲神经性，感染后可长期潜伏于脊髓神经后根神经节的神经元内，当抵抗力低下或劳累、感染、感冒时，病毒可再次生长繁殖，并沿神经纤维移至皮肤，使受侵犯的神经和皮肤产生强烈的炎症。本病好发于成人，春秋季节多见。

八十九、带状疱疹的临床表现有哪些？

答：经 1 周的潜伏期，出现低热，头痛，局部皮肤对知觉敏感，出现神经痛。有时可因疼痛而来急诊，出疹前常易误诊；出疹后可见局部皮肤呈带状充血，其上可见充血丘疹及水疱，聚集成堆，沿神经分布，以胸壁肋间神经和面部三叉神经分布处多见。病程 2～4 周，脱痂而愈。有继发感染时，可留疤痕。常见后遗症是神经痛，可迁延达数月。

九十、单纯疱疹的分类有哪些？

答：由单纯疱疹病毒引起，可分Ⅰ型和Ⅱ型，Ⅰ型病毒主要感染腰以上部位，Ⅱ型主要通过性生活传播。前者多见于口、唇、鼻孔皮肤黏膜交界处，后者多见于男性包皮、龟头和女性阴唇宫颈处。Ⅱ型病毒与宫颈癌关系密切。单纯疱疹病毒原发感染后，常在宿主神经节潜伏，受某些非特异因素如日晒、发热、劳累、经期等可诱起复发。

九十一、单纯疱疹的临床表现有哪些？

答：最常见在口、唇、鼻孔皮肤黏膜交界处。出现灼热、刺痛或痒感，数小时后局部皮肤潮红，继之出现一群粟粒样小疱，可从几个到几十个不等。疱液清亮，易溃破糜烂，数日后干燥结痂，痂脱后恢复正常。生殖器疱疹，由于局部潮湿和摩擦，在龟头、阴唇等处疱疹破后形成溃疡，常伴腹股沟淋巴结肿大。

九十二、什么是麻疹？

答：是由麻疹病毒（副黏液病毒科）引起的一种急性出诊性呼吸道传染病，临床上以发、热、上呼吸道炎、结膜炎、口腔麻疹黏膜斑、全身斑丘疹及疹退后遗留色素沉着伴糠麸样脱屑为特征。

九十三、麻疹的传染源是什么？

答：麻疹患者是唯一的传染源，人是唯一的宿主，通过患者的呼吸、咳嗽、喷嚏排出体外经呼吸道进行传播，麻疹患者出诊前后的 5 天均有传染性，有并发症的患者传染性可延至出诊后 10 天。

九十四、麻疹的好发年龄是在什么阶段？

答：好发年龄在 6 个月～5 岁，四季均可发病，以冬、春多见。

九十五、麻疹的临床表现有哪些？

答：典型麻疹：

1. 潜伏期　一般为 6～18 天，平均为 10 天左右，潜伏期可有低热、全身不适。

2. 前驱期　亦称出疹前期，从发热开始至出疹，常持续 3～4 天，主要表现为：

（1）多为中度发热，热型不一；

（2）上呼吸道感染症状：在发热同时出现咳嗽、喷嚏、咽部充血等，特别是流涕、结膜充血、眼睑水肿、畏光、流泪等症状是本病特点；

（3）麻疹黏膜斑，在出疹前 1～2 天出现，开始时见于第二磨牙相对的颊黏膜上，为直径约 0.5～1.0mm 灰白色小点，周围有红晕，常在 1～2 天内迅速增多，可累及整个颊黏膜，于出疹 1～2 天内迅速消失；

（4）部分病例可有一些非特异症状，如全身不适、食欲减退、精神不振、呕吐、腹泻等。偶见皮肤荨麻疹、隐约斑疹或猩红热样皮疹，在出现典型皮疹时消失。

3. 出疹期　一般为 3～5 天，多在发热 3～4 天后出现皮疹。皮疹先出现于耳后、发际、额、面、颈部、自上而下蔓延至躯干、四肢，最后打手掌与足底。皮疹初为红色斑丘疹，疹间可见正常皮肤，以后逐渐融合成片，色加深呈暗红色。此时全身中毒症状加重，体温可突然升高达 40～40.5℃，咳嗽加剧，伴嗜睡或烦躁不安，重者有谵妄、抽搐。此期肺部可闻及干、湿性啰音。

4. 恢复期　一般为 3～5 天，在无并发症发生的情况下，出疹 3～4 天后皮疹开始消退，消退顺序与出疹时相同；体温逐渐降至正常，全身症状逐渐改善。疹退后，皮肤颜色发暗，皮肤留有糠麸状脱屑及棕色色素沉着，7～10 天痊愈。

九十六、麻疹的实验室检查有哪些？

答：**1. 血常规**　白细胞总数减少，淋巴细胞相对增多。如果白细胞数增加，尤其是中性粒细胞增加，提示继发细菌感染；若淋巴细胞严重减少，常提示预后不好。

2. 血清学检查　酶联免疫吸附试验（ELISA）测定血清特异性 IgM 和 IgG 抗体，敏感性和特异性好，具早期诊断价值。IgM 抗体病后 5～20 天最高，测定血清 IgM 抗体是诊断麻疹的标准方法。IgG 抗体恢复期较早期增高 4 倍以上即为阳性。取早期和恢复期血清各 1 份作血凝抑制试验、中和试验或补体结合试验，抗体效价呈 4 倍以上升高亦为阳性。

3. 病原学检查　取患儿鼻、咽分泌物，痰，尿沉渣涂片可见多核巨细胞；进行免疫荧光染色，在脱落的细胞中可见麻疹病毒，有早期诊断价值。

九十七、麻疹的治疗要点是什么？

答：目前尚无特异性药物，主要为对症治疗，加强护理，预防和治疗并发症，宜采取对症治疗，麻疹患儿对维生素 A 的需求量加大，WHO 推荐，小于 1 岁的患儿每日给 10wU，年长儿 20wU，共两日。

九十八、麻疹的护理措施有哪些？

答：**1. 维持正常体温**　发热期应卧床休息至皮疹消退、体温正常为止，每天通风 2 次，保持室温 18～22℃，湿度 50%～60%。

2. 监测体温，观察热型　对高热惊厥的患儿可用物理降温，如减少盖被、温水擦浴、头部冷敷等；遵医嘱使用小剂量退热剂，忌用乙醇擦浴，以免影响透疹，导致并发症。

3. 注意营养及水分的补充 给高热量、高维生素易消化的流质或半流质饮食。

4. 保持皮肤黏膜完整性

（1）加强皮肤的护理：保持床单位整洁，在保温的情况下每日用温水擦浴更衣一次，忌用肥皂，腹泻患儿注意臀部清洁，勤剪指甲以防抓伤皮肤继发感染。及时评估透疹情况，如透疹不畅，可用芫荽水服用并抹身（须防烫伤），以促进血液循环，使皮疹出齐、出透，平稳度过出疹期。

（2）加强五官的护理：室内光线宜柔和，常用生理盐水清洗双眼，再滴入氯霉素眼药水，睡前可涂红霉素眼膏。

九十九、麻疹的预防措施有哪些？

答：**1. 控制传染源** 对一般患儿呼吸道隔离至出疹后 5 天，有并发症者延至出疹后 10 天。接触的易感儿应隔离检疫 3 周。

2. 切断传播途径 病室要注意通风换气，定期进行空气和物品的消毒，减少不必要的探视防继发感染。医护人员要做好消毒隔离工作。流行期间不带易感儿去公共场所或探亲访友，托幼机构暂不接纳新生。

3. 保护易感儿童

（1）被动免疫：年幼体弱的易感儿在接触病人后 5 天内肌注人血丙种球蛋白可防止发病，6 天后注射可减轻症状。免疫有效期 3～8 周。

（2）主动免疫：是预防麻疹的重要措施，预防效果可达 90%，国内计划免疫规定 8 个月龄初种，7 岁时复种。由于免疫后血清阳转率不是 100%，且随时间延长免疫效应可变弱，急性结核感染者如需注射麻疹疫苗应同时进行结核治疗。

一百、什么是传染性单核细胞增多症？

答：传染性单核细胞增多症（infection mononucleosis）是由 Epstein Barr（EB）病毒感染所致。1964 年首先由 Epstein Barr 等从淋巴瘤组织中分离出类似疱疹病毒颗粒而命名。本病是一种以乏力、头痛、发热、咽炎、淋巴结肿大，非典型性淋巴细胞增多，异嗜性抗体及轻度一过性肝炎为特征的综合征。常发生于儿童及青少年。

一百零一、传染性单核细胞增多症的临床表现有哪些？

答：本病潜伏期在成人通常为 4～7 周，儿童 5～15 天，大多数为 9 天。由于全身多个脏器均可受累，症状较复杂，最常见的是，起病似上感，但伴全身淋巴结和肝脾肿大，其中以颈淋巴结肿最明显。病程一般 2～4 周，但恢复期较长。

一百零二、传染性单核细胞增多症实验室检查有何异常？

答：早期周围血白细胞正常或降低，血涂片可见异型淋巴细胞占 10%～25%。血清学检查嗜异型凝集试验发病后期较早期滴度明显升高（≥4 倍），EBV-IgM 抗体测定具有诊断意义。

一百零三、病毒性肝炎的分型有哪些？主要传播途径是什么？

答：可分甲型、乙型、丙型、丁型和戊型五种。甲型肝炎主要是经粪-口途径传播。乙型肝炎是通过密切接触、输血及血制品传播。丁型肝炎常在乙型肝炎基础上有 δ 病毒感染。这些病毒性肝炎主要根据血清学方面检测抗原和抗体以区别。

一百零四、肝炎的临床表现有哪些？

答：各型肝炎的临床症状很相似。急性黄疸性肝炎，起病缓慢，约 1/3 患者起病较急，有发冷、发热、乏力，食欲明显减退、厌油、恶心、呕吐，常伴中上腹不适、腹胀、腹泻；经 1 周左右开始尿呈茶色，逐渐巩膜、皮肤出现黄疸，黄疸重时伴皮肤瘙痒，肝区疼痛。查体见肝、脾肿大。黄疸期持续 2～6 周，少数可长达 3 个月。黄疸开始消退时，食欲逐步恢复，肝、脾肿大需经 2～3 个月才恢复正常，有些肝功能等均正常，但肝区痛、上腹不适等持续存在称为肝炎后综合征。少数急性黄疸性肝炎起病后 10 天内迅速出现精神神经症状（嗜睡、烦躁不安、神志不清、昏迷），在排除其他原因后，有肝进行性缩小，黄疸加深、肝功能不正常，特别是凝血酶原时间延长，可诊断为重症肝炎，预后差，病死率高。急性无黄疸性肝炎占全部肝炎的 70%～90%，症状较黄疸型为轻，主要有乏力，纳差，腹胀，肝区痛，少数有恶心、呕吐。体检有肝肿大，部分有脾肿大，大多数经 3～6 个月恢复，但迁延不愈和反复发作者较急性黄疸性肝炎多见。

一百零五、肝炎的实验室检查有何异常？

答：血常规白细胞正常或偏低，SGPT 升高，胆红素总量及直接胆红素、转氨酶均升高，凝血酶原活动度在重症肝炎时下降。对诊断和鉴别各型肝炎有帮助的血清学检查有甲肝：IgM 抗 HA 抗体；乙肝：HBSAg、IgM 抗 HBc 抗体、抗 HBc 总抗体、HBV-DNA，抗 HCV 抗体、抗 HEV 抗体、抗 HDV 抗体，IgM 抗 EBV 抗体和 IgM 抗 CMV 抗体等。

一百零六、什么是流行性腮腺炎？

答：流行性腮腺炎简称腮腺炎或流腮，四季均有流行，以冬、春季常见，是儿童和青少年中常见的呼吸道传染病，由腮腺炎病毒所引起。腮腺的非化脓性肿胀疼痛为突出的病征，病毒可侵犯各种腺组织或神经系统及肝、肾、心、关节等几乎所有的器官。因此，常可引起脑膜脑炎、睾丸炎、胰腺炎、乳腺炎、卵巢炎等症状。

一百零七、流行性腮腺炎的临床表现有哪些？

答：潜伏期 8～30 天，平均为 18 天，起病先有低热，头痛，全身不适。1～2 天后开始出现腮腺肿大，疼痛，可先在一侧腮腺，数天后对侧腮腺亦受累。有时颌下腺或舌下腺亦肿大，浮肿涉及颈部，有时胸骨前水肿。进食或吃酸性食物双腮腺胀痛加重，腮腺管口有红肿。

一百零八、流行性腮腺炎的实验室检查有何异常？

答：血白细胞正常或偏低，尿或血清淀粉酶升高，血清学的检测必须双份血清才有诊断意义。

一百零九、什么是狂犬病？

答：狂犬病（rabies）是由狂犬病毒引起的一种人畜共患的中枢神经系统急性传染病。因狂犬病患者有害怕喝水的突出临床表现，本病亦曾叫作“恐水病”，但患病动物没有这种特点。主要临床表现为特有的狂躁、恐惧不安、怕风怕水、流涎和咽肌痉挛，最终发生瘫痪而危及生命。

一百一十、狂犬病的临床表现有哪些？

答：潜伏期多数为 1～2 月，有长达 1 年以上者。起病缓慢典型发作可分三期。

1. 前驱期　低热，头痛，咽痛，全身不适，纳差，颇像上感的症状，逐渐出现恐惧不安，对声音、光亮、痛等刺激，呈敏感状态及喉部发紧。

2. 兴奋期　逐渐进入高峰状态，突出表现为极度恐怖，恐水、怕风，因为咽部肌肉痉挛，出现吞咽困难。交感神经功能亢进，表现唾液增多，大汗淋漓，心率快。少数患者可出现精神失常、谵妄、嚎叫、肌肉痉挛呈角弓反张。发作中常死于呼吸衰竭。

3. 瘫痪期　渐趋安静，痉挛发作停止，而出现各种瘫痪，昏迷，可迅速因呼吸或循环衰竭死亡。亦有以瘫痪为主要表现者，无兴奋或恐水现象，而以高热、头痛、咬伤处疼痛，继则有上行性、横贯性或弛缓性的瘫痪。

一百一十一、狂犬病实验室检查有何异常？

答：血常规白细胞轻至中度增高；脑脊液压力稍增高，白细胞（0.05～0.2）$\times 10^9$/L，主要为单核细胞；蛋白质增高，糖、氯化物正常。患病动物脑组织涂片常可在细胞质内找到内基小体（Sellez 染色法），亦可用荧光抗体检查脑组织涂片中的病毒抗原。可用病犬脑组织悬液接种小鼠脑内，再查鼠脑内基小体以证实病犬确有狂犬病。

一百一十二、狂犬病要怎么预防？

答：由于本病病死率高，接近 100%。因此对被病兽咬伤来急诊的患者，除注射破伤风抗毒素或人抗破伤风免疫球蛋白外，如高度怀疑动物有狂犬病，或不肯定者，为慎重起见需注射马血清（抗狂犬病病毒抗毒素）40IU/kg 肌注，注射前需作皮试，阴性者才能用。同时皮下注射狂犬病疫苗（目前系由田鼠肾组织培养制备的），每次 2ml，共 5 次，分别在当天及第 3、7、14、30 日各一次。如对免疫马血清过敏，则将之稀释 10 倍，再分次皮下注射 0.5～1ml，经 3～4 次无反应后再将剩余量肌注。

一百一十三、什么是流行性出血热？

答：又称肾综合征出血热，是危害人类健康的重要传染病，是由流行性出血热病毒（汉坦病毒）引起的，以鼠类为主要传染源的自然疫源性疾病。

一百一十四、流行性出血热的临床表现是什么？

答：潜伏期 7～14 天。主要有三大主症，有发热、出血及肾脏综合征，临床经过分五期：

1. 发热期　以三痛（头痛、眼眶痛及腰痛）、三红（面、颈及上胸部潮红）为特征。可有皮肤黏膜出血，病后尿蛋白迅速增加达++～++++，可自然退热，但热退后病情反而加重。

2. 低血压期　多出现于病后 4～6 天，可合并 DIC，常因心、肾功能衰竭而死亡。

3. 少尿期　约在病后 6～8 天，出现浮肿，电解质紊乱和高血压。

4. 多尿期　由于新生肾小管上皮浓缩功能差，尿量每天可达 4000～6000ml，可出现脱水、电解质紊乱等。

5. 恢复期　尿量逐渐正常，症状消失，体力渐恢复。

一百一十五、流行性出血热的实验室检查有何异常？

答：血常规白细胞多在病后 4 天升高，一般在（15～20）$\times 10^9$/L，中性粒细胞多，核左移，异型淋巴细胞在 5%～10%；尿蛋白++～++++，可有肉眼血尿，镜下可见红、白细胞及管型；并发血管内弥散性凝血（DIC）机会可达 36%～44%，多发生在病后 3～9 天；少尿期有尿素氮升高、酸中毒及高血钾；多尿期有低钾、低钠。血清学检测可用免疫荧光法检测双份血清的抗体，或相关抗原，亦有用酶联免疫吸附试验法测抗体。

一百一十六、什么是艾滋病？

答：艾滋病，获得性免疫缺陷综合征（或称后天免疫缺乏综合征），是一种由人类免疫缺乏病毒（简称 HIV）的反转录病毒感染后，因免疫系统受到破坏，逐渐成为许多伺机性疾病的攻击目标，促成多种临床症状，统称为综合征，而非单纯的一种疾病，而这种综合征可通过直接接触黏膜组织的口腔、生殖器、肛门等或带有病毒的血液、精液、阴道分泌液、乳汁而传染。

一百一十七、艾滋病的临床表现有哪些？

答：一般初期的症状如同普通感冒，全身疲劳无力、食欲减退、发热等，随着病情加重，症状日见增多，如皮肤、黏膜出现白念珠菌感染，出现单纯疱疹、带状疱疹、紫斑、血疱、淤血斑等；以后渐渐侵犯内脏器官，出现原因不明的持续性发热，可长达 3～4 个月；还可出现咳嗽、气促、呼吸困难、持续性腹泻、便血、肝脾肿大、并发恶性肿瘤等。临床症状复杂多变，但每个患者并非上述所有症状全都出现。侵犯肺部时常出现呼吸困难、胸痛、咳嗽等；侵犯胃肠可引起持续性腹泻、腹痛、消瘦无力等；还可侵犯神经系统和心血管系统。

一百一十八、艾滋病的实验室检查有何异常？

答：血常规以淋巴细胞减少，$CD4^+$T 淋巴细胞进行性减少，$CD4^+/CD8^+$ T 细胞比值倒置。抗 HIV 抗体阳性，单用免疫荧光法或 ELISA 法阳性尚不能肯定，必须经蛋白印渍法确认试验阳性才能确立。其他如支气管灌洗液找卡氏肺囊虫，脑脊液找隐球菌及淋巴结活检等阳性也有助于诊断。

一百一十九、什么是念珠菌病?

答：念珠菌病是由念珠菌属，尤其是白色念珠菌引起的一种真菌病。该病原菌既可侵犯皮肤和黏膜，又能累及内脏。通常按照受累部位分类，最常见的两种综合征为黏膜皮肤念珠菌病（例如口咽念珠菌病或鹅口疮，食管炎和阴道炎）和侵袭性或深部器官念珠菌病（例如念珠菌血症，慢性播散性或肝脾念珠菌病，心内膜炎等）。

一百二十、念珠菌病临床表现有哪些?

答：局部的口腔黏膜、舌、咽部有白色膜状物质，拭去可见基底部为充血糜烂面，阴道黏膜亦可有同样表现，但瘙痒显著。系统性念珠菌感染，包括肺部、胃肠道及败血症，临床可有高热、咳嗽、中上腹痛或不适。

一百二十一、念珠菌病的实验室检查有何异常?

答：血常规白细胞中度升高，黏膜白色膜状物涂片找到芽孢及菌丝。系统性念珠菌感染需有血、胃镜活检、痰或支气管灌洗液培养阳性才能诊断。

一百二十二、什么是隐球菌病?

答：隐球菌病是由隐球菌属中的新生隐球菌引起的一种亚急性或慢性深部真菌病。可侵犯人体的皮肤、肺部、骨骼等全身各脏器，但以侵犯中枢神经系统最常见，约占隐球菌感染的 80%。预后严重，病死亡率高。近年来由于艾滋病的出现和蔓延，隐球菌感染的发生呈明显上升的趋势。隐球菌属包括 17 个种和 18 个变种，其中仅新生隐球菌及其变种具有致病性。

一百二十三、隐球菌病的临床表现有哪些?

答：隐球菌侵入人体的部位不同，临床表现亦不相同。常见侵入中枢神经系统症状有发热，头痛剧烈，有恶心、呕吐，颈强直等脑膜刺激征症状，个别有谵妄、昏迷、视力减退、视盘水肿等，症状与结核性脑膜炎相似。

一百二十四、隐球菌病的实验室检查有何异常?

答：周围血白细胞升高，脑脊液压力明显升高，常规生化检查和结脑相似，但墨汁染色可找到隐球菌芽孢，亦可用乳胶凝等法或 ELISA 法测血清抗体。

一百二十五、什么是结核病（tuberculosis）?

答：结核病是由结核杆菌（*tubercle bacillus*）引起的慢性传染病，可累及全身多个器官，但以肺结核最为常见，本病病理特点是结核结节和干酪样坏死，易形成空洞，临床上多呈慢性过程，少数可急起发病。常有低热、乏力等全身症状和咳嗽、咯血等呼吸系统表现。

一百二十六、结核病（tuberculosis）辅助检查有哪些?

答：**1. 结核菌素试验**　测定受试者是否感染过结核杆菌。常用的抗原制品有两种。旧结核菌素 OT，其重要成分为结核蛋白，但含杂质如蛋白胨等。结核菌纯蛋白衍化物 PPD 不含任何非特异性物质，因此反应更准确。一般用 1：2000 OT 稀释液 0.1ml 或 PPD 制品 0.1ml，（每 0.1ml 内含结素 5U）。

2. X 线　是肺结核的主要检查方法，因 95%以上的感染途径是肺，故胸片检查尤为重要，对已查出结核菌素试验阳性的更是必要。胸片对确定病灶的部位、范围、性质、发展和决定治疗方案等具有重要的作用。

一百二十七、结核菌素试验的判断标准是什么?

答：记录时应测量硬结直径，以局部硬结的毫米数来判断反应强度，记录时应标记其实际毫米数而不以符号表示（标准见表 14-2）。

表 14-2　结核菌素试验的判断标准

反应	符号	反应性质和强度
阴性	–	无硬结，有时只有轻度发红
可疑	+ –	红硬，平均直径小于 5mm
阳性（弱）	+	红硬，平均直径在 5～9mm
阳性（中）	+ +	红硬，平均直径在 10～19mm
阳性（强）	+ + +	红硬，平均直径大于 20mm
阳性（极强）	+ + + +	凡有水泡，坏死或淋巴管炎者（一般红硬皆在 20mm 以上）

一百二十八、PPD 皮试的临床意义是什么?

答：**1. 阳性反应**

（1）3 岁以下，尤其是 1 岁以下未接种卡介苗的小儿，表示体内有新的结核病灶，年龄愈小，活动性结核的可能性愈大；

（2）年长儿无明显临床症状，仅一般阳性反应，表示曾受过结核菌感染，但不一定有活动病灶；

（3）强阳性反应，表示体内有活动性病灶，两年之内由阴性转为阳性，或反应强度从原直径＜10mm 增至＞10mm，且增加的幅度为 6mm 以上者，表示新近有感染，或可能有活动性病灶。

（4）接种卡介苗后，可呈阳性反应，但反应持续时间较短，反应较弱，且反应有较明显的逐年减弱倾向，一般于 3～5 年逐渐消失，须与自然感染者区别。

2. 阴性反应

（1）未受过结核感染；

（2）初次感染后 48 周内；

（3）机体免疫反应受抑制时呈假阴性反应，如重症结核病、正在患某些急性传染病等；

（4）技术误差或结核菌素效价不足。

一百二十九、结核病的预防措施有哪些?

答：**1. 控制传染源**　早期发现并治愈结核菌涂片阳性病人，及时发现和隔离传染源。

2. 接种卡介苗（BCG）　是预防结核病的有效措施。禁忌证为结核菌素试验阳性、注射部位有湿疹或全身性皮肤病、传染病恢复期、先天性胸腺发育不全或严重免疫缺陷病。

3. 预防性服药　对密切接触家庭内开放性肺结核的以及结核菌素试验阳性并有下述指征之一的小儿，可用异烟肼预防性服药，每日 10mg/kg，疗程 6～12 个月：

（1）3 岁以下小儿未接种卡介苗者；

（2）结核菌素试验由阴转阳者；

（3）伴结核中毒症状者；

（4）新患麻疹、百日咳等呼吸道传染病者；

（5）需较长时间使用肾上腺皮质激素或其他免疫抑制剂者。

一百三十、什么是原发性肺结核（primary pulmonary tuberculosis）?

答：原发性肺结核为原发结核感染（即初次感染）所引起的病症，包括原发综合征及胸内淋巴结结核，是结核菌初次侵入肺部后的原发感染，是小儿结核的主要类型。原发综合征在 X 线上呈现肺部原发病灶-引流淋巴管-肺门或纵隔淋巴结的结核性炎症的三者组合。

一百三十一、原发性肺结核的临床表现有哪些?

答：轻症可无症状，仅在体检作 X 线检查时发现。一般起病缓慢，可有低热、盗汗、纳差、疲乏等结核中毒症状。婴幼儿及症状较重者，可突起高热，但一般情况尚好，2～3 周后转为持续低热；当胸内淋巴结高度肿大时，可产生压迫症状，如压迫气管分叉处可出现类似百日咳样痉挛性咳嗽，压迫喉返神经可引起声音嘶哑，压迫支气管使其部分阻塞时可引起喘鸣。有时可并发肺气肿，完全阻塞时可导致肺不张。体检时可见周围淋巴结有不同程度肿大，婴儿有肝脾肿大。

一百三十二、原发性肺结核的检查方法有哪些?

答：主要有 X 线检查、PPD 试验、结核抗体检查。原发综合征由肺部原发病灶、肿大的淋巴结和两者相连的发炎淋巴管组成，X 线胸片呈典型哑铃状“双极影”。因肺内原发灶小或被纵隔掩盖，X 线无法查出，或原发病灶已吸收，仅遗留局部肿大淋巴结，故临床诊断支气管淋巴结结核多见。X 线表现为肺门淋巴结肿大，边缘模糊称炎症型，边缘清晰称结节型。

一百三十三、原发性肺结核的护理要点是什么?

答：**1. 观察体温变化**　定时测体温，高热给予适当处理。患儿出汗多，需做好皮肤护理。

2. 饮食护理　给予高热量、高蛋白、高维生素、富含钙质的食物。指导家长为患儿选择每天的食品种类，注意食物的色、香、味，以增进食欲。

3. 日常生活护理　建立合理的生活制度，注意室内空气新鲜、阳光充足。注意休息，保证足够的睡眠时间，进行适当的户外活动。积极防治呼吸道疾病及其他急性传染病。

4. 观察药物副作用　观察有无胃肠道反应，耳鸣耳聋、眩晕、视力减退或视野缺损、手足麻木、皮疹等；定期复查肝功能。

5. 心理护理　结核病程长，治疗时间长。应多与患儿及家长交流，了解心理状态，消除顾虑，树立战胜疾病的信心。

一百三十四、什么是结核性脑膜炎?

答：结核性脑膜炎简称结脑，是结核病中最严重的肺外结核病型，是小儿结核病致死的主要原因，存活者亦可遗留后遗症。多见于 3 岁以内婴幼儿，在结核原发感染后一年以内，尤其在 3～6 个月发生。

一百三十五、结核性脑膜炎的临床表现是什么?

答：多缓慢起病，婴儿可骤起高热、惊厥，典型表现可分 3 期：

1. 早期（前驱期）　1～2 周。主要症状为小儿性情改变，如精神呆滞、双目凝视、少言懒动、烦躁易怒等，同时可有其他结核中毒症状，年长儿可自诉头痛。

2. 中期（脑膜刺激期）　1～2 周。因颅内压增高致剧烈头痛、喷射性呕吐、嗜睡或惊厥等，出现明显脑膜刺激征：颈项强直、凯尔尼格征、布鲁津斯基征阳性；婴幼儿则以前囟饱满为主，还可有面神经、动眼神经、展神经瘫痪而出现眼球运动障碍及复视，有的出现巴宾斯基征阳性、肢体瘫痪等。

3. 晚期（昏迷期）　1～3 周上述症状逐渐加重，由意识朦胧、半昏迷进入完全昏迷，阵挛性或强直性惊厥频繁发作，患儿极度消瘦，呈舟状腹，最终因颅内压急剧增高导致脑疝致使呼吸及心血管运动中枢麻痹而死亡。

一百三十六、结核性脑膜炎的实验室检查方法有哪些?

答：**1. 脑脊液检查**　对本病的诊断极为重要，压力增高，外观透明或呈毛玻璃样，静置 12～24 小时后，可有网状薄膜形成，取之涂片可查到结核菌，白细胞数（50～500）$\times 10^9$/L，以淋巴细胞为主，糖和氯化物两者同时减低为结脑的典型改变，蛋白量增加。

2. X 线检查　约 85%结脑患儿胸片有结核病变，其中 90%为活动性，胸片证实有血行播散性结核病对确诊结脑很有意义。

3. 其他检查　眼底镜检查可见脉络膜粟粒状结核结节，脑 CT 扫描或磁共振可显示结核病灶，结核菌素试验对诊断有帮助，但高达 50%的患儿可呈阴性反应。

一百三十七、结核性脑膜炎的护理要点是什么？

答：**1. 密切观察病情变化及生命体征** 早期发现颅高压或脑疝，及时通知医生抢救处理。

2. 患儿应绝对卧床休息 保持安静，护理操作尽量集中进行，避免一切不必要的刺激。

3. 配合治疗 遵医嘱正确用药。配合医生做好腰穿及侧脑室穿刺。作好术后护理，腰穿后去枕平卧4～6小时，以防脑疝发生。

4. 保持呼吸道通畅 解松衣领，及时清除口、鼻、咽喉分泌物及呕吐物，以防误吸窒息或吸入性肺炎。有呼吸功能障碍者取侧卧位以免舌根后坠堵塞喉头。

5. 注意眼、口腔、皮肤、黏膜护理 昏迷眼不能闭合者，可涂眼膏并用纱布覆盖以保护角膜。每日清洁口腔。防止褥疮和尿布疹，勤翻身、拍背，骨突处垫气圈或软垫。

6. 做好饮食护理。

7. 做好呼吸道隔离 患儿食具放入3%漂白粉澄清液或0.5 %过氧乙酸溶液浸泡2小时或煮沸20～30分钟，痰液应吐在0.5%过氧乙酸溶液的痰杯中，室内每日用紫外线灯消毒，定期乳酸消毒。

8. 做好心理护理 结脑病程长、病情重，护理人员对患儿应关心体贴，尽量满足其需要，应给家长耐心解释，给予心理上的理解，克服焦虑心情，积极配合治疗及护理。

第十五章　儿童期中毒及意外伤害

一、什么是中毒?

答：某种物质通过某种途径进入人体内，在效应部位积累达到一定量，而产生的全身性疾病。

二、急性中毒和慢性中毒有什么区别?

答：毒物的毒性较为剧烈或大量毒物突然进入人体，使机体受损并发生功能障碍，迅速引起症状甚至危及生命的为急性中毒，若少量毒物逐渐进入人体，在体内蓄积达到一定程度方出现中毒症状的为慢性中毒。

三、儿童中毒途径有哪些?

答：小儿的中毒与周围环境密切相关，多为急性中毒。中毒途径有：经消化道吸收、皮肤接触中毒、呼吸道吸入中毒、注入吸收中毒和经创面吸收中毒。

四、急性中毒具体处理原则是什么?

答：**1. 现场急救**　①阻断与毒物继续接触；②加强生命支持；③及时送至医院做进一步处理。

2. 清除尚未吸收的毒物　经消化道吸收的：①催吐；②洗胃；③导泻；④全肠灌洗。吸入性毒物成人早期应用支气管肺泡灌洗术，用生理盐水反复冲洗受损伤的肺组织，吸出肺泡内过多聚集的炎性细胞，感染坏死组织及储留的分泌物，儿童也可借鉴此方法。

五、如何促进已吸收毒物的排泄?

答：**1. 利尿**

2. 酸化或碱化尿液

3. 吸氧或高压氧

4. 血液净化　①透析疗法；②血液灌流；③血浆置换；④换血疗法。

六、儿童中毒常见毒物和解毒剂有哪些?

答：详见表 15-1。

表 15-1　儿童中毒常见毒物和解毒剂

中毒种类	有效解毒剂	中毒种类	有效解毒剂
砷、汞、金、锑、铋	二巯丙醇	氯丙嗪、奋乃静	苯海拉明
铜、铬、镍、钨、锌	二巯丙磺钠、二巯基丁酸、硫代硫酸钠	阿托品、莨菪碱类、曼陀罗、颠茄	毛果芸香碱、水杨酸毒扁豆碱
铅、锰、铀、镭、钒、钴、铁、硒、镉、铬、铜、汞	依地酸钙钠、喷替酸钙钠、去铁胺、青霉胺	四氯化碳、草酸盐、氟化物	葡萄糖酸钙、氯化钙、
		苯丙胺	氯丙嗪
高铁血红蛋白血症（磺胺类、亚硝酸盐、苯胺、非那西丁、硝基苯、安替比林、氯酸盐类）	亚甲蓝	河豚中毒	半胱胺酸
	维生素 C	烟碱、毛果芸香碱、新斯的明、毒扁豆碱、槟榔碱、氟乙酰胺	碘解磷定、氯解磷定 阿托品、乙酰胺（解氟灵）
肉毒中毒	多价抗肉毒血清	对乙酰氨基酚	乙酰半胱胺酸
氢氰酸及氰化合物（桃仁、杏仁、李仁、樱桃仁、枇杷仁、亚麻仁、木薯）	亚硝酸异丙酯、亚硝酸钠、硫代硫酸钠	滞剂、阿司匹林	乙酰唑胺、碳酸氢钠、维生素 K_1
	亚甲蓝（美蓝）	一氧化碳	氧气

续表

中毒种类	有效解毒剂	中毒种类	有效解毒剂
有机磷化合物类（1605、1059、3911、敌百虫、敌敌畏、乐果及其他有机磷农药）	碘解磷定 氯解磷定 阿托品	麻醉剂和镇静剂（阿片、吗啡、可待因、海洛因、哌替啶、美沙酮、水合氯醛、苯巴比妥、巴比妥、巴比妥钠、异戊巴比妥、司可巴比妥、硫喷妥钠）	纳洛酮 烯丙吗啡
异烟肼	维生素 B_6		
鼠药（敌鼠）	维生素 K_1		

七、巴比妥类药物中毒临床表现及治疗要点？

答：**1.** 中毒机制。

2. 主要表现为中枢神经系统、呼吸和心血管系统的抑制；①中枢神经系统：头痛、视物模糊、昏迷；②呼吸系统；呼吸浅、慢、不规则、甚至呼吸衰竭；③心血管系统；低血压、甚至休克；④其他系统表现：各种形态的皮疹，恶心、呕吐、黄疸；⑤肾损害等。

3. 治疗 ①口服中毒者催吐；②输液、利尿、碱化尿液以利于毒物排泄，尿液 pH7.5～8.0 为宜；③血液透析和血液灌流；④呼吸抑制或昏迷患儿可应用纳洛酮；⑤纠正脱水和低血压，休克时应用血管活性药物，注意监测血压流动力学；⑥对症及支持治疗：保持呼吸道通畅、吸氧、预防感染、处理皮肤损害等。

八、氯丙嗪类中毒临床表现及治疗要点？

答：**1.** 中毒抑制。

2. 临床表现 ①神经系统；头痛、头晕；②心血管系统：低血压、心律失常等；③体温过低：长期大剂量应用可导致粒细胞减少、血小板减少、溶血性贫血等。

3. 治疗 ①平卧以防发生直立性低血压；②口服中毒者，立即给予 1∶5000 高锰酸钾溶液或温水洗胃；③静脉输液、利尿以促进毒物排出；④血压降低；⑤纠正心律失常；⑥注意保温；⑦监测血药浓度。

九、阿托品类中毒临床表现及治疗？

答：**1. 临床表现** ①神经系统：烦躁不安、意识障碍、瞳孔散大等；②心血管系统：血压下降、休克；③其他；口渴、皮肤干燥潮红、发热等。

2. 治疗 ①经口服中毒者立即催吐；②及时用阿托品拮抗剂；③对症支持治疗，物理降温；④静脉输液促进毒物排泄；⑤维持水、电解质及酸碱平衡；⑥对惊厥患儿，应用地西泮等，禁用吗啡及长效巴比妥类。

十、麻醉性镇痛药中毒临床表现及治疗？

答：**1. 临床表现** ①吗啡中毒：头痛、口干、出汗、恶心、呕吐等；②哌替啶中毒：呼吸抑制和低血压，瞳孔扩大；③芬太尼中毒：肌肉僵硬、心血管抑制症状。

2. 治疗 ①保持呼吸道通畅，必要时气管插管、呼吸机辅助呼吸；②口服中毒立即以高锰酸钾洗胃，甘露醇导泻；③尽快应用阿片受体；④对症支持治疗，注意保暖，维持水电解质平衡，纠正休克，预防肺炎等。

十一、有机磷农药中毒临床表现？

答：临床表现一般急性中毒多在 12 小时内发病，若是口服，吸入高浓度或剧毒的有机磷农药，可在几分钟到十几分钟出现症状以致死亡。主要表现：

1. 烟碱样症状 运动神经和肌肉连接点胆碱能烟碱受体兴奋，心跳加速、血压上升等。

2. 中枢神经系统症状 头痛、头晕、昏迷等。

3. 中间综合征 表型肌肉无力、不能抬头等。

4. 有机磷农药中毒反跳

5. 有机磷迟发性神经病 个别中毒患儿症状好转后4～5天发生迟发性神经病，表现肌端两侧对称感觉麻木、疼痛等。

十二、拟除虫菊酯类农药中毒临床表现？

答：表现为经皮肤吸收者平均6小时出现临床症状，经消化道中毒者多在1小时左右发病。

1. 局部刺激症状 接触部位出现潮红、丘疹、刺痒、肿胀等。

2. 消化系统症状 恶心、呕吐、腹痛、腹泻、消化道出血等。

3. 神经系统症状 头痛、头晕、乏力、多汗、肌体麻木等。

4. 呼吸系统 气促和呼吸困难，也可发生肺水肿。

5. 心血管系统 先抑制后兴奋，出现各种心律失常。

十三、百草枯中毒临床表现？

答：**1. 局部刺激症状** 皮肤接触出现局部红肿、水泡等，如口服摄入会出现恶心、呕吐、咽痛、腹泻，口咽及食管黏膜溃疡。

2. 肾损害 药物从肾排泄可造成蛋白尿、血尿、少尿、无尿等。

3. 呼吸系统损害 咯血、进行性呼吸困难和发绀、肺水肿、肺纤维化，最终可因呼吸衰竭死亡。

4. 肝功损害 黄疸。

5. 也可造成其他脏器损害 出现相应症状。

十四、鼠药中毒临床表现？

答：临床表现：误服后先有恶心、呕吐、食欲减退、腹痛、关节痛等症状。1～2天后出现全身出血症状，包括鼻出血、齿龈出血、皮肤紫癜、咯血、便血、血尿、脑出血等，如出血严重，可出现休克。

十五、一氧化碳中毒临床表现？

答：临床表现有吸入CO病史，迅速出现临床症状，依血液中碳氧血红蛋白含量不同可表现为轻、中、重度中毒。

1. 轻度中毒 主要表现为头痛、头晕、嗜睡、表情淡漠、眼球转动不灵等。

2. 中度中毒 引起上述症状加重外，患儿可出现昏睡、神志不清和浅昏迷。

3. 重度中毒 上述症状继续加重，并有突发昏迷和惊厥，并发肺水肿、脑水肿或脑疝而致呼吸衰竭。

十六、亚硝酸盐中毒临床表现？

答：**1. 轻度中毒** 表现为皮肤、黏膜青紫，尤以口唇、口周、甲床明显，常无缺氧症状。

2. 严重中毒 患儿青紫明显，头晕、头痛、乏力、呼吸急促、心率增快、恶心、呕吐；重者昏迷、惊厥、血压下降、心律不齐、大小便失禁、呼吸循环衰竭，终因呼吸麻痹而死亡。

十七、常见药物急性中毒有哪些表现？

答：**1. 巴比妥类药物中毒** 主要表现为中枢神经系统、呼吸和心血管系统的抑制。①中枢神经系统：头痛、眩晕、视物模糊、对光反射迟钝等；②呼吸系统：呼吸浅、慢、不规则、甚至呼吸衰竭；③心血管系统：低血压，甚至休克；④其他系统表现：各种形态的皮疹、恶心等；⑤肾损害等。

2. 氯丙嗪类中毒 ①神经系统；②心血管系统；③体温过低。

3. 阿托品类中毒

4. 麻醉性镇痛药中毒

十八、常见农药急性中毒？

答：**1. 有机磷农药中毒**

2. 拟除虫菊酯类农药中毒

3. 百草枯中毒

十九、农药急性中毒有哪些表现？

答：**1. 鼠药中毒** 误服后先有恶心、呕吐、食欲减退、腹痛、关节痛等症状。1～2天后出现全身出血症状，包括鼻出血、齿龈出血、皮肤紫癜、咯血、便血、血尿、脑出血等，如出血严重，可出现休克。

2. 安妥中毒 小儿误食药物后引起口渴、口臭、胃部有胀感、呕吐等消化道黏膜刺激症状。

3. 毒鼠强中毒 误服后出现头晕、头痛、乏力等。

二十、常见化学毒物类中毒？

答：**1. 一氧化碳中毒**

2. 急性氰化物中毒

3. 亚硝酸盐中毒

4. 有机溶剂中毒

二十一、化学毒物类中毒有哪些表现？

答：**1. 一氧化碳中毒** 临床表现有吸入CO病史，迅速出现临床症状，依血液中碳氧血红蛋白含量不同可表现为轻、中、重度中毒。

2. 急性氰化物中毒 因食用果仁中毒，潜伏期为2～6小时，迅速出现症状，重者顿时昏迷、惊厥致死。

3. 亚硝酸盐中毒

（1）轻度中毒表现为皮肤、黏膜青紫，尤以口唇、口周、甲床明显，常无缺氧症状。

（2）严重中毒患儿青紫明显，头晕、头痛、乏力、呼吸急促、心率增快、恶心、呕吐；重者昏迷、惊厥、血压下降、心律不齐、大小便失禁、呼吸循环衰竭，终因呼吸麻痹而死亡。

4. 有机溶剂中毒。

二十二、常见食物中毒有哪些？各有何临床表现？

答：**1. 沙门菌属食物中毒** 表现潜伏期一般6～24小时。发病即有发热，常为持续高热，大便为黄绿色水样便，有时为脓血病，里急后重，有些患儿可有皮疹。

2. 毒蕈中毒 因毒蕈所含毒素不同，误食毒蕈后的中毒症状较复杂，常以某一系统的症状为主，也有其他系统症状：①急性胃肠道症状；②毒蕈碱样症状；③阿托品样症状；④神经、精神症状；⑤溶血潜伏期6～12小时，发生急性溶血，出现贫血、黄疸、血红蛋白尿及肝脾大等；⑥周围神经炎症状；⑦肝损害。

3. 变形杆菌食物中毒 潜伏期3～20小时，病程1～3天，多在24小时内恢复。患儿突起腹痛、腹泻、恶心、发热、乏力、肌肉酸痛等。重症患儿可有脱水、酸中毒、血压下降、惊厥及昏迷等。

4. 葡萄球菌食物中毒 潜伏期短，多为2～6小时，病程较短，一般1～2天内恢复。主要表现为明显胃肠道症状，患儿恶心、反复呕吐、腹泻、中上腹痛。严重患儿可发生脱水，甚至休克。

二十三、动物毒性中毒有哪些？

答：**1. 河豚毒素中毒**

2. 毒蛇咬伤

3. 蜂蜇伤

二十四、动物毒性中毒有哪些临床表现?

答：**1. 河豚毒素中毒**　一般在食用河豚 0.5～5 小时发病，进食量越多，潜伏期越短。首先出现胃部不适、恶心、呕吐、便血、腹痛及腹泻，随后出现全身运动不适，口唇、舌尖及肢端麻木，四肢无力等，甚至全身运动麻痹，呈瘫痪状。严重中毒患儿血压及体温下降、呼吸困难、语言障碍、发绀、瞳孔先缩小后散大，最后呼吸麻痹或重房室传导阻滞而死亡。

2. 毒蛇咬伤　患儿被毒蛇咬伤后，伤口留有毒牙痕，进入人体的毒液通过淋巴循环吸收，逐渐扩散到全身引起症状，若毒液在伤口处直接进入血液循环，则很快引起死亡。毒蛇咬伤症状：

（1）神经毒症状；局部症状轻微，有时仅有局部麻木感，一般在咬伤后 0.5～3 小时出现全身中毒症状，发展迅速。

（2）血液毒症状；咬伤局部肿胀剧痛，迅速向同侧肢体蔓延，重症可波及对侧肢体，局部水泡、血泡、组织坏死、伤口流血不止，全身症状有畏寒、发热、贫血、休克等，严重者可有循环衰竭及肾衰竭等。

3. 蜂蜇伤　局部症状，被蜇刺处刺痛很快出现红斑、风团；可有瘀点及水泡出现。全身症状；发热、咽部异物感、呼吸困难等，严重患儿可有烦躁不安、大汗淋漓、晕倒、以致痉挛、肺水肿、甚至在数小时内死亡。也有患儿对蜂毒过敏，发生吞咽困难、声门水肿、甚至过敏性休克而死亡。个别患儿出现溶血性贫血，肾衰竭。

二十五、什么是电击伤?

答：是一定量的电流后电能量通过人体引起组织不同程度损伤或器官功能障碍，甚至死亡，称为电击，俗称触电。

二十六、电击伤如何发生?

答：36V 以下电压为安全电压，人体被低压电 220～380V 点击时，电流通过心脏，可造成心肌细胞内离子乱，产生致命性的心室颤动。多为人手触摸电器、电源插口或手抓电线的断端，偶有雨天在树下避雨时遭到雷击。

二十七、电击伤有哪些表现?

答：主要表现是：局部组织烧伤和电休克的全身反应。

1. 全身反应　小儿以手部触电多见：

（1）轻型：触电后表现面色苍白、无力、触电手指麻木，短时间头晕、心悸、呼吸急促、触电部位皮肤疼痛，一般神志清楚。

（2）重型：触电后当即昏迷，呼吸浅快或暂停，迅速发生呼吸麻痹血压下降、心动过速或心室纤颤，复苏不利，终致呼吸心跳停止，治疗及时大部分可以获救。

2. 局部组织损伤　触电后局部皮肤表现严重烧伤，电流通过人体流出体外形成一个电流入口和一个以上的电流出口，一般入口皮肤烧伤范围不大，但是烧伤严重，出口烧伤范围较大而烧伤程度较轻。皮肤烧伤多呈椭圆形黑炭状、焦煳状，表皮爆开的干裂口损伤可达皮肤下各组织，如肌肉、血管、神经和骨髓，甚至损伤骨骼、颅脑、内脏、脊髓等主要脏器。电烧伤波及深部肌肉组织时，引起广泛的肌肉破坏，产生大量肌红蛋白，损害肾，引起急性肾衰竭。

二十八、电击伤处理原则?

答：**1. 现场抢救**　触电者如果是年长儿，附近又无人救，这需要触电者镇定地进行自救。因为在触电后的最初几秒钟内，处于轻度触电状态，人意识并未消失，理智有序判断处置是成功解脱的关键。如果发现儿童触电，作为救助者必须争分夺秒，使触电者迅速脱离电源。绝不可用手直接去拉触电者，而使救助者自身的生命安全受到电击的威胁。主要做法：①关闭电源；②折断电路；

③挑开电线；④拉开触电者脱离电源后往往神志不清，救助者应立即进行下一步抢救，松解患儿的上衣领口和腰带，使其呈仰卧位，头向后仰，清除口腔中的异物以保持呼吸道通畅。呼吸停止者，立即行口对口人工呼吸。

2. 医院内治疗 ①进行气管内插管用呼吸机维持呼吸；②可使用呼吸中枢兴奋药；③患儿复苏后尚须进行综合治疗；④对由于肌肉强烈收缩造成的骨折及脱位，要复位、固定；对局部创面应进行反复多次的清创。

二十九、儿童如何预防电击伤？

答：**1. 重视对婴幼儿的看护**

2. 安全用电教育 对年长儿要经常不断进行安全教育，加强安全用电知识教育，家长要掌握安全用电基本知识，定期检查维修电器设备，不能乱拉接电线，不能在通电的电线上晒衣物，不能接触断落的电线，火警及台风时切断电源。教育儿童雷雨天不要站在高墙上、树木下、电杆或天线附近。

三十、如何预防气管、支气管异物？

答：3 岁以下小儿少吃干果、豆类食品。养成良好的进食习惯，进食时应保持安静，勿使小儿嬉笑哭闹。因教育较大儿童不可将异物置于口中，以避免一时造成误吸。

三十一、什么是儿童意外伤害（childhood injury）？

答：是一种突发事件，是生活中对人生命安全和健康有严重威胁的一种危险因素，由于内部或外在的原因造成具有客观规律性的损伤或死亡。

三十二、儿童意外伤害因素有哪些？

答：**1. 个体因素** 不同年龄和性别的儿童性格特点、活动能力、判断力、自我控制情况、家长保护措施、生活经验和社会知识等心理、生理发展成熟度及行为模式、知识构成不同，也与种族差异、民族经济水平、城乡环境、传统信仰和习俗有关，特殊生理特点、心理稳定性不同和性格状态等均有个体差异。

2. 家庭因素 经济状况、父母教育程度和婚姻状况、家庭防范设施、家庭居住环境均构成一定的潜在安全威胁。

3. 社会因素 包括政府措施，儿科医生的咨询与健康教育，日常用品的安全性等。

三十三、如何进行伤害控制？

答：**1. 交通伤害** 使用安全带可减少交通死亡，不戴头盔可使骑摩托死亡上升。

2. 溺水 隔离危险水源、配备安全器材和学会心肺复苏技术。

3. 跌落 窗栏扶栏等。

4. 中毒 药品包装瓶盖设计，毒物标签明确并加锁，家中常备催吐剂。

5. 窒息 减少误吸误食，保持睡眠中的儿童呼吸道通畅。

6. 火灾和烧烫伤 预防火灾，加强厨房用具及电热用品的管理。

三十四、如何制定伤害控制方案？

答：一地区伤害的总体防治工作、对一个地区一特定人群或对一类型伤害的控制工作进行规划，提出在近期和中期的防治工作目的、内容、方法与评价指标、经费预算和时间进度等。控制方案应包括三级预防的具体措施，也是各个有关部门的综合措施，控制方案必须由政府来组织落实，疾病控制部门理所当然要当好参谋。

三十五、儿童意外伤害三级预防有哪些？

答：**1.** 一级预防旨在防止和减少伤害的发生，即在伤害发生之前采取措施，使伤害不发生或少发生。

2. 二级预防旨在降低伤害的死亡和致残，即在伤害发生后的自救互救、院前医护、院内抢救和治疗伤害者第一时间紧急救护（包括就地和院前抢救），是提高生存机会和减少后遗残疾的关键。

3. 三级预防的主要任务是使受伤者恢复正常功能、早日康复和使残疾人得到良好的照顾和医疗。

三十六、什么是支气管异物?

答：是指外物通过不同方式进入气管支气管后造成一系列呼吸道症状，甚至危及生命的一种疾病。

三十七、儿童常见支气管异物有哪些?

答：为花生米、瓜子、豆类及果类等异物，其他有螺丝钉、缝针、笔帽、眼药瓶塞等。

三十八、气管、支气管异物诊断依据是什么?

答：主要是病史、症状和检查：异物吸入史清楚，症状典型，容易明确诊断，但幼儿不能清楚说异物吸入史，又无他人见到发生异物情况，诊断就比较困难，尤其是有些异物吸入后，如果固定于一侧支气管，并且刺激性较小，可不出现症状或症状不典型者，诊断更困难。异物吸入史是诊断的重要依据。

三十九、气管、支气管异物有哪些症状?

答：**1.** 气管异物症状剧烈，突然发生剧烈呛咳、哽气、作呕、呼吸困难、甚至窒息。

2. 气管异物所引起的并发症，主要依据异物的大小，刺激性的强弱和感染情况。

3. 支气管异物的临床症状是多种多样，临床上分为四期：①第一期异物进入期；②第二期无症状期；③第三期症状再发期；④第四并发症期。

四十、气管异物主要并发症是什么?

答：一侧主支气管完全阻塞，可并发一侧肺不张，叶支气管完全阻塞，可引起肺叶不张。因而并发阻塞性肺气肿，是支气管异物最多的并发症。

四十一、气管、支气管异物主要检查有哪些?

答：主要有X线胸部检查和支气管检查；

1. 进行颈胸部检查　病例不同，视梗阻的部位及性质而定，活动于气管的异物，除咳嗽时可闻拍击音之外，两肺见不同程度的呼吸音降低及痰鸣，异物梗阻一侧支气管，表现一侧成某叶肺不张或肺气肿的体征。

2. X线检查　对诊断气管支气管异物有很大作用。

3. 支气管镜检查　是明确诊断气管、支气管异物的最主要方法。

四十二、气管、支气管异物如何治疗?

答：通常部分性阻塞，应允许患儿通过咳嗽反射来排出异物，经短暂的观察后，阻塞持续存在或变成完全性气道阻塞，则紧急处理。1岁以下婴儿发生异物吸入时应将其脸朝下，放在抢救者胳膊上，头位置低于躯干，抢救者用手腕部快速叩打婴儿肩胛之间的背部连续4次，如果阻塞存在，应将婴儿翻过身来进行快速胸部按压连续 4 次，这种方法可重复进行，直至阻塞解除为止。对 1岁以上的孩子，可用腹部猛推法，婴儿应避免腹腔内器官的损伤。

四十三、气管、支气管异物主要护理措施是什么?

答：**1.** 随时做好抢救准备，要充分认知呼吸道异物的危险性。

2. 术前准备：①认真阅读分析影像检查结果，仔细听诊，明确异物存在部位；②详细询问病史，明确异物性状；③麻醉选择。

3. 术前、术后监护。

4. 注意手术并发症：①唇齿损伤；②窒息；③喉水肿；④手术并发水肿；⑤缺氧；⑥出血；⑦手术后并发肺炎；⑧心跳骤停；⑨异物脱落；⑩麻醉意外。

四十四、什么是小儿溺水？

答：溺水是指人淹没于水中，水灌满呼吸道和肺泡迅速窒息，威胁生命的危险状态。溺死是指溺水后 24 小时内发生死亡。

四十五、小儿溺水如何分类？

答：**1.** 按呼吸道内是否进入水分分类：①干性溺水；②湿性溺水。

2. 按气道内吸入水分性质分类：①淡水溺水；②海水溺水。

四十六、小儿溺水导致心跳停止的过程？

答：**1. 干性溺水** 溺水后喉痉挛—声门关闭—窒息—低氧血症—意识丧失—心跳停止，其心跳呼吸停止时间发生较早，通常在 5 分钟内。

2. 湿性溺水 溺水后声门关闭—窒息—低氧血症—意识丧失后声门打开—大量液体进行气道—加重低氧血症—多在溺水后 5～6 分钟心跳呼吸完全停止。

3. 溺水反射 20℃以下冷水淹没面部—进入口腔—三叉神经传入—迷走神经反射—心跳过缓—心跳停止。

4. 浸渍综合征 低于 5℃的冷水淹没后—刺激迷走神经—心律乱—室颤—心跳骤停。

四十七、影响溺水的预后因数？

答：影响溺水者神经学预后的因素有：

1. 小于 3 岁小儿。

2. 溺水时间大于 5 分钟。

3. 救助到复苏开始大于 5 分钟。

4. 入院时深昏迷。

5. 动脉血 pH≤7.10。

四十八、小儿溺水的治疗有哪些？

答：**1. 现场急救** ①通畅呼吸道；②倾出呼吸道内积水；③心肺复苏。

2. 医院内的后续治疗 ①完善心肺复苏；②保持良好的通换气功能；③胃肠循环功能稳定，恢复有效循环；④防治脑水肿；⑤肺水肿防治；⑥纠正电解质紊乱；⑦糖皮质激素的作用；⑧脑复苏。

四十九、小儿溺水护理措施是什么？

答：**1.** 现场急救护理。

2. 院内后续治疗护理：①迅速建立呼吸道与静脉通道；②插入胃管；③插导尿管；④体温监测；⑤体重的称量；⑥防止并发症；⑦营养状况监测。

五十、什么是小儿一氧化碳中毒？

答：一氧化碳是我国北方小儿意外中毒最常见原因之一，也是急性中毒死亡最主要原因。

五十一、小儿一氧化碳中毒原理及危害有哪些？

答：**1. CO 的理化特性及其来源** CO 为无色、无味、无刺激性气体，发生急性低氧血症，人体因缺氧、窒息而死亡。

2. 急性低氧血症与高 HbCO 血症；CO 中毒时，因血中 CO 含量过高，原型细胞色素氧化酶的二价铁结合，抑制细胞呼吸，造成窒息，而使机体缺氧引起急性低氧血症。

3. CO 中毒对机体的危害；CO 中毒的实质为全身组织缺氧，而机体对缺氧最敏感的器官为脑与心脏，并由引起这些脏器功能的损害。

五十二、小儿一氧化碳中毒临床症状有哪些？

答：**1. 轻度中毒**　出现嗜睡、淡漠、头痛、乏力、眩晕、恶心等。

2. 中度中毒　上述症状加重，面色潮红、口唇樱红、烦躁或昏睡，神志不清和浅昏迷，可有震颤和脏器功能受损。

3. 重度中毒　除以上症状外，迅速昏迷，反射消失，大小便失禁，四肢冷，口唇樱红或苍白，发绀，出汗，血压下降，四肢软瘫，出现呼吸中枢麻痹。

五十三、小儿一氧化碳中毒如何急救？

答：**1. 现场急救**　CO 比重较空气低，急救应蹲位或俯卧位进入室内，并立即打开门窗，使室内通风，速将患儿移出中毒现场，至空气新鲜处，使其平卧，气道通畅，解开领口，松解腰带。

2. 院内急救　①迅速供氧；②高压氧治疗；③机械通气；④防治脑水肿；⑤肾上腺皮质激素；⑥促进脑细胞恢复；⑦大量维生素 C；⑧血管扩张剂；⑨输血、换血；⑩外线照射充氧自血回输。

五十四、小儿一氧化碳中毒护理措施是什么？

答：**1. 防治并发症**

（1）勿着凉感冒。

（2）做好呼吸道管理。

（3）保持尿路通畅。

2. 作好生命体征及机体内环境监测

（1）确保患儿呼吸道及静脉通道通畅与输液泵调节以利抢救。

（2）随时观察并记录监护仪屏上显示的生命体征变化及异常心电图的出现。

（3）根据病情变化需要时采血，做血气分析及生化检测。

（4）准确计算 24 小时出入水量。

五十五、小儿药物过敏？

答：是药物副作用的一种表现，是抗原、抗体相互作用的结果。这种相互作用可引起各种类型的变态反应。

五十六、小儿药物过敏常见症状有哪些？

答：药物过敏表现如麻疹或血管性水肿、哮喘或休克表现，典型的迷走神经反应表现恶心、出大汗等，最常见各种类型的皮疹，还有湿疹样皮疹等。

五十七、小儿药物过敏应急处理？

答：明确为药物过敏应该停药，尤其是过敏性休克者应即刻停药。对严重过敏者即刻给予肾上腺素肌肉注射，严密心电监护，呼吸困难应给予吸氧，保持呼吸道通畅，必要时应气管插管，有低血压应快速静脉补充生理盐水。头低脚高仰卧位有益。

五十八、小儿药物过敏护理措施？

答：**1.** 青霉素及头孢类药物使用前一定要询问家族史过敏史，患儿使用这类药物的情况，如果有阳性家族史及既往过敏史，则再次应用时应高度警惕，能够用其他替代治疗的应尽力用其他药物替代，避免使用有药物过敏史的药物。

2. 对有多种药物过敏的患儿，而又必须使用抗生素，则应在医院内严密监测的情况下使用，注意观察患儿用药的反应，一旦出现过敏症状应迅速停药，及时给予治疗。

3. 使用青霉素及头孢类抗生素的注意事项

（1）青霉素族抗菌药物应用需做过敏试验，以皮内注射法最常用；

（2）既往使用青霉素阴性，再次使用时需要重做皮试；

（3）有些患儿青霉素皮试呈阴性，但在用药过程中还有可能出现过敏反应，肌肉或静脉药后应严密观察患儿 30 分钟，无反应后方可离开，静滴全过程都要加强观察；

（4）对青霉素曾有清楚的过敏症状（如过敏休克、呼吸道梗阻症状、严重皮疹等），禁用青霉素，包括皮试；

（5）头孢类抗菌药物应用前，应先用青霉素 G 钠做皮试，皮试阴性者可以注射头孢菌素。

（6）头孢菌素过敏试验，以皮内注射法常用；

（7）小婴幼儿有时皮试会出现假阳性，不确定时，应做盐水等照。

4. 凡有用青霉素类、头孢类抗生素时，必须备用有急救药物和设备，尤其肾上腺素。有条件时气道插管的设备也应准备。

参 考 文 献

蔡文智，谢婉花，2013. 儿科护理细节问答全书. 北京：化学工业出版社.
蔡晓红，林锦，杨菁，2006. 儿科病例精选. 7 版. 北京：人民卫生出版社.
曹永琴，王燕玲，朱小南，等，2015. 甘肃省现存地方性克汀病流行病学分布. 中华地方病学杂志，34（6）：447～448.
崔焱，2012. 儿科护理学. 5 版. 北京：人民卫生出版社.
段恕诚，刘湘云，朱启镕，2003. 儿科感染病学. 上海：上海科学技术出版社.
方风，2002. 小儿呼吸病临床诊疗指南. 北京：人民军医出版社.
顾继红，2007. 儿童幼年特发性关节炎全身型的护理. 实用临床医药杂志，3（4）：103-104.
顾学范，2003. 新生儿疾病筛查. 上海：上海科学技术文献出版社.
胡伯渊，1980. 儿科临床问答. 南京：江苏科技出版社.
胡亚美，江载芳，2006. 诸福棠实用儿科学. 7 版. 北京：人民卫生出版社.
胡亚美，江载芳，等，2015. 诸福棠实用儿科学. 8 版. 北京：人民卫生出版社.
黄人健，李秀华，2011. 儿科护理学高级教程. 北京：人民军医出版社.
黄少良，陈纯，周敦华，2013. 实用小儿血液病学. 北京：人民卫生出版社.
纪许红，2011. 小儿川崎病 30 例临床护理. 齐鲁护理杂志，17（10）：73-74.
李恩，刘英奇，王士昌，等，1980. 临床医学问答（下册）. 北京：人民卫生出版社.
李红，张际，王涛，等，2011. 肾病综合征患儿心理问题的研究进展. 护士进修杂志，26（17）：1549-1552.
李秀华，2011. 护士临床“三基”实践指南. 北京：北京科学技术出版社.
梁伍今，2009. 儿科护理学. 北京：人民卫生出版社.
刘磊，夏慧敏，2011. 新生儿外科学. 北京：人民军医出版社.
吕文山，2014. 儿童和青少年 1 型糖尿病流行病学及治疗研究进展. 国际儿科学杂志，41（2）：127-128.
梅慧芬，刘丽，2007. 半乳糖血症诊断方法研究进展. 国际儿科学杂志，34（2）：154-156.
倪朝民，2008. 神经康复学. 北京：人民卫生出版社.
彭镜，尹飞，2014. 小儿癫痫病大讲堂. 长沙：湖南科学技术出版社.
彭文伟，2001. 传染病学. 5 版. 北京：人民卫生出版社.
邵肖梅，叶鸿瑁，邱小汕，2001. 实用新生儿学. 4 版. 北京：人民卫生出版社.
沈华琴，2007. 小儿过敏性紫癜的观察和护理. 护士进修杂志，22（18）：1718-1719.
石效平，1996. 中西医临床儿科学. 北京：中国中医药出版社.
宋红梅，2003. 肾脏内分泌功能的检查和评价. 中国实用儿科杂志，18（8）：462-463.
王慕逖，2000. 儿科学. 5 版. 北京：人民卫生出版社.
王卫平，2013. 临床儿科学. 8 版. 北京：人民卫生出版社.
吴本清，2009. 新生儿危重症监护诊疗与护理. 北京：人民卫生出版社.
熊杰平，李素玲，2015. 儿科护理学. 北京：人民卫生出版社.
杨博，2004. 急性肾炎合并重症高血压患儿的护理. 护理学杂志，19（19）：24-25.
尹飞，岳少杰，2005. 临床儿科新理论和新技术. 湖南：湖南科学技术出版社.
俞杰，徐美玉，赵建美，等，2006. 肾病综合征患儿行为问题及影响因素. 中国心理卫生杂志，20（6）：366-368.
张淑芬，2013. 小儿脑瘫康复 800 问. 北京：人民军医出版社.
张卫宁，2012. 癫痫合理用药一册通晓. 北京：人民军医出版社.
赵秀芳，2011. 儿科护理手册. 北京：科学出版社.
赵正言，2009. 实用新生儿护理，北京：人民卫生出版社.

周伟，2010 实用新生儿治疗技术. 北京：人民军医出版社.
周霞，唐慧，2014. 儿科护理查房手册. 北京：化学工业出版社.
邹丽萍，2014. 儿童多动症. 北京：军事医学出版社.
Alexander M，Holschneider Prem Puri，2010. 先天性巨结肠症及其同源病. 王国斌，汤绍涛，译. 武汉：华中科技大学出版社.
Erick S，Southwick，2011. 感染性疾病临床短期教程. 2 版. 郑明华主译，陈永平主审. 天津：天津翻译出版公司.
GL，Bennett JE，2010. dolin R Principle and practice of infectious diseases. 7th ed. Philadelphia：Churchill Livingestone.
Lee Goldman Dennis Ausiello，2009. 西氏内科学. 22 版. 王贤才译. 北京：世界图书出版社.